Paul Resetarics

Grundlagen pflegerischen Handelns

£ 23,65

Frau Hertha Krachler gewidmet.

Paul Resetarics

GRUNDLAGEN PFLEGERISCHEN HANDELNS

Lehrbuch für die Ausbildung im gehobenen Dienst für Gesundheits- und Krankenpflege

maudrich

Paul Resetarics, Mag.

Diplomierter Gesundheits- und Krankenpfleger, akademischer Lehrer für Gesundheits- und Krankenpflege, Studium der Pflegewissenschaft, Vortragstätigkeiten an Fachhochschulen, Universitäten und in Universitätslehrgängen, Fachbuchautor.

Aufgrund leichter Lesbarkeit wurde nur die männliche Form verwendet. Ausdrücklich sei hier festgehalten, dass die alleinige Verwendung der männlichen Form inhaltlich gleichermaßen auch für das weibliche Geschlecht gilt.

Trotz großer Bemühungen ist es nicht gelungen, alle Rechteinhaber der in diesem Buch dargestellten Abbildungen zu eruieren. Sollten Ansprüche gestellt werden, bitten wir Sie, diese dem Verlag mitzuteilen.

Bibliografische Information der Deutschen Nationalbibliothek

Die Deutsche Nationalbibliothek verzeichnet diese Publikation in der Deutschen Nationalbibliografie; detaillierte bibliografische Daten sind im Internet über http://dnb.d-nb.de abrufbar.

Satz: Paul Resetarics
Lektorat: Brigitte Deutschländer-Bauer, Wien
Umschlagbild: © stevecoleccs-istockphoto.com
Druck: Ferdinand Berger & Söhne GmbH, 3580 Horn, Wiener Straße 80
Printed in Austria
ISBN 978-3-85175-900-6

Man gibt immer den Verhältnissen die Schuld für das, was man ist. Ich glaube nicht an die Verhältnisse. Diejenigen, die in der Welt vorankommen, gehen hin und suchen sich die Verhältnisse, die sie wollen, und wenn sie sie nicht finden können, schaffen sie sie selbst.

Georg Bernard Shaw

Vorwort

Der vorliegende Lernbehelf orientiert sich am offenen Curriculum für die Ausbildung im gehobenen Dienst für Gesundheits- und Krankenpflege und richtet sich vorwiegend an Schüler und Studierende, Fachkräfte sowie Lehrer für Gesundheits- und Krankenpflege.

Unter der Prämisse des Lernens am Prinzipiellen wird der Versuch unternommen, ausgewählte Lehrinhalte neben der theoretischen Darstellung mittels Beispielen und Übungen zu erläutern sowie mit den gesetzlichen Gegebenheiten des Gesundheits- und Krankenpflegegesetzes in Verbindung zu setzten.

Es wurden jene Lehrinhalte ausführlicher behandelt, die im gültigen Curriculum eine Änderung hinsichtlich Lehrinhalt, Verteilung und Gliederung erfahren haben. Ebenso nimmt sich dieser Lernbehelf bei jenen Inhalten zurück, welche bereits Teil der Ausbildung waren oder durch besagtes Curriculum keiner groben Umstrukturierung unterworfen wurden.

Auf Grund der Berücksichtigung einer größtmöglichen Exemplarizität erhebt der vorliegende Lernbehelf nicht den Anspruch auf Vollständigkeit. Vielmehr ist er als Arbeitsgrundlage für Schüler und Studierende gedacht, die sich in Ausbildung zum gehobenen Dienst für Gesundheits- und Krankenpflege befinden.

Zu Beginn jedes Kapitels sind Lernziele formuliert, die den Auszubildenden Orientierung geben sollen. Weiters gibt es Aufgaben zum Üben sowie ein sorgfältig ausgewähltes Literaturverzeichnis am Ende des Lernbehelfs.

Wien, März 2008 Paul Resetarics

Inhaltsverzeichnis

1

Menschenbilder und Bilder vom Menschen

Lernziele

Nach dem Studium dieses Kapitels sollten Sie ...

- den Begriff Menschenbild erklären können.
- Menschenbilder verschiedener Bezugswissenschaften vergleichen und zum eigenen Menschenbild in Bezug setzen können.
- sich bewusst werden, dass unterschiedliche Menschenbilder handlungsleitend sind.
- den Begriff Wert anhand soziokultureller, situationsbedingter und persönlichkeitsgebundener Aspekte erklären können.
- Moralische und nicht-moralische Werte von einander abgrenzen können.
- den Begriff Norm anhand der Einteilung in allgemeine und konkrete Normen erklären können.
- den Begriff Sanktion anhand der Einteilung in formelle und informelle Sanktionen erklären können.
- das Menschenbild des Dualismus und Reduktionismus erklären können.

- die Unterschiede zwischen Holismus und Ganzheitlichkeit darstellen können.
- das naturwissenschaftlich-mechanistische Menschenbild anhand des Kausalitätsprinzips erklären können.
- Ihre persönliche Auffassung von Ganzheitlichkeit reflektieren und die Bedeutung für die Pflege erkennen.
- Vertreter positiver und negativer Menschenbilder sowie deren Kernaussagen nennen können.
- die vier Funktionen im alltäglichen Gebrauchswert der Menschenbilder erklären können.

1.1 Menschenbild + Menschenbild = Menschenbild?

Dass wir Menschen sind und auch alle anderen Menschen ebenso welche sind, erscheint uns als selbstverständlich. Obwohl sich jeder einzelne Mensch von anderen Menschen unterscheidet, sind wir uns unseres „Menschseins" bewusst. Es besteht offensichtlich die Möglichkeit, vom einzelnen Typus Mensch zu abstrahieren und sich selbst sowie allen Anderen zu unterstellen – Mensch zu sein. Wenn auch immer auf einem abstrakten Niveau, so sind Menschen im Stande, sich einem Gedankenspiel hinzugeben und Vorannahmen, Vorstellungen, Fragen, potentielle Antworten und Erklärungen zu konstruieren, die Korrektheit der erhaltenen Antworten abzuwägen, neue Fragen zu erstellen und sich auf diese Weise auf die Suche nach der Wahrheit zu begeben.

Diese Anstrengungen, Sinn und Wahrheit zu suchen, werden im Allgemeinen **philosophieren** genannt. Um hierbei unterschiedlichste Perspektiven und Argumentationspunkte zu erhalten und um diese aus unterschiedlichen Perspektiven beleuchten zu können, benötigt man die richtigen Diskussionspartner und ausreichend Zeit (vgl. Geißner, 2000: 4f). So beschäftigt sich die Philosophie bereits seit tausenden Jahren mit der Vielschichtigkeit und Widersprüchlichkeit des Menschenbildes, was an Hand folgender Definitionen unterschiedlicher Philosophierenden ersichtlich wird (zit. nach Kemetmüller, 2001: 13f):

- Der Mensch ist ein soziales und vernünftiges, weil Sprachwesen. (Aristoteles)
- Der Mensch ist ein der Vernunft und Erkenntnis fähiges Wesen. (Cicero)

- Der Mensch ist Maß aller Dinge. (Descartes)
- Der Mensch ist die Vereinigung von Widersprüchen. Er ist Narr und Weiser. (Jean Paul)
- Der Mensch ist das Tier, das lügen kann. (Schopenhauer)
- Der Mensch gehört zur Säugetiergruppe der Hominiden, ausgezeichnet durch bestimmte Merkmale wie aufrechter Gang, Greifhand, starke Hirnentwicklung. (Naturwissenschaften)
- Der Mensch ist ein manipulierter Automat, d.h., geben Sie mir 12 Kinder und ich mache je nach Wunsch Ärzte, Künstler, Landstreicher und Diebe daraus. (Watson, Skinner)

Menschenbilder gehen von bestimmten Fakten und Vorstellungen aus, die Betrachtungen des Menschen darstellen, welche im Rahmen wissenschaftlicher oder weltanschaulicher Methoden und Denksysteme entwickelt wurden. Demzufolge beschreiben Menschenbilder unter anderem die einer wissenschaftlichen Disziplin zu Grunde gelegte Sichtweise vom Lebewesen Mensch. Diese Sichtweise bestimmt maßgeblich die Ausrichtung innerhalb der Pflegepraxis als auch der Pflegewissenschaft (vgl. Lauber, 2001: 9f). Es muss hierbei betont werden, dass es nicht ein „einzig wahres“ Menschenbild gibt, sondern dass mehrere „wahre“ Menschenbilder existieren. Diese entwickeln sich im Laufe der persönlichen Geschichte in ständiger Wechselwirkung zur Umwelt. Oftmals ist das eigene Menschenbild unausgesprochen vorhanden und wird erst dann explizit* bewusst, wenn die betreffende Person aufgefordert wird, den eigenen Standpunkt zu Themata wie beispielsweise Schwangerschaftsabbruch, Sterbehilfe oder das Klonen von Menschen darzulegen und in diesem Zusammenhang das persönliche Menschenbild zu erläutern.

*ausdrücklich offensichtlich

1.1.1 Werte

Als Werte können Vorstellungen darüber bezeichnet werden, was „gut“oder „böse“, „richtig“ oder „falsch“ ist. Diesen Vorstellungen begegnet man im alltäglichen Leben beispielsweise:

- innerhalb der Gesellschaft, in der man lebt. Diese kann sich von anderen Gesellschaften hinsichtlich deren Werte, Normen und Mentalität unterscheiden. Es handelt sich hierbei also um einen **soziokulturellen Aspekt**.
- in jeder Situation, in welcher sich ein Mensch befindet. So haben Menschen beispielsweise in Krisen- oder Kriegsgebieten andere

Werte und Normen als Menschen in beispielsweise Österreich. Es gibt demnach **situationsbedingte Aspekte**.

- bei jedem selbstständigen Individuum. In diesem Zusammenhang spricht man von einem **persönlichkeitsgebundenen Aspekt**. Auch innerhalb der gleichen Gesellschaft wählt jedes Individuum die persönlich wichtig erscheinenden Werte aus. Obwohl beispielsweise Österreicher unter vergleichbaren Umständen leben (soziokultureller und situationsbedingter Aspekt), trifft man auf unterschiedliche Wertvorstellungen. Zu beobachten ist dies unter anderem bei einzelnen Gruppierungen wie beispielsweise Mitgliedern der gleichen politischen Partei, der gleichen Interessensvertretung, bei Mitgliedern eines Vereins, einer Non-Profit-Organisation oder aber auch bei Angehörigen der gleichen Bildungsschicht. Jedes Individuum entscheidet sich – sei es bewusst oder unbewusst – für ganz bestimmte Werte. Obwohl gemeinsame bestimmte, der Gruppenausrichtung entsprechende Werte nach Außen vertreten werden (beispielsweise bei politischen Parteien), können sich diese unter den Mitgliedern im Detail unterscheiden (vgl. Arets et al.1999: 167ff).

Werte sind also bewusste oder unbewusste Orientierungsstandards beziehungsweise Leitvorstellungen, die einerseits menschliches Handeln, andererseits die Entscheidungsfindung leiten. Sie entstehen und werden beeinflusst von der persönlichen Lebensgeschichte, von der Erziehung, die der betreffende Mensch genossen hat, und der der Zugehörigkeit zu einer kulturellen oder religiösen Gruppe. Die Ausbildung persönlicher Wertvorstellungen wird stark vom jeweiligen soziokulturellen Umfeld des Einzelnen beeinflusst. So haben Bezugspersonen wie Eltern, Lehrer oder so genannte Peer-Groups* insofern entscheidenden Einfluss auf die Entstehung von Wertvorstellungen, da sie jene Werte vermitteln, welche sie selbst als wichtig und somit als „vermittlungswürdig“ erachten. Aus der Akzeptanz gegenüber oder der Zugehörigkeit zu einer bestimmten Kultur resultieren die kulturellen Werte. Hingegen werden religiöse Werte demnach durch die Zugehörigkeit zu einer bestimmten Religionsgemeinschaft oder Glaubensrichtung bestimmt. Werte lassen sich folgendermaßen unterteilen:

*Eine Gruppe von gleichrangigen Personen, Kreis von Bezugspersonen beispielsweise gleicher Interessen, Wertvorstellungen; Merkmale von Peer-Groups sind: freiwillige Mitgliedschaft, wechselnde Rangordnung.

- **Moralische Werte:** Dies sind jene Werte, welche menschlichem Handeln, Verhalten oder den Charaktereigenschaften zugeschrieben werden. Sie sind auf die Allgemeinheit fokussiert.

- **Nicht-moralische Werte:** Hierbei basieren die Wertvorstellungen auf persönlichen Vorlieben, Ansichten oder Geschmacksfragen. Sie sind personenzentriert.

Die hierarchische Rangordnung dieser moralischen und nicht-moralischen Werte wird „persönliches Wertesystem"* genannt und bedeutet, dass die einzelnen Werte gemäß ihrer Wichtigkeit und Bedeutung für den jeweiligen Menschen in einer Rangordnung – ähnlich einer „Werte-Hitparade" – angeordnet werden. Wesentlich hierbei ist, dass sich die Wertesysteme einzelner Menschen stark von jenen anderer Menschen unterscheiden können und auch nicht unbedingt über den gesamten Lebensprozess hinweg unverändert bleiben müssen. Da Menschen im Laufe ihres Lebens ständig neue Erfahrungen machen, neues Wissen aneignen und neue Situationen durchleben, ändert sich analog dazu auch das jeweilige Wertesystem, d.h. die Reihenfolge im Auftreten der Werte.

*Auch als „Werteskala" bezeichnet.

Beispiel: Der Wert „Gesundheit" könnte für jüngere Menschen – die kaum noch Erfahrungen mit Krankheit und chronischen körperlichen Beschwerden hatten – einen verhältnismäßig geringen Stellenwert haben. Dies könnte sich jedoch mit dem Auftreten chronischer Beschwerden massiv ändern, was dazu führen könnte, dass der Wert „Gesundheit" im persönlichen Wertesystem nun wesentlich höher gereiht werden würde. Ebenso könnte der Wert „Aus-, Fort- und Weiterbildung" in Zeiten einer erhöhten Verantwortung gegenüber Dritter – beispielsweise Eintritt in das Berufsleben oder eigene Kinder – stark an Bedeutung gewinnen und derzeit höher gereihte Werte auf untergeordnete Ränge verweisen.

Die Auseinandersetzung mit den eigenen Wertvorstellungen ist für die Gestaltung des eigenen Lebens sowie für die Fähigkeit, eigene Entscheidungen treffen und argumentieren zu können, von großer Bedeutung. Hierbei hat der Mensch die Freiheit, aus verschiedenen alternativen Werten, die für ihn persönlich wichtig erscheinende zu wählen. Doch birgt diese Freiheit hinsichtlich Gestaltung des eigenen Wertesystems potentielle Problematiken. So muss jedes Individuum – trotz eigenem gefestigten Wertesystem – davon ausgehen, mit Menschen konfrontiert zu werden, die in der gleichen Situation völlig anders, d.h. im Sinne deren eigenen Wertesystems, handeln. Hier gilt es durch eine systematische Diskussion, Klärung und sorgfältigen Abwägens der betreffenden Werte, eine für alle Beteiligten akzeptable Lösung zu erzielen (vgl. Lauber, 2001: 247ff).

Merke: Werte sind bewusste und unbewusste Orientierungsstandards für das eigene Handeln, welche in einem persönlichen Wertesystem hierarchisiert werden und mit dem Wertesystem anderer Menschen divergieren können.

1.1.2 Normen

Auf der Grundlage der Gesamtheit dieser Werte werden so genannte „Normen“ aufgestellt. Der aus der lateinischen Sprache stammende Begriff „Norm“ kann sinngemäß mit „Maßstab“ oder „Regel“ übersetzt werden. Normen können also als Richtlinien für das Verhalten bezeichnet werden. Werte und Normen beeinflussen sich gegenseitig und bestimmten gemeinsam das individuelle Menschenbild. Da man sich immer – bewusst oder unbewusst – für ein Menschenbild entscheidet beziehungsweise ein solches konstruiert, ist es unmissverständlich, dass sich dieses auf jegliche Beziehung zwischen Menschen auswirkt – so freilich auch auf die Beziehung zwischen Patienten und Pflegende. Durch den verbindlichen Charakter bieten Normen den Vorteil, dass all jene, die damit arbeiten beziehungsweise diese anwenden, auf vereinbarte Maße, Arbeitsabläufe oder Verhaltensregeln zurück greifen können.

Beispiel: Im Alltagsleben kann sich dies beispielsweise so auswirken, dass CDs durch die Normierung auch tatsächlich einen Durchmesser von max. 12 cm aufweisen und deshalb auch in jeden CD-Player passen. Ebenso macht erst eine genormte Skriptsprache* möglich, dass Sie unabhängig vom verwendeten Computer oder Browser Internetseiten aufrufen und lesen können. Auch dass das Lenkrad Ihres Autos links vorne und in ständiger Reichweite des Fahrers ist, kann nicht nur als ausgesprochen praktisch betrachtet werden, sondern basiert ebenfalls auf einer Norm.

*HTML, LaTeX

Darüber hinaus existieren jedoch auch im zwischenmenschlichen Bereich Normen, deren Funktion es ist, die ihnen zu Grunde liegenden Werte zu schützen sowie das moralische Handeln Einzelner oder von Gruppen zu leiten. Anderenfalls würde in jeder erdenklichen Situation ein neuerliches Nachdenken hinsichtlich der zu Grunde liegender Werte erforderlich werden, um auf diese Weise eine soziale Ordnung zu ermöglichen. Ein geordnetes Leben wäre ohne das Einhalten der Normen Mitgliedern einer Gesellschaft nicht möglich. Ähnlich den Werten können Normen unterteilt werden in (vgl. Lauber, 2001: 249):

- **Allgemeine Normen:** Sie werden als handlungsleitende Prinzipien bezeichnet, werden unabhängig von bestimmten Situationen formuliert und gelten für jeden Menschen gleichermaßen. Allgemeine Normen fungieren als eine Art Richtungsweiser für gutes und richtiges Handeln. Deshalb geben sie auch keine genaueren Angaben zum Verhalten in konkreten Situationen. Exemplarisch sollen hier die Normen Gerechtigkeit, Autonomie oder Aufrichtigkeit genannt werden.

- **Konkrete Normen:** Sie beziehen sich – unter Anwendung der allgemeinen Normen – auf ganz bestimmte beziehungsweise konkrete Situationen. Konkrete Normen gelten als Richtungsweiser für gutes und richtiges Verhalten in konkreten Situationen.

1.1.3 Sanktionen

Alle Normen sind mit Sanktionen* verbunden. Unter Sanktion ist jede Reaktion Dritter auf das Verhalten eines Individuums oder einer Gruppe zu verstehen, die sicherstellen soll, dass sich dieses Individuum oder die Gruppe einer gegebenen Norm unterwirft. Auf diese Weise sollen Sanktionen Konformität garantieren und vor Nonkonformität schützen. Sanktionen können positiv (Belohnung bei konformen Verhalten) als auch negativ (Bestrafung bei nonkonformen Verhalten) sein und lassen sich zudem unterteilen in (vgl. Giddens, 1999: 188ff):

*Eine Form der Belohnung oder Bestrafung, die sozial erwartete Verhaltensformen verstärkt.

- **Formelle Sanktionen:** Diese werden von speziell zu diesem Zweck bestellten Personen oder Behörden angewendet, um die Befolgung spezifischer Normensysteme durchzusetzen. Die wichtigsten Typen formeller Sanktionen in modernen Gesellschaften sind jene, die von Gerichtshöfen, Gesetzgebern oder Gefängnissen vollzogen werden, deren exekutierendes Organ beispielsweise die Polizei ist.

- **Informelle Sanktionen:** Diese sind dagegen in weit geringerem Maße organisierte und vor allem spontane Reaktionen Dritter auf Nonkonformität. Weiß man im Allgemeinen, dass beispielsweise das Überfahren einer roten Verkehrsampel eine Sanktion in Form einer Geldbuße (= Bestrafung, negative Sanktion) nach sich zieht, so kann sich hingegen der nonkonform Verhaltende hinsichtlich der Art der informellen Sanktion durch Dritte nicht sicher sein und diese nur vermuten.

Beispiel: Eine Schülerin, welche sich der Norm „Weitergabe ausgearbeiteter Prüfungsfragen an die Klasse“ nicht unterordnet und ihre Ausarbeitungen eben nicht den Klassenkameraden zur Verfügung stellt, kann nur vermuten, mit welchen informellen Sanktionen die Klasse (als Gruppe) dieses nonkonforme Verhalten sanktionieren wird. Denkbar wäre hier, dass diese Schülerin aus der Klassengemeinschaft ausgeschlossen wird oder zukünftig ebenfalls keine ausgearbeiteten Prüfungsfragen mehr zu erwarten hat. Im Gegensatz dazu könnte eine sich konform verhaltende Schülerin, welche die ihr zugeteilten Prüfungsfragen nicht nur sehr gewissenhaft ausarbeitet, sondern auch gleich mittels Computer in eine leserliche und übersichtliche Form bringt, bevor sie diese an die Klasse weiter gibt, insofern informell sanktioniert werden, indem ihr die Klassenkameraden als Dank für ihre Bemühungen beispielsweise einen Kinobesuch (= Belohnung, positive Sanktion) spendieren.

Beide Arten unterscheiden sich demnach hauptsächlich dadurch, dass bei den formellen Sanktionen eine Gesetzmäßigkeit hinsichtlich der zu erwartenden Reaktion auf nonkonformes Verhalten besteht, d.h. das nonkonforme Verhalten A wird mit B sanktioniert (Überfahren einer roten Verkehrsampel (A) zieht eine Geldbuße (B) nach sich). Eine solche Gesetzmäßigkeit besteht bei informellen Sanktionen nicht, d.h. nonkonformes Verhalten zieht nicht zwangsläufig eine bestimmte Sanktion nach sich.

Merke: Menschenbilder entwickeln sich auf der Grundlage persönlicher Erfahrungen, Werten und Normen hinsichtlich der Aspekte menschlichen Seins und Funktionierens und werden durch die permanente Wechselwirkung zwischen Mensch und sozialer Umgebung des Einzelnen beeinflusst.

1.2 Unterschiedliche Bilder vom Menschen

*Auf den griechischen Philosophen Aristoteles zurück gehende Lehre vom Menschen.

Die Anthropologie* beziehungsweise die philosophische Anthropologie ist ein Zweig der Pflegewissenschaft, der sich mit dem Verhältnis von Körper und Geist auseinandersetzt und die Überwindung der historisch bedingten Trennung von Körper und Geist im Menschenbild der Pflege zum Ziel hat. Sie beschäftigt sich mit der anthropologischen Philosophie als Grundlage für theoretische Pflegekonzepte (vgl. Pschyrembel Wörterbuch Pflege, 2003: 34). Neben der Anthropologie beschäftigen sich auch andere Humanwissenschaften mit dem Lebewesen Mensch.

Sie alle nehmen für sich die Notwendigkeit in Anspruch, das Wissen über den Menschen zu festigen und zu erweitern, wobei jede dieser Wissenschaften aus einer ganz bestimmten Perspektive beobachtet und definiert. Klassischerweise beschäftigen sich vor allem die folgenden Wissenschaften intensiv mit dem Lebewesen Mensch:

- Biologie
- Medizin

- Individual- und Sozialpsychologie
- Soziologie
- Ethnologie
- Theologie
- Ethik sowie
- Pflegewissenschaft

So sehr auch diese Wissenschaften notwendige Einsichten und Erkenntnisse gewinnen, muss dennoch stets bewusst sein, dass die Grenzen zwischen den einzelnen Wissenschaften nicht exakt zu bestimmen sind. Vielmehr sind die Grenzen fließend und die Wissenschaften greifen ineinander. Daraus resultiert die Notwendigkeit, mehrere unterschiedliche Menschenbilder zu kennen, um in einem Prozess der Selbstreflektion, die Grundlagen des eigenen Verhaltens gegenüber Patienten, Mitarbeitern oder sonstigen Dritten begründen zu können, um nicht auf Grundlage weniger Merkmale voreilige Urteile zu fällen, welchen alle weiteren Wahrnehmungen und Beobachtungen untergeordnet werden (vgl. Geißner, 2000: 6f).

> **Beispiel:** Ohne das Wissen um gesellschaftliche Bedingungen (Soziologie), um die Beziehung von Menschen zueinander (Sozialpsychologie) innerhalb bestimmter Kulturen (Ethnologie), deren Einstellungen zu Gesundheit und Krankheit (Pflegewissenschaft) können einzelne Menschen (Individualpsychologie) nicht verstanden werden.

1.2.1 Dualismus und Reduktionismus

Mitte des 19. Jahrhunderts etablierte sich die Medizin endgültig als Naturwissenschaft. Sie betrachtete den Menschen als eine von „anatomisch-physiologischen Funktionen bestimmte Maschine“. Unter dieser objektivierenden Sichtweise wird der Mensch als ein biochemischen Gesetzen folgendes System angesehen, in welchem Krankheit als Fehlfunktion einzelner Körperteile und Organsysteme verstanden wird. Krankheit oder körperliche Veränderungen werden unter einem streng rationalen **Ursachen-Wirkungs-Prinzip** erklärt, bei dem Spiritualität keine Rolle spielt.

Der Mensch wird in diesem Gedankenbild in einen physischen sowie geistigen Anteil (= dual)* geteilt. Es wird davon ausgegangen, dass diese

*eine Zweiheit bildend, aus zwei Anteilen bestehend.

beiden Teile voneinander unabhängig und als solche zu untersuchen sind. Diese Sichtweise des Menschen geht auf den französischen Philosophen und Mathematiker Renè Descartes (1596-1650) zurück, weshalb der Dualismus auch als **Kartesianisches Menschenbild** bezeichnet wird. Descartes ging von der Vorstellung aus, dass das Leben und das Universum strengen Gesetzmäßigkeiten folgt. Dem Auslöser A folgt demzufolge immer die Reaktion B, d.h. Ursache und Wirkung sind aufeinander bezogen (vgl. Arets et al., 1999: 36f).

Einerseits bleibt keine Ursache ohne Wirkung, andererseits gibt es keinerlei Wirkung ohne vorangegangener Ursache. Somit lassen sich alle Phänomene auf einen auslösenden Grund zurückführen. Descartes strebte nach einem unerschütterlichen Fundament, auf welchem sich sichere Erkenntnis begründen lässt, d.h. er strebte nach eben diesen das Leben und Universum steuernden grundlegenden Gesetzmäßigkeiten.

Diese stark mechanistische Sichtweise wurde auf den Menschen übertragen, welcher als eine Art Maschine betrachtet wurde, deren Funktionsweise durch Störungen beeinträchtigt werden kann. Sucht man die Ursache für diese Störung, so könne diese – ohne Berücksichtigung anderer menschlicher Aspekte wie beispielsweise psychische und/oder soziale Anteile – repariert werden. Lange Zeit war (ist?) diese mechanistische Sichtweise richtungsweisend für die medizinischen Tätigkeiten und leitend für das Erkenntnisinteresse der Medizin, welche sich auf die Diagnose und Therapie – also auf das Finden von Auswirkungen und Beheben der Ursache – spezialisiert hat. Dieses Menschenbild bildet die Grundlage für die uns heute bekannte westliche Schulmedizin.

Doch hat noch eine weitere Sichtweise zur Entwicklung der uns heute bekannten Schulmedizin geführt: der **Reduktionismus**. Darunter versteht man die Analyse beziehungsweise Unterteilung eines Gesamtsystems in Subsysteme in der Hoffnung, dadurch die Wirklichkeit beziehungsweise Gesamtsystem – in unserem Fall also der Mensch – besser verstehen zu können. Durch die Konzentration auf einzelne Subsysteme (beispielsweise Herz, Lunge, Gefäßsystem usw.) wurde also der Versuch unternommen, schlussendlich das Gesamtsystem zu verstehen.

Dieser reduktionistische Ansatz in der Medizin führt zu spezialisiertem Interesse an den unterschiedlichsten Teilen (Subsystemen) der Menschen. So entstanden kontinuierlich immer speziellere Fachgebiete und das uns heute bekannte Spezialistentum (Facharzt für ...) in der Medizin. Nicht der Mensch als Ganzes (Gesamtsystem), sondern ein oder mehrere Teile des Menschen (Subsystem) stehen im Mittelpunkt beziehungsweise bilden den zentralen Ausgangspunkt des Interesses (vgl. Arets et al., 1999: 167ff).

Auch die **Gesundheits- und Krankenpflege** hat sich lange Zeit hinsichtlich ihres Menschenbildes an die Sichtweise der Medizin angelehnt, was wohl durch die enge Verzahnung und enge Zusammenarbeit beider Fachbereiche zu erklären ist. Mittlerweile wurde glücklicherweise sowohl der Medizin als auch der Gesundheits- und Krankenpflege bewusst, dass eine mechanistische, reduktionistische Sichtweise vom Menschen nicht ausreicht und weitere Ansätze miteinbezogen werden müssen.

Merke: Das naturwissenschaftlich-mechanistische Menschenbild basiert auf dem Prinzip von Ursache und Wirkung, dem so genannten Kausalitätsprinzip. Es geht von einer in die Bereiche Geist und Körper getrennten Sichtweise des Menschen aus. Geist und Körper werden als von einander unabhängig betrachtet.

1.2.2 Holismus und Ganzheitlichkeit

Der Begriff **Holismus** stammt aus dem Griechischen und kann mit „Ganzheit" übersetzt werden. Er stellt eine philosophische Denkrichtung dar, die eine strikte Trennung von Körper und Geist in der Betrachtung des Menschen kritisiert. Vielmehr entwirft der Holismus ein ganzheitliches Menschenbild, in dessen Rahmen der Mensch als lebendes System mit physischen, psychischen und sozialen Subsystemen betrachtet wird. Insbesondere hervorgehoben wird die permanente Wechselwirkung zwischen diesen Subsystemen. Innerhalb der holistischen Ansätze werden die Selbstheilungskräfte eines Menschen für seinen Heilungsprozess betont, wobei selbst den Pflegenden – da ebenfalls Menschen – heilende Kräfte zugesprochen werden. Da unter holistischer Perspektive keine Orientierung oder Therapieform ausgeschlossen werden darf, könnten bei strenger Umsetzung dieser Denkrichtung im Rahmen der Gesundheits- und Krankenpflege auch Konzepte wie beispielsweise therapeutische Berührungen, Geistheilung oder parapsychologische Elemente zum Einsatz kommen.

Im Gegensatz zum Holismus verzichtet die **Ganzheitlichkeit** auf die philosophisch-spirituelle Grundlegung. Zwar kommen auch im Rahmen der Ganzheitlichkeit alternative Therapieformen wie beispielsweise die Basale Stimulation oder die Fußreflexzonenmassage zum Einsatz, doch lassen sich diese beziehungsweise deren Wirksamkeit begründet vermuten (vgl. Bischoff, 1996: 166). Bei der Einbeziehung pflegebedürftiger Menschen werden weniger deren Selbstheilungskräfte als vielmehr deren Begleitung und Beratung betont, um zur Mitverantwortung zu befähigen.

Beiden Ansätzen ist gemein, dass sie das krankheitsbezogene, naturwissenschaftlich-mechanische Modell erweitern, indem der Mensch als untrennbare Einheit von Körper, Seele und Geist innerhalb eines sozialen Gefüges betrachtet wird. Demnach ist es unter holistischen und ganzheitlichen Ansätzen undenkbar, den Menschen als passives Objekt zu betrachten – ihn zu „entpersonifizieren". Beide Ansätze verlangen, dass der ganze Mensch in diese, seine Pflege einbezogen wird und sich an einem partnerschaftlichen Verhältnis orientiert. Somit wird Pflege zu einem Handeln mit und gemeinsam mit dem pflegebedürftigen Menschen (vgl. Lauber, 2001: 12ff).

Merke: Ganzheitliche Ansätze betrachten den Menschen als Körper-Seele-Geist-Einheit innerhalb eines sozialen Gefüges und berücksichtigen bei der Pflege dementsprechend physische, psychische und soziale Bedürfnisse.

1.2.3 Menschenbilder im Umgang mit Mitarbeitern

Wie wir bereits wissen, liegt das Verhalten Dritter gegenüber bestimmten Annahmen über das Wesen Mensch zu Grunde. Diese Grundannahmen basieren beispielsweise auf Erfahrungen mit wichtigen Bezugspersonen*. Die interpersonelle Wahrnehmung, die sozialen Interaktionen und damit auch die Führer-Geführten-Beziehung werden in großem Maße von diesen Menschenbildern beeinflusst. Nicht unerwähnt bleiben darf, dass diese Tatsache nicht nur ausschließlich für die Führer-Geführten-Beziehung gilt, sondern ebenso für die Beziehung zwischen beispielsweise Schülern und DGKS, DGKS und PHL, PHL und Schülern sowie sonstig denkbaren Konstellationen.

*Significant Others

Dies verdeutlicht die Wichtigkeit, verschiedene Menschenbilder zu kennen, um in einem Prozess der Selbstreflektion die Grundlagen des eigenen Verhaltens Dritten gegenüber zu ergründen. Menschenbilder stellen die gegenseitigen Einstellungen von Personen dar und werden dadurch ebenso in Führungsbeziehungen wirksam. Um die Mannigfaltigkeit von Menschenbildern zu illustrieren, sollen einige dieser „Menschenkonstrukte" hinsichtlich positiver/optimistischer und negativer/pessimistischer Einschätzung dargestellt werden (vgl. Staehle, 1980 zit. Leutzinger/Luterbacher, 1994: 38).

Negative/pessimistische Menschenbilder	Positive/optimistische Menschenbilder
Machiavelli (1469–1527): Der Mensch ist undankbar, heulerisch und gewinnsüchtig. Er geht Gefahren aus dem Weg. Es ist sicherer, gehasst als geliebt zu werden.	**Locke** (1632–1704): Der Mensch ist vernünftig, neigt zu Kooperation und gegenseitiger Unterstützung. Er kann sich selber kontrollieren und bevorzugt demokratische Herrschaft.
Hobbes (1588–1679): Der Mensch begehrt Prestige, Macht und materielle Güter. Er fürchtet seinen Nachbarn.	**Sullivan, Fromm, Horney** (Neu-Freudianer): Die Persönlichkeit wird primär von externen gesellschaftlichen Kräften beeinflusst und nicht durch biogenetische Triebe. Der Mensch strebt nach Befriedigung von Bedürfnissen. Situative Faktoren in der Persönlichkeitsentwicklung beeinflussen sein Potential für Wachstum und Entwicklung.
Smith (1723–1790): Der Mensch ist selbstsüchtig. Durch Verfolgen seiner egoistischen Interessen dient er sich und der Gesellschaft. Politik des laissez-faire.	
Darwin (1809–1882): In einem natürlichen Selektionsprozess überleben die körperlich Tüchtigsten und geistig Beweglichsten. Nur die Stärksten obsiegen im Kampf um Nahrung und eigenen Lebensgefährten.	**Mayo** (1880–1940): Der Mensch ist ein soziales Wesen. Als Gruppenmitglied entwickelt er gemeinsames Verhalten gegenüber der Umwelt. Das Individuum ist nur eine Variable zur Erklärung von Verhalten.

– Fortsetzung umseitig –

Negative/pessimistische Menschenbilder	Positive/optimistische Menschenbilder
Freud (1856–1939): Der Mensch ist von Natur aus primitiv, wild und böse. Natürliche Triebe (Sex und Aggression) müssen unterdrückt werden.	**Maslow** (1908–1970), **McGregor** (1906–1964): Der Mensch verfügt über eine Hierarchie von Bedürfnissen. Befriedigte Bedürfnisse motivieren nicht mehr. Werden geeignete Voraussetzungen geschaffen, bietet die Arbeit Gelegenheit für Wachstum, Entwicklung und Selbstverwirklichung. Wird diese Gelegenheit geboten, leistet er konstruktive Beiträge zur Erreichung der Organisationsziele.
Taylor (1856–1915): Der Mensch ist wie ein Teil einer Maschine. Er ist faul, egoistisch. Er hat nur Interesse an materiellen Gütern. Er muss kontrolliert und und extern motiviert werden.	

– Tabellenende –

Tabelle 1.1: Negative und positive Menschenbilder

Der in der Tabelle 1.1 bereits erwähnte Motivationsforscher McGregor hat zwei extreme Menschenbilder in Form des Gegensatzpaares Theorie X (negativ) und Theorie Y (positiv) gegenüber gestellt (vgl. McGregor, 1980 zit. Leutzinger/Luterbacher, 1994: 38).

Theorie X (negativ)	**Theorie Y (positiv)**
Der Mensch hat eine angeborene Abneigung gegen Arbeit und versucht, ihr aus dem Weg zu gehen, wo immer er kann.	Der Mensch hat keine angeborene Abneigung gegen Arbeit: Der körperliche und geistige Einsatz in der Arbeit ist für ihn an sich genauso natürlich wie Spiel und Ruhe. Seine Einstellung zur Arbeit hängt von seinen Erfahrungen ab: Er erlebt Arbeit entweder als Quelle von Zufriedenheit (und verrichtet sie gerne) oder Unzufriedenheit (und geht ihr nach Möglichkeit aus dem Weg).
Deshalb muss der Mensch durch Druck, Zwang, Strafandrohung und Kontrolle dazu gebracht werden, einen Beitrag zur Erreichung der Organisationsziele zu leisten.	Wenn der Mensch sich mit den Zielen des Systems identifiziert, ist er bereit, von sich aus Leistungen zu vollbringen und Selbstkontrolle zu üben. Wie sehr er sich mit den Zielen identifiziert, hängt von den Belohnungen ab, die mit ihrem Erreichen verbunden sind. Die wichtigsten Arbeitsanreize (Belohnungen) sind Freude an der eigenen Arbeit und die Möglichkeit zur Entfaltung der eigenen Persönlichkeit.

– Fortsetzung umseitig –

Theorie X (negativ)	Theorie Y (positiv)
Der Mensch möchte lieber geführt werden, als selber Verantwortung zu übernehmen. Er hat wenig Ehrgeiz und ist vor allem auf Sicherheit aus.	Unter geeigneten Bedingungen ist der Mensch nicht nur bereit, Verantwortung zu tragen, sondern er sucht sie sogar. Scheu vor Verantwortung ist nicht angeboren, sondern die Folge negativer Erfahrungen. Er ist erfinderisch und kreativ, wenn er es nur sein darf. Diese Potentiale werden jedoch am Arbeitsplatz kaum aktiviert und genutzt.

– Tabellenende –

Tabelle 1.2: XY-Theorie nach McGregor

Wenn auch die beiden Menschenbilder selten in derart reiner Form wie in Tabelle 1.2 dargestellt auftreten, so stellen sie doch zwei grundsätzliche Annahmen dar, welche viele persönliche Einstellungen prägen.

1.3 Die Bedeutung von Menschenbildern

Die unzähligen Bilder vom Menschen können als Versuch angesehen werden, die Komplexität menschlichen Verhaltens und Erlebens in stark vereinfachter Weise zu beschreiben, zu erklären, vorherzusagen, zu gestalten und nicht zuletzt steuerbar zu machen (vgl. Staehle, 1980).

Merke: Menschenbilder sind vereinfachte Aussagen über das „Wesen" des Menschen und über dessen Stellung in der Welt.

*System von Überzeugungen des einzelnen, das bei der Wahrnehmung und Beurteilung anderer Menschen wirksam wird

Ebenso stellen Menschenbilder die Einstellungen von Personen gegenüber Dritter dar, welche vor allem als **implizite Persönlichkeitstheorien*** in Interaktionen und somit auch beispielsweise in Führungs- und Leitendenbeziehungen wirksam werden. Hierbei handelt es sich um unbewusste Annahmen über den Menschen, die wie gewachsene, verallgemeinerte und vereinfachte **Voraus-Urteile** über „den" Menschen wirken (vgl. Moldenhauer/Grunwald, 1978).

Im Gegensatz zu Vorurteilen sind Voraus-Urteile stark kognitiv, also durch Lernen und Denken geprägt und können leichter wieder gelöscht werden. Wie gesagt, entstehen Menschenbilder im Sozialisationsprozess durch vergangene Erfahrungen im Umgang mit anderen, insbesondere in der frühen Kindheit. Demnach sind Menschenbilder Teil der Persönlichkeit und als „Ergebnis von Lebenserfahrung" relativ stabil. Zusätzlich wird diese Stabilität dadurch gefördert, dass Menschenbilder als **Filter bei der Wahrnehmung anderer Personen** wirksam sind, d.h. **man sieht primär das, was man sehen will**.

Betrachtet man den **praktischen Gebrauchswert von Menschenbildern im Alltag**, können die folgenden vier Funktionen unterschieden werden (vgl. Katz, 1960. zit. Leuzinger/Luterbacher, 1994: 41f):

1. **Wissensfunktion:** Das bestehende Wissen über die soziale Umwelt wird durch neue Informationen erweitert, abgesichert und stabilisiert.

2. **Anpassungsfunktion:** Gemeinsamkeiten von Einzelpersonen, Gruppen und sozialen Systemen werden hervorgehoben, verhindern so genannte Binnenkonflikte* und betonen die Abgrenzung gegenüber anderen Gruppen.

*Konflikt innerhalb einer abgegrenzten Gruppe ohne Beteiligung Außenstehender

3. **Selbstdarstellungsfunktion:** Prägnante Menschenbildern erleichtern Individuen und Gruppen die Bildung von Selbst- (Autostereotypen) und Fremdbildern (Heterostereotypen).

4. **Selbstbehauptungsfunktion:** Menschenbilder helfen Individuen, Unsicherheit zu reduzieren, Angst abzuwehren und das eigene Ich zu stabilisieren.

Solche Annahmen über den Menschen müssen nicht zwangsläufig der Wahrheit entsprechen um wirksam zu werden. Dies zeigt sich beispielsweise am Phänomen der **selbsterfüllenden Prophezeiung***, unter welcher die Tatsache zu verstehen ist, dass ein anfängliches Bild von einem Menschen bei diesem ein Verhalten hervorruft, das dieses Bild wiederum bestätigt.

*self-fulfilling prophecy

> **Beispiel:** Ein Vorgesetzter hat ein sehr positives Bild von einem Mitarbeiter und bezeichnet diesen als „fähigen Menschen". Gemäß seines Menschenbildes wird der Vorgesetzte diesen Mitarbeiter auch behandeln, d.h., diesem beispielsweise sehr respektvoll gegenüber treten und ggf. anspruchsvolle Aufgaben an ihn delegieren. Dieser besagte Mitarbeiter wiederum wird seinerseits versuchen, das anfängliche Bild seines Vorgesetzten zu bestätigen und zu stabilisieren. Die selbsterfüllende Prophezeiung geht somit in Erfüllung.

An dieser Stelle darf nicht unerwähnt bleiben, dass solche Prozesse auch unter negativen Vorzeichen ablaufen können. In diesem Zusammenhang spricht man von der „self-destroying prophecy“.

Merke: Vorgesetzte und Mitarbeiter müssen wissen, dass alle Menschen bestimmte Menschenbilder mit sich tragen und dass diese – gleichgültig ob diese bewusst oder unbewusst sind – das Verhalten gegenüber Vorgesetzten, Mitarbeitern, Kollegen und Auszubildenden entscheidend beeinflussen.

2

Bedürfnisse und Motive

Lernziele

Nach dem Studium dieses Kapitels sollten Sie ...

- die Bedürfnisse als Triebfeder für das Handeln erklären können.
- die Bedürfnispyramide nach A. Maslow nennen und die Bedürfniskategorien erklären können.
- die Begriffe „Motive“ und „Motivation“ differenzieren können.
- den Unterschied zwischen primären und sekundären Motiven erklären können.
- den Begriff „Motivesemble“ erläutern können.
- zwischen extrinsischen und intrinsischen Motiven unterscheiden können.
- die Gruppe der extrinsischen Motive unterteilen können.
- das Motivationskonzept des Taylorismus erläutern sowie dessen Grundprinzipien nennen können.
- das Motivationskonzept der Human-Relations-Bewegung erklären können.

2.1 Bedürfnisse und deren Hierarchisierung

Setzt man sich mit der Thematik der „Bedürfnisse" auseinander, so stößt man bald auf den Begriff des „Motivs". Begriffe, welche in der Literatur oftmals als Synonym verwendet werden. Tatsächlich ist eine konkrete Differenzierung kaum möglich, da beide Begriffe in der Literatur – oftmals unter Verweise auf die Motivationstheorien – herangezogen werden, um den jeweils anderen Begriff zu erklären.

Motive – die eine bestimmte Handlung auslösen – beruhen auf Bedürfnissen, welche das Ziel bestimmen, das durch die gesetzte Handlung erreicht werden soll. Somit wäre theoretisch eine Gliederung von Bedürfnissen in Bedürfniskataloge auf Grund der Ziele menschlichen Handelns möglich. Tatsache ist jedoch, dass diese Ziele außerordentlich vielfältig und oftmals situationsbedingt sind. Der Versuch einer Bedürfnisgliederung würde auf Grundlage der Ziele zu höchst unterschiedlichen und unübersichtlichen Bedürfniskatalogen beziehungsweise -hierarchien führen. Um dennoch zu einer akzeptablen Liste menschlicher Bedürfnisse zu gelangen, scheint es notwendig, sich auf jene Bedürfnisse zu beschränken, die allgemein gültig und überdauernd vorhanden sind. Vor allem das Gliederungskonzept des humanistischen Psychologen **Abraham Maslow** hat in diesem Zusammenhang große Bedeutung erlangt. In diesem Modell sind die grundlegenden Bedürfnisse des Menschen auf fünf verschiedenen Ebenen* nach Vorrangigkeit angeordnet. Diese Hierarchie wird aus Gründen der Übersichtlichkeit meist in Form einer Pyramide** dargestellt, wobei die niedrigen beziehungsweise grundlegenderen Bedürfnisse Vorrang vor den höheren beziehungsweise weniger grundlegenden Bedürfnissen haben (vgl. Leutzinger et al., 1994: 48ff). Maslow geht davon aus, dass zuerst die Bedürfnisse einer Ebene befriedigt werden müssen, bevor die nächste Bedürfnisebene erreicht werden kann. Je höher das Bedürfnis dem Gipfel der Pyramide liegt, umso mehr vorrangige Bedürfnisse gehen diesem voraus. Die fünf beziehungsweise acht Bedürfniskategorien (von der Pyramidenbasis ausgehend) nach Maslow lauten:

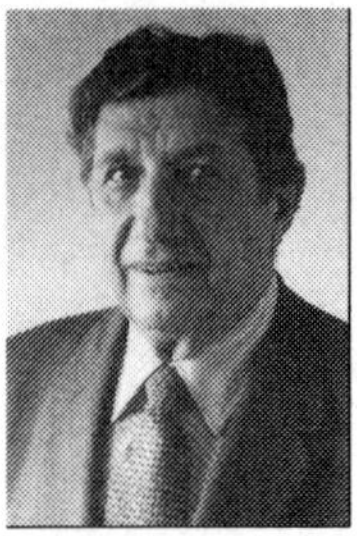

Abraham Masolw

* hinsichtlich der Anzahl an Bedürfnisebenen besteht in der Literatur Uneinigkeit, da ebenso acht Ebenen beschrieben werden.

** auch als Bedürfnispyramide bezeichnet

*** auch als biologische Bedürfnisse bezeichnet

1. **Physiologische Bedürfnisse:***** Sie finden sich auf der untersten Ebene der Bedürfnispyramide und haben somit Vorrang vor allen anderen Bedürfnissen. Solange diese Bedürfnisse nicht erfüllt wurden, werden alle nachfolgenden in den Hintergrund gedrängt. Zu den physiologischen Bedürfnissen zählen beispielsweise Hunger, Durst und Sexualität.

2. **Sicherheitsbedürfnisse:** Sobald die physiologischen Bedürfnisse befriedigt sind, beginnen die Bedürfnisse der nächst höheren Ebene das Verhalten zu motivieren. Dazu zählen beispielsweise die

Bedürfnisse nach Sicherheit, Stabilität, Geborgenheit, Angstfreiheit, nach Struktur, Ordnung und Gesetz.

3. **Soziale Bedürfnisse:** Zu diesen zählen beispielsweise Zugehörigkeit, Zuneigung, Solidarität, Freundschaft und Liebe. Werden die sozialen Bedürfnisse dominant, so wird der Mensch beispielsweise Einsamkeit, Zurückweisung, Isolierung oder Entwurzelung besonders stark empfinden. Hinsichtlich des Bedürfnisses nach Zugehörigkeit, lässt sich ein wesenbestimmender Widerspruch erkennen. Einerseits hat der Mensch als soziales Wesen das Bedürfnis zusammen mit anderen einer Gruppe anzugehören und gleicher unter gleichen zu sein, andererseits steht dem das Bedürfnis gegenüber, sich von anderen Menschen oder Gruppen abzugrenzen und zu unterscheiden*.

* vor allem in einer Leistungsgesellschaft wie der unseren, erhält dies den zusätzlichen Aspekt, andere überragen zu wollen.

4. **Bedürfnisse nach Achtung:** Jeder von uns hat das Bedürfnis der Wertschätzung gegenüber der eigenen Person. Diese Wertschätzung liegen zwei Quellen zu Grunde:

   (a) Wunsch nach Selbstachtung: Dieser beinhaltet Bedürfnisse nach beispielsweise Stärke, Leistung, Kompetenz, Unabhängigkeit und Freiheit.

   (b) Wunsch nach Achtung seitens anderer: Dieser umfasst Bedürfnisse wie beispielsweise Würde, Wertschätzung, Anerkennung, Status und Prestige.

5. **Bedürfnisse nach Selbstverwirklichung:** Sind die physiologischen Bedürfnisse sowie die Bedürfnisse nach Sicherheit, Zugehörigkeit und Achtung befriedigt, kann trotzdem neue Unzufriedenheit entstehen, wenn das Individuum nicht das tun kann, wozu es geeignet ist. Das Bedürfnis der Selbstverwirklichung bezieht sich auf die Umsetzung der eigenen Möglichkeiten, auf persönliches Wachstum, dem Streben nach Identität und Autonomie (vgl. Leuzinger, 1994: 48ff).

In der Literatur wird die **Bedürfnispyramide** nach Maslow mit einer unterschiedlichen Anzahl von Bedürfnisebenen beschrieben. Eine sehr häufig anzutreffende Darstellung ist die Bedürfnispyramide mit acht Bedürfnisebenen (siehe Abbildung 2.2). Die Bedürfnisebenen werden hierbei differenzierter beschrieben. Dadurch kommt es zu einer Vermehrung an Ebenen. Maslows Bedürfnispyramide ist eine ausgesprochen positive und optimistische Sichtweise menschlichen Handelns. Ihr liegt die Annahme zu Grunde, dass jeder Mensch das **Bedürfnis nach Wachstum und voller Entfaltung seines Potentials** hat (vgl. Zimbardo, 1999: 325).

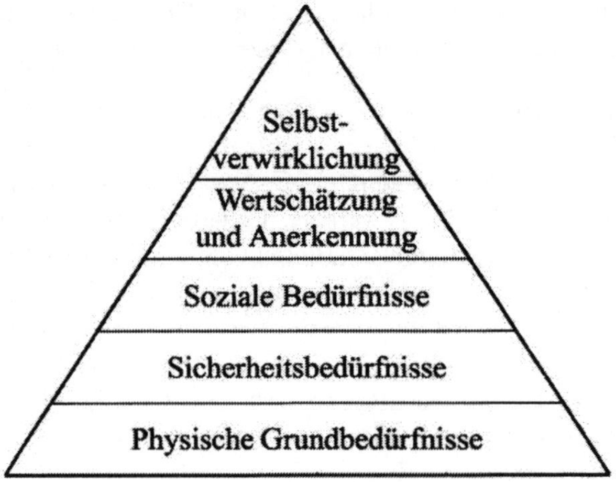

Abbildung 2.1: Maslow-Pyramide mit 5 Ebenen

2.2 Bedürfnis, Motiv und Motivation

Wie bereits erwähnt, werden die Begriffe Motiv und Bedürfnis oftmals als Synonym verwendet. Erschwert wird dies zusätzlich durch die Tatsache, dass auch die Begrifflichkeiten Motiv und Motivation nur schwer zu trennen sind und umgangssprachlich als Synonym verwendet werden. Um sich mit dem Begriff Motiv näher auseinandersetzen zu können, erscheint es daher zuerst notwendig, Motiv und Motivation zu differenzieren.

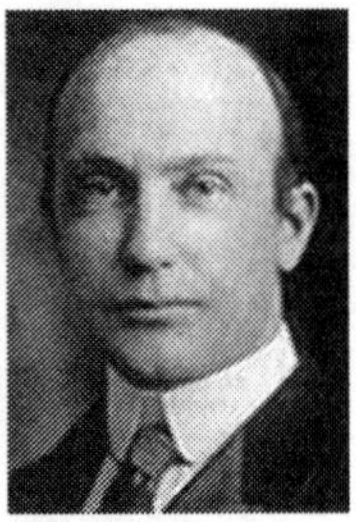

Robert Woodworth

* von Woodworth als „Drive“ bezeichnet

Das Wort **Motivation** stammt von dem lateinischen Wort *movere* ab, was soviel wie bewegen bedeutet. Motivation ist die allgemeine Bezeichnung für alle Prozesse, die physische und psychische Prozesse auslösen, diese steuern oder aufrechterhalten (vgl. Zimbardo, 1999: 319). Der Psychologe **Robert Woodworth** sah die Quelle der Motivationen in einem inneren Trieb*, welcher das Verhalten bestimmt. Er definiert Trieb hierbei im biologischen Sinne als Energie, die ein Organismus freisetzt, d.h. als „Treibstoff“ für Handlungen, der durch Reize ausgelöst und für zielgerichtete Handlungen bereit gestellt wird. Nach Woodworth sind es andere Mechanismen wie beispielsweise Wahrnehmungs- und Lernprozesse, welche die Handlungen dann in die „richtige“ Richtung lenken (vgl. Woodworth, 1918, zit. Zimbardo, 1999: 321f).

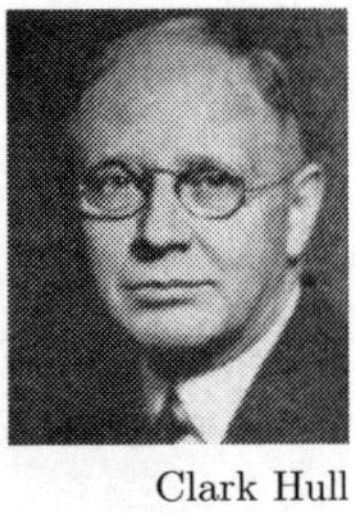

Clark Hull

Die Triebtheorie, welcher Woodworths Annahmen zu Grunde liegt, wurde später vor allem von **Clark Hull** vervollständigt. Hull, ebenfalls Psychologe, nahm an, Motivation sei eine notwendige Voraussetzung für Lernen und Lernen eine wesentliche Bedingung für die erfolgreiche Anpassung aller Lebewesen an die Umwelt. In seinen Ausführungen betont Hull die Be-

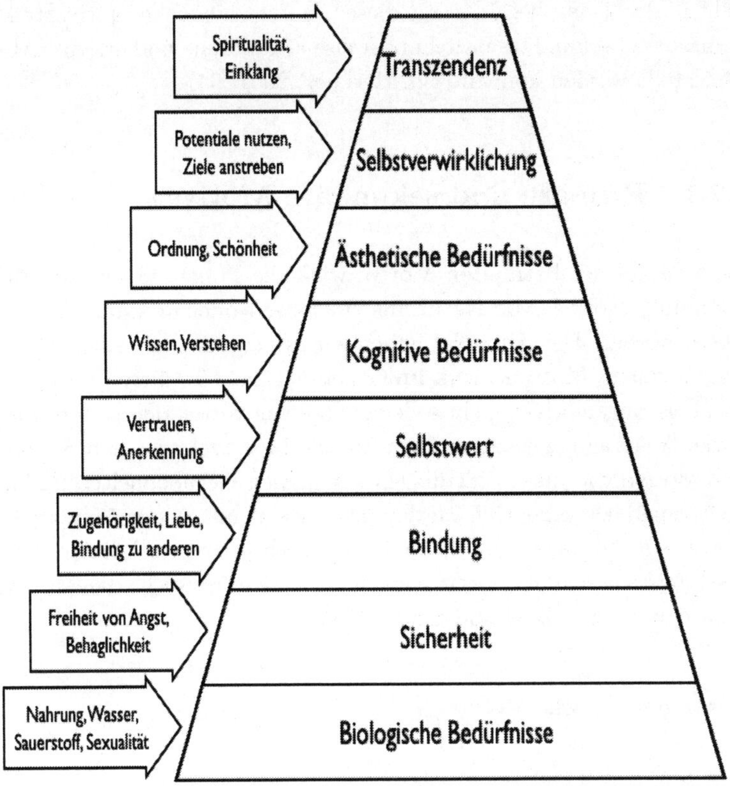

Abbildung 2.2: Maslow-Pyramide mit 8 Ebenen

deutung der Spannung bei der Motivation sowie der Spannungsreduktion als Verstärker. Seiner Ansicht nach sind so genannte „Primärtriebe" biologisch bedingt beziehungsweise angeboren und werden ausgelöst, wenn sich der Körper in einem Mangelzustand befindet. Diese Triebe aktivieren den Organismus – sobald sie jedoch vermindert oder befriedigt sind, beendet der Organismus sein Handeln (vgl. Hull, 1943, zit. Zimbardo, 1999: 321f).

Motive (Triebe, Bedürfnisse) hingegen werden durch ihren zu erreichenden Sollwert beziehungsweise zu erreichendes Ziel definiert. Verbunden mit der Annahme, dass Differenzen zwischen dem Ist- und Sollwert als unangenehm erkannt wurden und zur Einleitung regulierender Handlungen geführt haben. Diese Konzeption der Motive wird in der einschlägigen Literatur als **Regelkreis der Motive** beschrieben, dessen grundlegende Annahme darin besteht, dass bei einer erkannten Divergenz zwischen dem Ist- und Sollwert Aktionen mit dem Ziel eingeleitet werden, diese Divergenz zu beseitigen. Ein großer Vorteil des Regelkreisansatzes besteht in der Tatsache, dass mit diesem unterschiedliche Motivarten, d.h. primäre und sekundäre beziehungsweise angeborene und erlernte Motive, dargestellt werden können (vgl. Herkner, 2001: 64).

2.2.1 Primäre und sekundäre Motive

Die Vielzahl der bekannten Motive wirft die Frage auf, ob der Mensch bestimmte Motive „von Natur aus" mitbringt oder im Laufe des Lebens erlernt werden. Bei „Hunger" haben wir es sicherlich mit einem primären (angeborenen) Motiv zu tun. Im Gegensatz dazu ist diese Frage im Falle des „Leistungsmotivs" nicht so leicht zu beantworten. Die unterschiedlich starke Ausprägung der einzelnen Motive lässt vielmehr den Schluss zu, dass Motive von unterschiedlichen kulturellen Gegebenheiten und sozialen Normen hervorgerufen werden. Das zwingt uns zu der Annahme, dass Motive sowohl angeboren (primär) als auch erlernt (sekundär) werden. Wie bereits erwähnt, unternahm Maslow den Versuch, die Motivarten hierarchisch zu ordnen und unterschied dabei:

- physiologische Motive
- Sicherheitsmotive
- Zuneigungsmotive
- soziale Geltungsmotive sowie
- Selbstverwirklichungsmotive

Hinsichtlich ihres Ursprungs ist ersichtlich, dass diese ebenfalls als primäre und sekundäre Motive zu betrachten sind. Eine konkrete Zuordnung eines Motivs zu einer der genannten Kategorien ist jedoch häufig nicht möglich. Es ist also davon auszugehen, dass wohl eine Überlagerung oder Verschränkung von primären und sekundären Motiven stattfindet, wobei hierbei sekundäre Motive die gleiche Intensität aufweisen und ebenso das Handeln bestimmen wie die primären Motive. Bekräftigt wird diese Annahme dadurch, dass sich die von Maslow vorgeschlagene Motivhierarchie (Bedürfnispyramide) im tatsächlichen Verhalten nie hat beweisen lassen. Vielmehr ist anzunehmen, dass es eine solche Hierarchie der Motive nicht gibt, sondern so genannte „niedrige" und „höhere" Motive temporär* wirksam sein können und dass je nach Persönlichkeitsstruktur des Individuums die Rangordnung der Motive verschieden sein kann.

*zeitlich begrenzt, zeitweilig, vorübergehend

2.2.2 Zur Anzahl der Motive

Wie bereits erwähnt, hat sich die Erstellung eines Motivkatalogs – also einer festgelegten Zahl und Abfolge an Motiven – in der Praxis nicht halten können. Vielmehr muss davon ausgegangen werden, dass sich Motive im Zusammentreffen von Mensch und Umwelt herausbilden und demzufolge nicht von einer im Vorhinein festgelegten Anzahl von Motiven ausgegangen werden kann. Durch die Präsenz erlernter Motive wird die Anzahl dieser theoretischen Annahme einer großen Zahl an Motiven eingeschränkt, da im Prozess des Hineinwachsens eines Menschen in eine bestimmte Kultur mit vorgeformten sozialen Normen, sozialen Verhaltensweisen, kulturellen und ethischen Wertvorstellungen Bedürfnisse und Motive geschaffen und kanalisiert werden.

Folglich muss beachtet werden, dass Motive auch durch Anreize aus der Umwelt entstehen können, d.h., dass bestimmte Objekte „Aufforderungscharakter“ besitzen und dadurch Handlungsenergien entwickeln können. Untersuchungen hierzu haben ergeben, dass Stimulierungen aus der Umwelt nur dann motivierend für das eigene Handeln wirken, wenn subjektiv eine Möglichkeit zur individuellen Zielerreichung gesehen wird. Fehlt dieses Bindeglied, dann bleiben auch noch so starke Anreize insofern wirkungslos, als die Reize zwar kognitiv registriert werden, diese Informationen allerdings keine Handlungsenergien auslösen.

Von der Handlung selbst, kann man das Motiv nicht ablesen. Dies ist insofern eine wichtige Feststellung, als man subjektiv den Eindruck haben könnte, das Motiv für das gezeigte Handeln zu kennen. Möglicherweise besteht eine Diskrepanz zwischen dem subjektiven Eindruck das „Warum des Handelns“ zu kennen und der Tatsache, dass Motive einer objektiven Betrachtung durch Dritte nicht zugänglich sind. Es besteht keine feste Beziehung zwischen Motiv und Handlung. So können gleiche beobachtbare Handlungen durchaus verschiedene Motive reflektieren und verschiedene Handlungen das gleiche Motiv als Antrieb haben.

Im Allgemeinen wird das Verhalten eines Menschen nicht nur durch ein einziges beziehungsweise isoliertes Motiv, sondern durch so genannte **Motivbündel*** bestimmt. Es gibt verschiedenste unterschiedlichste Motivbündel, die zusammen ein bestimmtes Handeln ergeben. Diese können sich sowohl gegenseitig verstärken, bereits verstärktes und ein bestimmtes Handeln beschleunigen, als auch konkurrieren und somit in verschiedene Richtungen drängen und die Entscheidung zum Handeln hinauszögern oder gar verhindern (vgl. Hruschka, 1974: 15ff).

*auch als Motivesemble bezeichnet

2.2.3 Extrinsische und intrinsische Motive

Wie wir bereits wissen, wird im Allgemeinen das Verhalten des Menschen nicht nur durch ein einziges Motiv, sondern durch so genannte Motivbündel bestimmt, die zusammenwirkend zu einem bestimmten Handeln führen. Auch ist der Begriff „Motiv" insofern problematisch, als

> *„[...] verschiedenartige Phänomene mit dem selben Wort bezeichnet werden, was den irreführenden Eindruck erweckt, sie hätten einen wesentlichen Aspekt gemeinsam (nämlich den irgendwie „motiviert" zu sein)."* (Herkner, 2001: 54)

Eine konkrete Zuordnung bestimmter Motive zu bestimmten Kategorien ist unter diesem Gesichtspunkt kaum möglich. Vielmehr erscheint in diesem Zusammenhang die Unterteilung in **intrinsische*** und **extrinsische**** Motive sinnvoll, da eine allgemeingültige Einteilung in der Literatur nicht nachzuweisen ist. Die Soziologen Luhmann und Mayntz (vgl. Luhmann, Mayntz, 1973: 51 zit. nach Walter, 1991: 236f) unterteilen die Gruppe der extrinsischen Motive in:

*von innen her, aus eigenem Antrieb, von einer Aufgabe ausgehenden Anreizen bedingt

**nicht von eigenem inneren Anlass erfolgend, von außen angeregt

- **extrinsisch, nicht tätigkeitsgebunden:** beispielsweise beruflicher Aufstieg, Ansehen in der eigenen Berufsgruppe
- **extrinsisch, teilweise tätigkeitsgebunden:** beispielsweise geregelte Arbeitszeit, bessere Bezahlung, Dienstwagen
- **extrinsisch, sozial:** beispielsweise Eigenverantwortung innerhalb des Tätigkeitsbereiches, der Wunsch mit einem bestimmten Klientel zu arbeiten (beispielsweise der Wunsch von Lehrern mit jungen Menschen zu arbeiten)

Neuberger weist darauf hin, dass das Konzept der intrinsischen Motivation durchaus umstritten ist, da unter Berufung auf das Erwartungs-Valenz-Modell zur Motivdarstellung, intrinsische Motive keinen Platz finden, da dieses Modell ausschließlich Mittel-Zweck-Relationen kennt. Vergleicht man die Einteilung unterschiedlicher Autoren, so zeigt sich die Problematik einer konkreten Zuordnung unterschiedlicher Motive zu bestimmten Motivgruppen sehr deutlich (vgl. Neuberger, 1985: 155 zit. nach Walter 1991: 236f). So unterscheidet Conrad explizit intrinsische und extrinsische Motive voneinander und definiert sie folgendermaßen:

> *„Von „intrinsischer Motivation" [sic] wird dann gesprochen, wenn das gezeigte Verhalten Selbstzweck, der Handlungsvollzug unabhängig von seinem Ergebnis unmittelbar als*

> *befriedigend erlebt wird ..., „extrinsische Motivation“ [sic] hingegen liegt vor, wenn das Erreichen eines Zieles oder die Durchführung einer Handlung erst durch die dadurch bedingten Konsequenzen beispielsweise in Form materieller Belohnung als befriedigend erlebt wird.* “(Conrad, 1988: 221)

Reber trifft hinsichtlich Unterscheidung der Motive folgende Einteilung:

> *„Ein Verhalten wird „intrinsisch motiviert“ bezeichnet, wenn es um seiner selbst Willen geschieht, d.h. die Person aus eigenem Antrieb handelt. Das Verhalten ist selbstbestimmt. Ein Verhalten wird 'extrinsisch motiviert“ bezeichnet, wenn der Beweggrund des Verhaltens außerhalb der eigentlichen Handlung liegt, d.h. wenn die Person von außen gesteuert erscheint. Das Verhalten ist fremdbestimmt.“* (Reber, o.J: 24)

Abschließend soll betont werden, dass auch die Abgrenzung zwischen extrinsischen und intrinsischen Motiven schon deshalb schwierig ist, weil jedes angestrebte Ziel wiederum Mittel zur Erreichung eines anderen Zieles sein kann und dadurch die Grenzen zwischen den Motivarten verschwimmen (vgl. Walter, 1991: 237).

2.3 Zum Begriff der Motivation

Wir wissen bereits, dass „Motivation“ ein komplexer und vieldeutiger Begriff ist und – ohne näher auf die unterschiedlichen Definitionen einzugehen – folgendes festgehalten werden kann:

> *„Wie auch immer Motivation definiert werden mag, ihr Studium betrifft die Begründung menschlichen Verhaltens, meint immer dasjenige in und um uns, was uns dazu bringt, treibt, bewegt, uns so und nicht anders zu verhalten.“* (Graumann 1969, zit. Leuzinger/Luterbacher, 1999: 42)

In Hinblick auf das Arbeitsverhalten des Menschen findet der Begriff Motivation gewöhnlich in den folgenden zwei Bedeutungen seine Verwendung:

1. **Menschen werden zu bestimmten Verhaltensweisen angeregt**; sie *werden* motiviert. Dieser Ansatz geht davon aus, dass durch Führungsmaßnahmen – durch Stimulierung von außen beziehungsweise äußere Reize – das Verhalten des Individuums in eine

gewünschte Richtung gelenkt werden kann. Unter diesem Aspekt wird der Vorgesetzte zu einer Person, die den Mitarbeiter motivieren beziehungsweise zu einem bestimmten Verhalten anregen soll. Gleichermaßen gilt dies natürlich für das Verhältnis zwischen Pflegekräften, Schülern und Patienten.

2. **Menschen befinden sich in einem Zustand der Motivation beziehungsweise Motiviertheit**; sie *sind* motiviert. Dieser Ansatz betrachtet den Menschen als möglicherweise alleinige Quelle für die Intensität und Richtung seines Verhaltens. Hierbei stehen die Bedürfnisse des Mitarbeiters beziehungsweise Patienten im Vordergrund.

Beide Bedeutungen sind im Hinblick auf den individuellen Motivationsprozess wichtig, bringen jedoch nicht zum Ausdruck, dass bei der Motivation des Arbeitsverhaltens die Interaktion zwischen Individuum und Organisation eine entscheidende Rolle spielt (vgl. Leuzinger/Luterbacher, 1994: 42f).

Beispiel: Angesichts der schriftlichen Fachbereichsarbeit am Ende der Ausbildung werden die Schüler angehalten, schriftliche Arbeitsaufträge mittels Computer anzufertigen und hierbei auch gleich die formalen Kriterien der Fachbereichsarbeit zu berücksichtigen. Gleichermaßen berücksichtigen alle Vortragenden diese formalen Kriterien bei der Erstellung ihrer Unterrichtsskripten, d.h. gehen mit gutem Beispiel voran.

Während der Ausführung der Arbeitsaufträge müssen die Schüler jedoch erkennen, dass die Organisation Schule nicht die Rahmenbedingungen zur Verfügung stellt, um diese Forderung in der Schule bewältigen zu können. So ist beispielsweise der EDV-Raum außerhalb des Unterrichts für Schüler nicht zugängig, Computer in zu geringer Stückzahl vorhanden oder veraltert und das Betriebssystem instabil. Da sich die Schulleitung dieser Situation jedoch bewusst ist und in absehbarer Zeit die EDV-Ausstattung aktualisiert werden soll, werden die Schüler in die Kaufentscheidung einbezogen.

In Abstimmung mit der Schulleitung, dem Netzwerkadministrator, der Kostenstelle sowie der Schülerschaft werden anstelle von Desktop-Computer Laptops und ein WLAN* angekauft sowie den Schülern erlaubt, auch mit deren privaten Laptops im Rahmen ausbildungsbezogener Aufgabenstellungen den schulinternen Hotspot** zu nutzen.

*Wireless Local Area Network; drahtloses lokales Funknetz

**drahtloser Internetzugriffspunkt

2.4 Motivationskonzepte

Vor allem in wirtschaftlich orientierten Produktions-Organisationen* wurden zur Klärung menschlichen Verhaltens verschiedene Motivationsmodelle entwickelt, welche sich in erster Linie mit folgenden Fragekomplexen beschäftigen:

*Motivationskonzepte können ebenso in die Organisation Krankenhaus und hierbei auf die Mitarbeiterführung oder Patientenmotivation übertragen werden

1. Worauf ist es zurück zu führen, dass bestimmte Sachverhalte vom Menschen als erstrebenswert erachtet werden?
2. Welche Sachverhalte sind für den Menschen erstrebenswert und welche sind es nicht?
3. Welche Faktoren beeinflussen diesen Erstrebenswert von Sachverhalten im Laufe der Zeit?
4. Warum unterscheiden sich Individuen hinsichtlich der Bedeutung, die sie verschiedenen Sachverhalten beimessen?

Natürlich fallen die Antworten auf diese Fragestellungen je nach Mitarbeiter unterschiedlich aus, da hierbei stark maßgebend die individuellen Bedürfnisse, Reize, Motive und Verhalten des einzelnen Mitarbeiters beteiligt sind. Nachfolgend soll nun ein Überblick über die zwei bekanntesten Motivationskonzepte dargestellt werden:

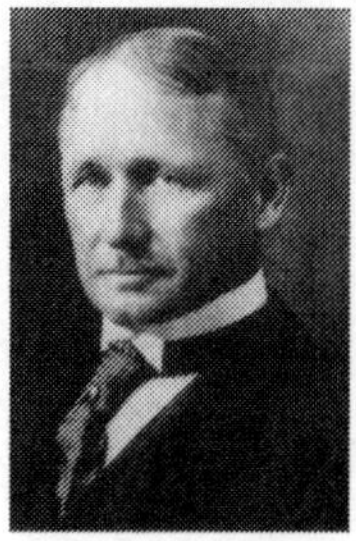

Frederick Winslow Taylor

- **Motivationskonzept des Taylorismus:** Der „Taylorismus" geht auf den US-Amerikaner **Frederick Winslow Taylor** (1856-1915) zurück. Er ging von der Annahme aus, Management, Arbeit und Unternehmen mit einer rein wissenschaftlichen Herangehensweise* optimieren und damit soziale Probleme lösen zu können und „Wohlstand für Alle" zu erreichen. Ausgangspunkt Taylors Analyse war das „loafing" der Arbeiter. Taylor ging der Frage nach, wie Arbeiter bei gleichem Lohn zu mehr Arbeit bewegt werden könnten. Er kam zu dem Schluss, dass Firmenabläufe als Machtkampf zwischen Arbeitern und Management verlaufen könnten und dass dieser Kampf so lange von den Arbeitern gewonnen wird, so lange diese die Arbeit kennen und beherrschen. Um diese Machtverteilung zu Gunsten des Managements umzukehren und somit die Arbeiter zu mehr Leistung zu bewegen, schlug Taylor drei wesentliche Grundprinzipien vor:

* Scientific Management oder wissenschaftliche Betriebsführung wurde stark kritisiert.

Leistungszurückhaltung

  1. Arbeit sollte auf **präzisen Anleitungen** basieren, die das Management vorgibt. Diesem Prinzip liegt die Annahme zu Grunde, dass ein bester Weg* existiert, um eine Arbeit zu bewältigen.

*„one-best-way" -Prinzip

2. Da nur sehr kleine Arbeitsvorgänge vom präzise vorgeschrieben oder überhaupt vom Management analysiert werden können, kann das erste Prinzip nur durch eine **hohe Arbeitsteilung** realisiert werden. Ab einer gewissen Komplexität der Arbeit versagt das „one-best-way"-Prinzip da es dann mehrere ähnliche und gleichwertige Wege zur Arbeitsbewältigung geben kann.
3. **Als Motivationsfaktor wird Geld eingesetzt**, d.h. die Bezahlung wird von der erbrachten Leistung abhängig gemacht. Dies führte zu Akkordarbeit, Prämienentlohung* und genereller „Verdichtung" und eine für die Organisation bessere „Vernutzung" der Arbeit beziehungsweise Arbeiter.

*diese spiegelte nicht die volle Produktivitätssteigerung wider

Die starke Verkleinerung einzelner Arbeitsschritte führte zu monotoner Tätigkeit, die kein eigenständiges Denken mehr abverlangte und steigerte – durch weniger Zeitpuffer zwischen den Arbeitsschritten – die Arbeitsintensität, was sich zunehmend negativ auf die Gesundheit der Arbeiter auswirkte. So herrschte hinsichtlich Taylorismus eine große Unzufriedenheit unter den Arbeitern, die sich nunmehr weniger mit dem Betrieb und dem Produkt identifizierten, was zu Qualitätseinbußen führte. Ebenso konnten wegen der negativen Auswirkungen auf die Gesundheit der Arbeiter vermehrt Fehlzeiten beobachtet werden. Ab Mitte der 1930-er Jahre setzten – mit beispielsweise der Human-Relations-Bewegung – massive Gegenbewegungen zum Taylorismus ein, die auf Humanisierung und Demokratisierung der Arbeitswelt drängten.

Auf Grund der einseitigen Handlungsorientierung wurde die Herangehensweise Taylors keineswegs als so wissenschaftlich betrachtet wie von Taylor selbst postuliert und deshalb stark kritisiert. So wurden von ihm keine Theorien erstellt und geprüft, sondern mittels Experimenten Feststellungen getroffen, welche im Anschluss als Postulate galten. Die von Taylor durchgeführten Experimente wurden zum Teil nur an zwei bis drei Arbeitern über kurzen Zeitraum beobachtet und dann verallgemeinernd publiziert. Der Hauptkritikpunkt liegt demnach in der fehlenden Repräsentativität seiner Ergebnisse.

- **Motivationskonzept der Human-Relations-Bewegung:** Durch die Folgen des Taylorismus auf Unternehmen und Arbeiter wurden speziell in die Betriebswirtschaftslehre ab 1930 neue Denkansätze integriert. Erstmals wurde Kritik am Menschenbild des „Homo oeconomicus" geübt, welches unter den Unternehmern und Managern weit verbreitet war. Anlass dazu gaben einerseits die sichtbaren Missstände in den stark rationalisierten Betrieben, andererseits wissenschaftliche Studien. So wurden in den 1930-er Jahren – noch im Rahmen des Scientific Managements – empirische Studien durchgeführt, deren Erkenntnisinteresse in den Auswirkungen veränderter Arbeitsbedingungen auf die Arbeitsproduktivität lag. Dazu verkleinerte man zunächst die Arbeitsgruppen sowie Arbeitsräume und führte mehr soziale Freiheiten ein. Ergebnisse der Studien waren:

1. Soziale Gruppenbeziehungen und freundliche Führung haben mehr Einfluss auf die Produktivität als die Arbeitsbedingungen.
2. Zu den Hauptaufgaben des Managements zählen die Beschäftigung mit den Bedürfnissen, die psychologische Verfassung sowie die Identität der Arbeiter.
3. Der Manager muss von der Rolle des Aufpassers und Planers in die Rolle des Vermittlers zwischen Beschäftigten und höherem Management wechseln.

Ein weiterer Aspekt der Human-Relations-Bewegung ist der motivationstheoretische Ansatz, welcher auf Abraham Maslow zurückgeht. Maslow führte 1934 bis 1943 klinische Untersuchungen diesbezüglich durch, welche 1954 von Douglas McGregor auf die Arbeitsmotivation in der Betriebswirtschaftslehre übertragen wurden. Die Grundannahme hierbei ist, dass nur ein vollständig befriedigtes Bedürfnis das Verhalten eines Menschen verändert. 1960 stellt Douglas McGregor zwei gegensätzliche Menschenbilder der Betriebswirtschaftslehre gegenüber und benannte sie Theorie X und Theorie Y (siehe Tabelle 1.2, Seite 30).

Sozialpsychologische Varianten sehen den Mitarbeiter hauptsächlich als Träger von Bedürfnissen und versuchen über die Befriedigung dieser Bedürfnisse, ein hohes Maß an Arbeitszufriedenheit und somit Produktivität zu erreichen. An diesem Konzept wird kritisiert, dass die Struktur der Organisation weitgehend ignoriert und davon ausgegangen wird, dass das Interesse des Systems beziehungsweise der Organisation und das Interesse des Mitarbeiters übereinstimmen. Warum kein Motivationskonzept vorliegt, welches auf dem Bild des „komplexen Menschen" beruht liegt darin begründet, dass bei diesem Modell der Vorgesetzte darauf verzichtet, die Motivation des Mitarbeiters gezielt und direkt zu beeinflussen. Es wird von der Annahme ausgegangen, dass der Mensch zwar grundsätzlich fähig ist, sich den Zielen der Organisation zuzuwenden, sich jedoch – etwa als Folge von Motivationsmaßnahmen – nicht so verhalten muss. Jeder Mensch hat gewissen Fähigkeiten, die er aufgrund von persönlichen Erfahrungen gänzlich oder teilweise verbirgt.

Der Vorgesetzte kann nicht veranlassen, diese Fähigkeiten einzusetzen und anzuwenden, d.h. Motivation ist nicht alleine Aufgabe des Managements beziehungsweise Vorgesetzten, sondern auch eine Aktivität des Arbeitnehmers (vgl. Leuzinger/Luterbacher, 1994: 42ff).

3

Gesundheit und Krankheit

Lernziele

Nach dem Studium diese Kapitels sollten Sie ...

- das medizinische Krankheitsmodell erklären können.
- das psychosomatische Erklärungsmodell erläutern können.
- das Stress-Coping Krankheitsmodell erklären können.
- das Risikofaktoren-Modell erläutern können.
- das sozioökonomische Krankheitsmodell erklären können.
- das multifaktorielle Erläuterungsmodell erklären können.
- die soziale Lerntheorie nach Bandura darstellen können.
- das salutogenetische Modell nach A. Antonovsky darstellen können.
- die Begriffe „Gesundheitsverhalten“, „Krankheitsverhalten“ und „Krankenrollenverhalten“ differenzieren können.
- die psychologischen, soziologischen und anthropologischen Erklärungsansätze für Gesundheitsverhalten erläutern können.
- die Begriffe „primärer“ sowie „sekundärer“ Krankheitsgewinn im Zusammenhang mit Krankheitsverhalten erklären können.

3.1 Gesundheits- und Krankheitsmodelle

In der gesellschaftlichen Diskussion hinsichtlich eines Gesundheits- und Krankheitsbegriffs können eine Vielzahl unterschiedlicher Erklärungsmuster, Legitimationsstrategien und Bewertungen von Gesundheit und Krankheit differenziert werden. Diese können dahingehend untersucht werden, welchen gesellschaftlichen Interessen sie dienen, welche Folgen sie für den Betroffenen haben, welche historischen Implikationen sie enthalten und wie weit sie von den bestehenden Institutionen und Strukturen geschützt beziehungsweise unterstützt werden. Ebenso kann die Analyse dieser Krankheitsmodelle und Krankheitsbegriffe als Argumentationshilfen in der Diskussion zwischen Schul- und Alternativmedizin dienen (vgl. http://de.wikipedia.org/wiki/Krankheitsmodell [21.6.2008]).

3.1.1 Das medizinische Krankheitsmodell

Kausalitätsprinzip

Das medizinische Erklärungsmodell basiert auf der Annahme einer bestimmten, erkennbaren Ursache für die Erkrankung, welche zu einer Schädigung beziehungsweise Einschränkung oder Disregulation mechanischer und biochemischer Prozesse führt. Die Ursache wird zunächst als Einwirkung von Außen (beispielsweise Mikroorganismen, Verletzungen) verstanden und erst mit der Erforschung von Stoffwechselerkrankungen auch als Fehlfunktion interner Steuerungsmechanismen angesehen. Die Maßnahmen beziehungsweise Therapien basieren hauptsächlich auf mechanischer Korrektur, biochemischer Bekämpfung von Mikroorganismen, Substitution körpereigener Substanzen, strahlentechnischer Interventionen sowie Beeinflussung des Stoffwechselgeschehens. In der Diskussion hinsichtlich der Krankheitsmodelle wurden gegenüber dem medizinischen Modell folgende Kritikpunkte formuliert:

- Das medizinische Krankheitsmodell ist in seiner Sichtweise insofern eingeschränkt, als es nur einen Teil der möglichen Krankheitsursachen berücksichtigt. Vor allem erscheint die Übertragung des Kausalitätsprinzips auf funktionelle und psychische Störungen sowie auf chronische Zivilisationkrankheiten problematisch, da diese unzureichend beziehungsweise lediglich teilweise erklärt und behandelt werden können. Ebenso bleiben psychosoziale Einflussfaktoren hinsichtlich des Verlaufs von Krankheit, Gesundung und Rehabilitation außer Betracht.

- Die Möglichkeiten der Prävention bleiben außerhalb des Blickfeldes. Medizinische Interventionen wird erst nach Manifestation einer Erkrankung als notwendig erachtet.

- Das medizinische Krankheitsmodell festigt insofern die Dominanz der der (Schul-)Medizin im Gesundheitswesen, als andere Gesundheitsberufe weisungsgebunden sind oder verdrängt werden.

- Das medizinische Krankheitsmodell führt zur Medikalisierung sozialer Problemlagen.

- Die durch dieses Modell geschaffenen Verhältnisse führen zu einer unberechenbaren Kostenexplosion im Gesundheitswesen.

3.1.2 Das psychosomatische Erklärungsmodell

Eine Vielzahl unterschiedlicher psychosomatischer Schulen sehen seelische Konflikte als Ursache für physische Erkrankungen an. Sie unterscheiden sich konzeptuell in der Frage, wie sich psychische Faktoren in organischen Beschwerden manifestieren (Konversion). Obwohl sich die Psychosomatik vorrangig mit den „psychosomatischen Erkrankungen"* befasst, besteht der Anspruch, diesen Erklärungsansatz auf alle Erkrankungen anwenden zu können. Als Ursache für psychosomatische Erkrankungen kommen vor allem unbewältigte Konflikte, Kindheitstraumata und aktuelle Belastungen durch bedrohliche und existenzielle Erfahrungen** in Frage.

*Chicago 7:
U. duodeni
U. ventriculi
C. ulcerosa
M. Crohn
Neurodermitis
Asthma
Hypertonie.
Auch als „Holy 7"
bezeichnet.

**Live Events

Wie das medizinische Modell, beruht auch das psychosomatische Modell auf einer Ursache-Wirkungsbeziehung, wobei die äußere Einwirkung oder die physische Fehlregulation durch eine psychische Variable ersetzt wird. Die Annahme des Kausalitätsprinzips brachte auch dem psychosomatischen Erklärungsmodell Kritik ein. Zudem wird kritisiert, dass das Modell überwiegend individualistisch orientiert bleibt, soziale Zusammenhänge außer Acht lässt und als eine Gefahr in der Überbewertung psychischer Einflussfaktoren zu sehen ist.

3.1.3 Das Stress-Coping Krankheitsmodell

Das Stress-Coping Modell kann als Weiterentwicklung des vorangegangenen Modells angesehen werden und ist zwischen psychosomatischem und soziologischem Krankheitsmodell angesiedelt. In diesem Modell wird der organische Krankheitsverlauf mit sozialen und umweltbezogenen Faktoren in Beziehung gesetzt und es rücken soziale, psychische und umweltbedingte Stressoren beziehungsweise Krankheitsursachen in das Blickfeld. Weiters wird davon ausgegangen, dass die Möglichkeit des Einzelnen mit Belastungen umzugehen (Stress-Coping), die Ausprägung des physischen

Geschehens beeinflusst. Die Bewältigungsmöglichkeiten bestimmen Vermeidung, Entstehungszeitpunkt, Verlauf und Heilungschance, wobei die Bewältigungsmechanismen sowohl persönlicher als auch kollektiver Natur sein können:

- **Persönliche (individuelle) Copingmechanismen** sind individuelle Fähigkeiten und Strategien zur Problemlösung. Ungeeignete Strategien könnten ebenso krankheitsverursachend sein.
- **Kollektive Copingmechanismen** bedürfen eines Netzwerks ausreichender Unterstützung durch primäre (Freunde, Lebensgefährte, Ehepartner) und sekundäre (Arbeitskollegen, Nachbarn) soziale Beziehungen* .

* Social support

Die Bedeutung von Stressfaktoren als Auslöser von Krankheiten setzt sich auch in anderen Modellen durch. Trotzdem wurde am Stress-Coping Modell kritisiert, dass:

- persönliche und soziale Belastungen ausschließlich dann relevant werden, wenn diese subjektiv als Stress empfunden und Umwelteinwirkungen wie beispielsweise Lärm und Schadstoffe etc. nicht berücksichtigt werden.
- der physiologische Zusammenhang zwischen Situation-Stress-Krankheit nicht eindeutig nachweisbar ist.

3.1.4 Das Risikofaktoren-Modell

Mit dem vermehrten Auftreten von Zivilisationskrankheiten entwickelt sich auch das Risikofaktoren-Modell. So konnten medizinische Untersuchungen feststellten, dass ein Zusammenhang besteht zwischen der zivilisationstypischen Lebensweise und dem Auftreten der Zivilisationskrankheiten wie z.B Myokardinfarkten oder malignen Neoplasien. Als Risikofaktoren wurden vor allem Nikotin, Alkohol, Bewegungsmangel, Hypertonie, Adipositas sowie vermehrter Stress identifiziert. Wenn auch in geringem Ausmaß fanden diese Erkenntnisse Beachtung in diversen Medien. Dies führte dazu, dass dieses Wissen verhältnismäßig rasch zu Allgemeinwissen wurde und einer „Bewegungskultur" (Jogging, Radfahren, Skaten, Nordic-Walking etc.) zu Auftrieb verhalf. Trotz dieser positiven Auswirkungen wurde am Risikofaktoren-Modell kritisiert, dass:

- der Zusammenhang zwischen Lebensstil und Krankheit ein rein statistischer ist, sich somit auf Gruppen bezieht und keine Gültigkeit im Individualfall besitzt.

- das Modell letztendlich nicht das Auftreten oder Ausbleiben von Krankheit beim einzelnen Menschen erklärt.
- das Individuum, welches sich gesellschaftskonform verhält, durch das Modell zum Risikoträger wird.
- Bewältigungsstrategien keine Berücksichtigung finden und der Mensch als reagierendes Wesen dargestellt wird.
- bei Summierung aller bekannten Risikofaktoren, ein Großteil der Bevölkerung unter Dauerprophylaxe gestellt werden müsste.

3.1.5 Das sozioökonomische Krankheitsmodell

Das sozioökonomische Krankheitsmodell thematisiert Krankheit im Zusammenhang mit gesellschaftlicher Machtverteilung (Macht im Sinne von Einflussmöglichkeit), schicht- und klassenspezifischen Erkrankungsrisiken und der sozialen Ungleichheit hinsichtlich des Zugangs zu Genesungschancen in Abhängigkeit von materiellen und sprachlichen Ressourcen*. Eine neuere Variante der sozioökonomischen Sichtweise postuliert der Medizinsoziologe **Johannes Siegrist**. Nach Siegrists Modell der beruflichen Gratifikationskrisen erkranken Menschen dann, wenn die beruflichen Anforderungen nicht mit der Gratifikation (Belohnung) übereinstimmt. In extremer Ausprägung wird Krankheit ausschließlich als Ausdruck gesellschaftlicher Verhältnisse betrachtet. Kritisiert wurde am sozioökonomischen Krankheitsmodell vor allem, dass:

*Quelle, Mittel um Handlungen zu tätigen oder einen Vorgang ablaufen zu lassen.

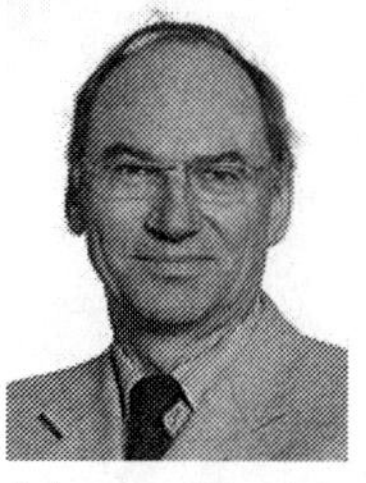

Johannes Siegrist

- eine Theorie, die sich ausschließlich mit dem Zusammenhang zwischen Krankheit und gesellschaftlichen Bedingungen befasst, keine Aussagen über den eigentlichen Erkrankungsprozess enthält.
- die vielfältigen Ursachen und Aspekte des Krankheitsprozesses nicht berücksichtigt werden.
- ein solches Model lediglich zur Ergänzung und Erweiterung anderer Modelle dienen kann.

3.1.6 Das multifaktorielle Erklärungsmodell

Da klar geworden ist, dass ein einfaches Verständnis von Krankheit nicht ausreicht, um Ursachen, Verläufe und Heilungsbedingungen zu erklären, werden im multifaktoriellen Erklärungsmodell verschiedene Krankheitsdefinitionen und Krankheitsbeschreibungen miteinander kombiniert. So wurden vor allem Erkenntnisse der Stress-Coping-Forschung, des Risikofaktoren-Modells sowie des psychosomatischen Krankheitsmodells in das medizinische Modell integriert und ein multifaktorielles Erklärungsmodell generiert, dessen Grundannahmen sich folgendermaßen zusammenfassen lassen:

- Die Manifestation einer Krankheit ist durch die Beteiligung genetischer und physischer Voraussetzungen sowie umweltbezogener Rahmenbedingungen ein komplexes Geschehen.
- Bei der Manifestation von Krankheiten müssen innerhalb der Rahmenbedingungen psychosomatische Faktoren, stressbedingte Belastungen, Risikoverhalten und Belastungsreaktionen durch Live Events in Betracht gezogen werden.
- Individuelle und kollektive Coping-Strategien können die Krankheit verhindern oder abschwächen.
- Die Manifestation der Krankheit ist das Ergebnis des Zusammenwirkens individueller Belastungen und Ressourcen, gesellschaftlicher Bedingungen, kollektiver Bewältigungsmuster sowie aktueller Ereignisse.

Um die bestmögliche Heilungschance zu realisieren, ist es notwendig, in jedem Fall die besonderen Bedingungen zur Auslösung einer Krankheit zu rekonstruieren. Dadurch rückt auch die Notwendigkeit einer gezielten Gesundheitsprävention und Gesundheitsvorsorge ins Blickfeld. In der Diskussion bezüglich unterschiedlicher Erklärungsmodelle von Krankheit werden natürlich auch die Grenzen des multifaktoriellen Krankheitsmodells deutlich:

- Obwohl innerhalb des multifaktoriellen Modells Elemente ganzheitlicher Sichtweisen erkennbar sind, geschehen diese doch additiv, d.h. die medizinische Sichtweise bleibt die dominierende Perspektive.
- Die Vielzahl der beeinflussenden Faktoren ist in keiner einheitlichen Diagnostik berücksichtigt. Jeder Diagnostiker (beispielsweise Arzt) erfasst aufgrund seiner Ausbildung nur einen Teil an Faktoren und vernachlässigt andere Teile. Ein multidisziplinäres Diagnoseteam existiert nicht.
- Eine zielgerichtete Handlungsstrategie lässt sich nur auf der Ebene des Individuums entwerfen und müsste Gegenstand eines Casemanagements sein.
- Die Berücksichtigung aller beeinflussenden Faktoren eröffnet eine nicht zu finanzierende Liste an potentiellen Leistungsanbietern.

3.1.7 Soziale Lerntheorie nach Bandura

Das vom kanadischen Psychologen **Albert Bandura** stammende Konzept des Modelllernens basiert auf der Annahme, dass menschliches Handeln durch soziale Vorbilder angeregt, ausgelöst, gesteuert oder aber auch gehemmt wird. Nach Bandura ist Lernen ein Aneignungsprozess, in welchem vor allem die folgenden drei Faktoren eine große Bedeutung haben:

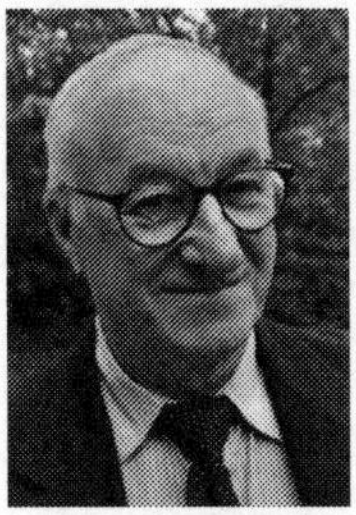

Albert Bandura

1. Merkmale des Beobachters als Lernender
2. Beziehung zwischen dem Vorbild und dem Beobachter als Lernender
3. Subjektiv wahrgenommenen Faktoren der jeweiligen Situation

Lernen stellt einen Prozess der Auseinandersetzung mit der Umwelt dar, welcher zugleich Einwirkung und Aneignung, Anpassung sowie Veränderung einschließt. Ebenso hängt lernen von sozialen Einflüssen und Beziehungen ab, wobei auch der Lernende immer auch eigene Impulse und Aktivitäten einbringt. Lernen am Modell basiert zunächst auf Nachahmung oder Identifikation des Lernenden. Um das beobachtete Verhalten in aktives Handeln umzusetzen, müssen bestimmte Verstärker beziehungsweise Verstärkungsbedingungen gegeben sein. Einerseits sind dies soziale Modelle, andererseits die Erwartung an eine eindeutige Belohnung. Diese Belohnung kann von außen (beispielsweise durch Lob und Bestätigung) oder von innen (beispielsweise positive Bedeutung der neuen Verhaltensweise im Sinne einer Verbesserung der persönlichen Befindlichkeit oder einer Leistungssteigerung) kommen.

> **Beispiel:** Am Beispiel der Raucherentwöhnung könnten ehemalige Raucher als soziale Modelle fungieren, die als persönliche Belohnung der Rauchentwöhung die eigene verbesserte Befindlichkeit und Leistungssteigerung darstellen können.

Soziale Lerntheorien geben Hinweise darüber, welche Strategien angewendet werden müssen, damit ein Mensch das gesundheitsschädigende Verhalten erst gar nicht aufnimmt beziehungsweise dieses wieder einstellt. Wichtig dabei ist, dass Alternativen aufgezeigt werden, die das gleiche Belohungspotential haben wie das ursprünglich geschundheitsschädigende Verhalten. Am wirkungsvollsten sind hierbei Impulse, die Genuss und Lustgewinn versprechen sowie das Gefühl, sein eigenes Verhalten auch tatsächlich aktiv kontrollieren zu können. Aus diesem Grund vertritt Bandura die Meinung, dass die nachfolgend beschriebenen Faktoren – wie Ergebniserwartung und Selbstwirksamkeit – das gesundheitsförderliche Verhalten maßgeblich bestimmen:

1. **Ergebniserwartung:** Sie stellt die Überzeugung eines Menschen dar, dass ein bestimmtes Verhalten in einer bestimmten Situation mit einer gewissen Wahrscheinlichkeit zu einer bestimmten Konsequenz beziehungsweise Folge führt. Es entsteht also eine Erwartung hinsichtlich einer Situation und der Folge des eigenen Verhaltens in dieser Situation. Dies geschieht bevor sich der Mensch in diese bestimmte Situation begibt und wird als "antizipatorisches Verhalten" bezeichnet.

2. **Selbstwirksamkeit:** Darunter wird die Überzeugung des Menschen verstanden, ein bestimmtes Verhalten auszuführen beziehungsweise zu zeigen und dabei auftretende Hindernisse überwinden zu können. Die Selbstwirksamkeit stellt eine wichtige Bedingung für Verhaltensänderungen dar und hat Einfluss darauf:

   (a) wie viel Anstrengung in ein bestimmtes Vorhaben investiert wird.

   (b) inwieweit beziehungsweise in welcher Ausprägung das gewünschte Ziel erreicht wird.

3.1.8 Salutogenetisches Modell nach Antonovsky

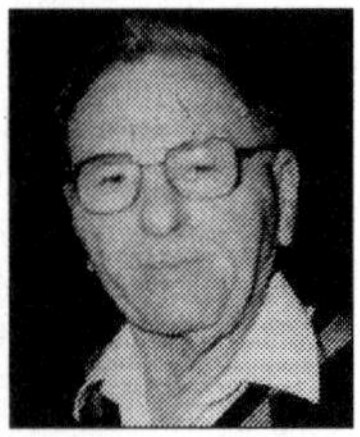
Aaron Antonovsky

Das vom Medizinsoziologen **Aaron Antonovsky** (1923–1994) stammende Modell betrachtet Gesundheit als Resultat zwischen Risiko- und Schutzfaktoren innerhalb sowie außerhalb einer Person. Nach Antonovsky stellt Gesundheit eine dynamische Interaktion zwischen zahlreichen belastenden und entlastenden sowie schützenden und unterstützenden Faktoren dar. In diesem Modell wird Gesundheit also als labiles, aktives und sich dynamisch regulierendes Geschehen verstanden und als ständig anhaltender, jedoch niemals vollkommen erfolgreicher Kampf betrachtet. Dabei stellt sich die Frage, wie Menschen trotz einer Vielzahl an belastenden beziehungsweise gefährdeten Einflussfaktoren gesund bleiben beziehungsweise Gesundheitsstörungen positiv ausgleichen können. Antonovsky betrachtet Gesundheit und Krankheit als Kontinuum und den Menschen auf diesem Kontinuum stehend. Um eine Person auf diesem Kontinuum einstufen zu können, d.h. also diese Person zwischen Gesundheit und Krankheit positionieren zu können, werden die folgenden drei Dimensionen herangezogen:

1. der subjektiv empfundene Schmerz des Betroffenen

2. die funkitionale Einschränkung von Sinnen und Bewegung

3. die persönlichen Spielräume beziehungsweise Einflussmöglichkeiten sozialen Handelns des Betroffenen

Mittels Widerstandsressourcen gelingt des dem Menschen mit den gegebenen sozialen und biologischen Belastungen zurecht zu kommen. Ob sich Belastungen als Symptome von Beeinträchtigung des Wohlbefindens und Gesundheitsstörungen manifestieren, ist von diesen Ressourcen abhängig. Zu den Widerstandsressourcen zählen physische, biochemische, materielle, emotionale, kognitive, motivationale, soziale sowie makrostrukturelle Faktoren.

Der Gesundheits- und/oder Krankheitszustand ist wesentlich durch eine psychologische Grundhaltung des Menschen bestimmt, welche Antonovsky als „sense of coherence" bezeichnet. Dieses Kohärenzgefühl* definiert Antonovsky als eine

*Gefühl des Zusammenhalts, der Zusammengeörigkeit

> *"[...] globale Orientierung, die das Ausmaß ausdrückt, in dem jemand ein durchdringendes überdauerndes und dennoch dynamisches Gefühl des Vertrauens hat, dass ersten die Anforderungen aus der inneren oder äußeren Erfahrenswelt im Verlauf des Lebens strukturiert, vorhersagbar und erklärbar sind, zweitens die Ressourcen verfügbar sind, die nötig sind, um den Anforderungen gerecht zu werden, und drittens, dass diese Anforderungen Herausforderungen sind, die Investition und Engagement verdienen."* (Antonovsky, 1997: 36)

Diese psychologische Grundhaltung beziehungsweise das Kohärenzgefühl setzt sich im Wesentlichen aus drei Komponenten zusammen:

1. **Sense of comprehensibility:** Unter dem Gefühl der Verstehbarkeit werden die Erwartungen des Menschen verstanden, Anregungen und Anforderungen als geordnete und strukturierte Informationen verarbeiten zu können. Die Informationen müssen den Anspruch erfüllen, nachvollziehbar und erklärlich zu sein.

2. **Sense of manageability:** Mit dem Gefühl der Bewältigbarkeit wird die Überzeugung eines Menschen beschrieben, dass Anforderungen und Herausforderungen lösbar sind, weil die dementsprechenden Ressourcen vorhanden sind.

3. **Sense of meaningfulness:** Das Gefühl der Sinnhaftigkeit beschriebt das Ausmaß, in welchem das eigene Leben als sinn- und wertvoll wahrgenommen wird. Je größer dieses Ausmaß ist, umso mehr wird in die weitere Gestaltung des eigenen Lebens investiert.

Die Stärke des salutogenetischen Modells liegt vor allem in der interdisziplinären Zusammenführung unterschiedlicher Theorien wie beispielsweise von Lern- und Stresstheorien.

Merke: Menschen mit hohem Kohärenzgefühl sind weniger ängstlich und depressiv. Sie können Stress schneller abbauen und betrachten Ereignisse und plötzlich auftretende Anforderungen eher als Herausforderung anstatt als Belastung.

3.2 Gesundheits- und Krankheitsverhalten

Das eigene Verhalten jedes einzelnen kann zur Erhaltung von Gesundheit, zur Entwicklung von Krankheit, aber auch zur Bewältigung von Krankheit beitragen. Diese Erkenntnis führte zu vielfältigen Versuchen, auf das Verhalten von Menschen einzuwirken, um Krankheiten zu verhindern oder die Bewältigung solcher zu fördern.

*Health behavior

**Illness behavior

***Sick role behavior

Der Begriff **Gesundheitsverhalten*** bezeichnet Verhaltensweisen, die vor dem Hintergrund medizinischer Erkenntnisse für die Gesundheit förderlich oder im Sinne potentieller Verursachung von Krankheit als riskant oder schädlich bewertet werden können. Der Begriff **Krankheitsverhalten**** hingegen bezieht sich auf Verhaltensweisen in der Auseinandersetzung mit eigenen Beschwerden, welche als Krankheit interpretiert werden. Davon abzugrenzen ist der Begriff des **Krankenrollenverhaltens***** als Verhalten eines Erkrankten unter dem Einfluss der Selbst- und Fremdwahrnehmung in seiner Rolle als Kranker.

Merke: Diese Verhaltensweisen und Lebensstile sind von entscheidender Bedeutung für die Volksgesundheit. Prävention und Gesundheitsförderung als Strategien zur direkten oder indirekten Beeinflussung des Gesundheits- und Krankheitsverhaltens haben deshalb einen besonderen Stellenwert.

Gesundheitsrelevantes Verhalten von Einzelpersonen und sozialer Gruppen wird vor dem Hintergrund sozialer Normen bewertet, welche sowohl medizinisch, kulturell-religiös und gesellschaftlich legitimiert sind, wobei sich drei Perspektiven im jeweils geltenden Verständnis von Gesundheit und Krankheit treffen:

1. Aus der **Perspektive der Medizin** definiert sich Gesundheit als geordnetes Zusammenspiel von Organstrukturen, deren Funktionen und Funktionsabläufen, wobei Krankheit als Normabweichung verstanden wird.

2. Aus der **Perspektive der Gesellschaft** stellt Gesundheit die Fähigkeit dar, jene Rollen und Aufgaben wahrzunehmen, für die die Mitglieder der Gesellschaft sozialisiert sind. Krankheit ist demzufolge

ein von dieser Norm abweichendes Verhalten und geht in der Regel einher mit einer Abnahme der Arbeits- und Leistungsfähigkeit.

3. Aus der **Perspektive der Religion** wird Gesundheit als Ausdruck „gottgefälligen" Verhaltens interpretiert, welches die vorgegebenen Gebote und Verbote achtet. Unter dieser Betrachtungsweise wird Krankheit als Sanktion für sündhafte Normübertretungen verstanden.

Diese drei Bewertungsebenen sind bestimmend für die unterschiedlichen Definitionsansätze von Gesundheit und Krankheit. So wurde im Zusammenhang mit der Gründungsresolution der **Weltgesundheitsorganisation** 1948 (WHO) dieser Umstand berücksichtigt, was zur geltenden Definition von Gesundheit führte:

> *"Gesundheit ist ein Zustand vollkommenen körperlichen, geistigen und sozialen Wohlbefindens und nicht alleine das Fehlen von Krankheit und Gebrechen."* (WHO, 1948)

Charakteristisch für unsere pluralistische Gesellschaft ist, dass keine Einigung hinsichtlich allgemein verbindlicher Definitionen von Gesundheit und Krankheit besteht, sondern je nach Interessenslage und Betrachtungsweise entweder der medizinische, der gesellschaftliche oder der religiöse Aspekt im Vordergrund steht.

Betrachtet man das vorherrschende Interesse an Gesundheit und Krankheit unter historischen Gesichtspunkten, zeigen sich große Unterschiede in den gruppenspezifischen Bewertungen und daraus resultierender Verhaltensformen. Gesundheit und Krankheit werden solange als Problem des einzelnen Individuums angesehen, solange sich keine relevanten Konsequenzen für die soziale Gruppe, die Gemeinschaft oder den Staat ergeben. Der Medizinsoziologe **Jürgen v. Troschke** kommt in seinen Erhebungen zur sozialen Bewertung von Gesundheit und Krankheit zu dem Schluss:

> *"Je geringer der soziale „Nutzen" des einzelnen bewertet wird, desto geringer ist das soziale Interesse an seinem Gesund- oder Kranksein, beziehungsweise Gesundheits- und Krankheitsverhalten."* (Troschke, 1995)

Je größer die Bedeutung der Zivilisationskrankheiten für die Morbiditäts- und Mortalitätsraten und die damit verbunden Kosten im Gesundheitssystem wurden, umso mehr stieg das öffentliche Interesse an Prävention und Prophylaxe. Ebenso stieg das gesellschaftliche Interesse an der Umsetzung von verfügbarem Wissen zur Vermeidung von Krankheit und Erhaltung von Gesundheit erst, als der kollektive Nutzen von Gesundheit beziehungsweise kollektive Schaden von Krankheit des einzelnen Individuums deutlich wurde.

Somit ist es nicht weiter verwunderlich, dass die Stärkung der Kompetenz des Einzelnen zur eigenverantwortlichen Erhaltung seiner Gesundheit beziehungsweise Bewältigung von Beschwerden zu einer der zentralen Aufgaben von Public Health und Pflegewissenschaft geworden ist.

3.3 Erklärungsansätze für Gesundheits- und Krankheitsverhalten

Es stellt sich die Frage, warum sich einige Menschen ihre Gesundheit erhalten, während andere einem offensichtlichen Krankheitsverhalten frönen. Grundsätzlich können hierfür drei Ansätze unterschieden werden:

1. psychologische Erklärungsansätze
2. soziologische Erklärungsansätze
3. anthropologische Erklärungsansätze

Die bekanntesten Ergebnisse zum Krankheitsverhalten liefert der Soziologe **Talcott Parson** durch seine Arbeiten über soziale Rollen – doch dazu etwas später mehr.

3.3.1 Psychologische Erklärungsansätze für Gesundheitsverhalten

Die Psychologie versucht Verhalten in Abhängigkeit von Einstellungen und Kenntnissen zu verstehen. Aus psychologischer Sicht verhalten sich Menschen auf eine bestimmte Art, weil ...

- sie die Folgen ihres Verhaltens kennen und über Kompetenzen für Verhaltensalternativen verfügen (**Ansatz der kognitiven Psychologie**).
- ihre Einstellungen beziehungsweise stereotypen Systeme ihnen dieses bestimmte Verhalten nahelegen (**einstellungspsychologischer Ansatz**).
- die Verhaltensmuster konditioniert, d.h. in Prozessen positiver und negativer Verstärkung erlernt wurden (**verhaltenspsychologischer Ansatz**).

Aus diesen Erklärungsversuchen leitet sich die klassische Trias der Prävention ab. Die Grundannahme liegt darin, dass richtiges Wissen und richtige Einstellung richtiges Verhalten bewirkt. Aus dieser Grundannahme lassen sich nun sehr deutlich die Konsequenzen für die Maßnahmen zur Beeinflussung des Gesundheitsverhaltens ableiten:

1. **Verbreitung medizinischen Wissens** über pathogene Noxen* sowie Gesundheitsrisiken als Strategie der gesundheitlichen Aufklärung.
2. **Appelle und Ermahnungen** im Kontext der geltenden Wertesysteme als Strategie der Volksbelehrung.
3. **Einüben und Trainieren** erwünschter Verhaltensweisen.

*schädigende, krankheitserregende Umstände

Diese Strategien waren lange Zeit richtungsweisend für die Gesundheitserziehung und -aufklärung. Mit dem Ziel das gewünschte Gesundheitsverhalten zu bewirken versuchte man, Wissen zu vermitteln, Einstellungen zu beeinflussen und Verhalten zu trainieren. Leider verdeutlichte die Praxis die Ineffektivität dieser Strategien. So belegen empirische Untersuchungen, dass Dissonanzen häufiger als Konsonanzen sind. Das bedeutet, dass:

- sich Menschen trotz „besseren" Wissens nicht gesundheitsförderlich verhalten,
- sich trotz „richtiger" Einstellungen gesundheitsgefährdend verhalten und
- trotz antrainierter Verhaltenskompetenz nicht das gewünschte Verhalten praktiziert wird.

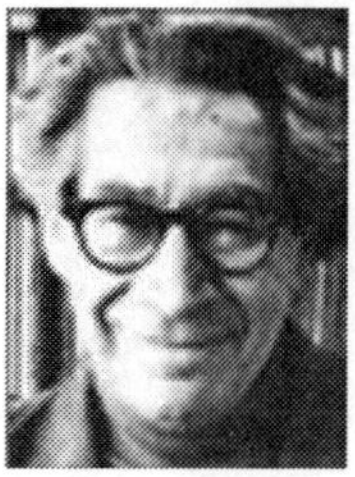

Leon Festinger

Der Sozialpsychologe **Leon Festinger** (1919–1989) beschäftigte sich 1957 mit seiner **Theorie der kognitiven Dissonanz** systematisch mit diesem Problem und stellte fest, dass Dissonanzen zwischen Wissen, Einstellungen und Verhalten dadurch gelöst werden, dass eher die Einstellungen und Wissensbestände geändert werden als die Verhaltensweisen. Festingers Theorie besagt, dass kognitive Elemente (also Informationen) zueinander konsonant, dissonant oder irrelevant sein können. Konsonante Informationen stehen der vorhandenen eigenen Meinung nahe und werden deshalb als angenehm empfunden und aktiv gesucht. Dissonante Informationen hingegen sind weit vom eigenen Standpunkt entfernt und werden deshalb möglichst vermieden. Die Folge ist eine selektive Wahrnehmung.

Seeking - and - Avoid - Hypothese

Die Grundlage der Theorie ist die Annahme, dass Menschen dazu neigen, einmal getroffene Entscheidungen zunächst beizubehalten. Aus diesem Grund werden alle neuen Informationen, die in Widerspruch zur getroffenen Entscheidung stehen, tendenziell abgewertet, konsonante Informationen hingegen aufgewertet. Erst wenn die durch die Dissonanz erzeugte innere Spannung eine Toleranzschwelle überschreitet, ändert der Mensch seine getroffene Entscheidung, um so Erfahrungen und Entscheidungen wieder zur Konsonanz zu bringen (vgl. http://de.wikipedia.org/wiki/Kognitive_Dissonanz [21.6.2008]). Über die gegenseitige Abhängigkeit zwischen den Variablen Wissen – Einstellungen – Verhalten und deren Abhängigkeit von äußeren Faktoren ist trotz umfangreicher psychologischer Forschung allerdings noch verhältnismäßig wenig bekannt.

*ärztliche und nicht-ärztliche Gesundheitsberufe

Beispiel: Ein ebenso deutliches wie schmerzliches Ergebnis liefern Untersuchungen, die zeigen, dass medizinische Experten* sich im Vergleich zur Laienbevölkerung selber eher gesundheitsriskant als gesundheitsförderlich verhalten. Als Beispiel kann hier Troschkes empirische Untersuchung zum Tabakkonsum bei medizinischen Berufen angeführt werden. Obwohl jene, die in medizinischen Handlungsfeldern tätig sind, alltäglich die Krankheitsfolgen von Tabakkonsum vor Augen haben, ziehen viele nicht die erforderlichen gesundheitsförderlichen Konsequenzen.

Übung: Erheben Sie den Raucheranteil an Ihrer Schule und vergleichen diesen mit dem Raucheranteil an einer Schule die keine Ausbildung im Gesundheitsbereich anbietet. Existieren Unterschiede? Worauf sind diese zurückzuführen?

Empirische Untersuchungen konnten einen statistisch signifikanten Zusammenhang zwischen den subjektiv erlebten Belastungen und gesundheitsriskanten Verhaltensweisen aufzeigen. Vor diesem Hintergrund lassen sich die hohen Raucherquoten in den Gesundheitsberufen erklären. Insbesondere in der Krankenhaushierarchie zeigt sich eine starke Statusabhängigkeit der Raucherquoten. Je niedriger der soziale Status und umso höher die alltägliche Arbeitsbelastung ist, desto höher ist die Raucherquote (vgl. Troschke, 1998).

3.3.2 Soziologische Erklärungsansätze für Gesundheitsverhalten

Die Soziologie befasst sich mit sozialem Handeln von Individuen als Reaktion auf andere Individuen und gesellschaftlichen Phänomenen. Gesundheitsverhalten ist somit abhängig von sozialen Lebensbedingungen, sozialen Normen und kollektiven Verhaltenserwartungen. Empirische Untersuchungen konnten aufzeigen, dass ein deutlicher Zusammenhang zwischen der sozialen Schichtzugehörigkeit und dem Gesundheitsverhalten besteht. Die Zuordnung zu einer sozialen Schicht erfolgt hierbei üblicherweise nach den folgenden Kriterien:

- Die **Schulbildung** und **ausgeübter Beruf** wirken sich insofern auf das Gesundheitsverhalten aus, als die vermittelten Kompetenzen im Gesundheitsverhalten umgesetzt werden. Je höher also die Schulbildung und umso differenzierter der ausgeübte Beruf, umso höher die Wahrscheinlichkeit, dass die vermittelten Kenntnisse und Fähigkeiten im individuellen Gesundheitsverhalten umgesetzt werden.

- Das **Einkommen** und die **finanziellen Ressourcen** beeinflussen den Verhaltensspielraum hinsichtlich Gesundheitsverhalten. Je mehr finanzielle Ressourcen vorhanden sind, umso größer ist der Verhaltensspielraum beispielsweise im Nahrungsmittelbereich oder bei Sportaktivitäten.

- Aus den **Arbeits- und Wohnbedingungen** sowie **Familienverhältnissen** ergeben sich die zu bewältigenden psychosozialen Belastungen. Je größer die Belastungen in diesem Bereich, umso höher ist die Wahrscheinlichkeit, dass zur Bewältigung gesundheitsriskante Verhaltensweisen eingesetzt werden. Ebenso besteht ein Zusammenhang zwischen sozialem Status und gesundheitsrelevantem Verhaltensmustern. Je höher der soziale Status umso höher die Wahrscheinlichkeit einer gesundheitsfördernden Lebensweise.

Gesundheitsrelevante Kenntnisse, Einstellungen und Verhaltensweisen werden sozialisiert und von Vorbildern in der Kindheit und Jugend übernommen. Besonders Entwicklungsprozesse in der Pubertät stehen in engem Zusammenhang mit der Übernahme gesundheitsriskanter Verhaltensmuster (vgl. Troschke, 1998).

> **Übung:** Erheben Sie an Ihrer Schule unter den Rauchern den Grund dafür, mit dem Rauchen begonnen zu haben. Existierten Vorbilder? Rauchen auch die Eltern oder Freunde? Galt es in der Clique als cool zu rauchen?

3.3.3 Anthropologische Erklärungsansätze für Gesundheitsverhalten

Gesundheitsverhalten kann als Folge der jeweils geltenden, kulturell vermittelten Wertesysteme verstanden werden. Es ist von einem individuellen Bedürfnis nach Gesundheit, als Grundbefindlichkeit auszugehen. Aus der Perspektive der Betroffenen muss Gesundheit nicht gleichgesetzt werden mit vollständigem körperlichen, psychischen und sozialen Wohlbefinden wie dies in der Definition der WHO beschrieben ist. Gerade die Konfrontation mit Leid kann den Menschen zu besonderen Leistungen befähigen. Es stellt sich also die Frage nach dem Wert der Gesundheit und die Bedeutung von Gesundheit und Krankheit für ein sinnvolles Leben. Mit den Fortschritten der Schulmedizin wurden viele Krankheiten beherrschbar, allerdings vollzog sich mit dem Anstieg chronischer Erkrankungen in den Mortalitätsstatistiken der Industriegesellschaften ein neuer Verhandlungsprozess.

Für viele Betroffene ist Krankheit keine vorübergehende Episode mehr, die entweder mit der Heilung oder dem Tod endet, sondern stellt einen **chronischen Zustand** dar, mit dem man leben zu lernen hat. Als Folge der begrenzten Behandlungs- und Heilungsmöglichkeiten entwickelte sich eine Erwartungshaltung, nämlich alles zu unternehmen, um Krankheiten zu vermeiden und gesund zu bleiben, d.h. die Pflicht zur Gesundheit verdrängt mehr und mehr das Recht auf Krankheit. Gesundheit und darauf bezogene gesundheitsfördernde Verhaltensweisen verstehen sich im Kontext sozialer Werte und Normen. Soll Gesundheitsförderung wirksam sein, so muss diese die Komplexität der Einflüsse auf das individuelle Gesundheitsverhalten berücksichtigen. Von besonderer Bedeutung sind hierbei vor allem (vgl. Kühn, 1993):

- die in verhältnismäßig stabilen Lebensstilen eingebetteten sozialgruppenspezifischen Sozialisationsprozesse, Verhaltensnormen sowie Belastungen und Bewältigungsformen.
- die individuellen Lebensziele unter dem Aspekt der Gesundheit im Verlauf der Lebenspanne.
- gesellschaftliche Werte- und Normensysteme, aus welchen sich der soziale Nutzen von Gesundheit beziehungsweise Kosten von Krankheit für das soziale Gesamtsystem ableiten lassen.

3.3.4 Krankheitsverhalten

Mit dem Begriff des Krankheitsverhaltens bezeichnet man Verhaltensweisen von Menschen in der Auseinandersetzung mit den eigenen Beschwerden und Befindlichkeitsstörungen, welche diese als „Krankheit“ interpretiert haben. Eine Abgrenzung zum Gesundheitsverhalten fällt dann schwer, wenn dieses Verhalten nicht gesundheits- sondern krankheitsbezogen ist.

Beispiel: Es stellt sich beispielsweise die Frage, inwieweit Adipositas oder Hypertonie als Krankheit verstanden und das darauf bezogene Verhalten eher als Krankheitsverhalten (unausgewogene Ernährung, Bewegungsmangel, Nikotinabusus etc.) oder Gesundheitsverhalten (bewusst ausgewogene Ernährung, vermehrt sportliche Aktivitäten etc.) interpretiert werden soll. Eine Lösung besteht in der subjektiven Bewertung des Handelnden und darauf folgender Zuordnung.

Üblicherweise wird der Begriff des Krankheitsverhaltens im Zusammenhang mit der Selbstbehandlung medizinischer Laien verwendet. So konnten empirische Untersuchungen belegen, dass in unserer Gesellschaft Beschwerden und Befindlichkeitsstörungen – nach einer Selbstdiagnose durch das Laiensystem – häufig selbst mit Hausmitteln und freikäuflichen Medikamenten behandelt werden, bevor es zu einer Arztkonsultation kommt. Als Schnittstelle zwischen Laiensystem und Arzt kommt der Apotheke bei der Information und Beratung eine immer größere Bedeutung zu.

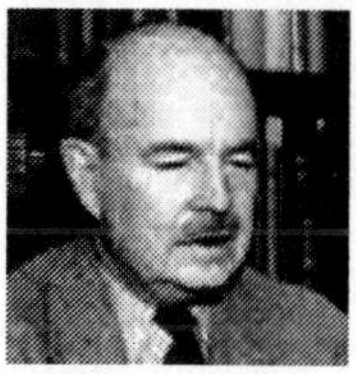
Talcott Parson

Wie bereits erwähnt, beschäftigte sich der Soziologie **Talcott Parson** mit der Rolle des Arztes und des Patienten in modernen Industriegesellschaften. Parson schrieb im Rahmen der von ihm entwickelten strukturellfunktionalen Theorie als Beispiel für soziale Rollen der Krankenrolle zwei Rechte sowie zwei Pflichten zu. So hat der Kranke das Recht von jenen Pflichten befreit zu werden, die mit den Rollen verbunden sind, die er als Gesunder zu erfüllen hat.

In Abgrenzung zu den in traditionellen Gesellschaften üblichen Schuldzuschreibungen (beispielsweise Krankheit als Folge von Übertretung göttlicher Gebote – Perspektive der Religion) werden Kranke selbst dann „ent-schuldigt“, wenn eine Mitverantwortung – beispielsweise bei Unfällen, gesundheitsriskantem Verhalten – nahe liegt oder offenkundig ist. Diese Rechte sind mit Pflichten verbunden. So wird vom Kranken, der Wille wieder gesund werden zu wollen sowie die Bereitschaft, fachkundige Hilfe in Anspruch zu nehmen, erwartet. Zusammenfassend können nach Parson also folgende Rechte und Pflichten dargestellt werden:

1. Befreiung von normativen Rollenverpflichtungen wie beispielsweise der Arbeit.

2. Beeinträchtigung der Rollenausübung, ohne dafür zur Verantwortung gezogen zu werden.

3. Wunsch seitens des Kranken nach Gesundung.

4. Kooperation mit den Experten im Gesundheitssystem.

Konflikte innerhalb des Sozialversicherungssystems entstehen durch abweichendes Verhalten von Menschen, welche die Privilegien der Krankenrolle unberechtigt ausnutzen. So ist in der Psychosomatik eine Strategie zur psychischen Konfliktlösung als „Flucht in die Krankheit“ oder auch „**primärer Krankheitsgewinn**“ bekannt. Davon abgegrenzt werden muss der sogenannte „**sekundäre Krankheitsgewinn**“ welcher das Vortäuschen einer nicht vorhandenen Krankheit und damit Inanspruchnahme der Rechte der Krankenrolle ohne Krankheit (d.h. Blaufeiern, Krankfeiern usw., gerne vor beispielsweise Prüfungen zu beobachten) darstellt (vgl. (Troschke, 1995). Präzisiert kann also folgendes festgehalten werden:

- **Primärer Krankheitsgewinn:** Dieser ist immer unbewusst, da emotionale Belastungen (beispielsweise Schuldgefühle, innere Leere) nicht als solche erkannt werden und nur die physischen Auswirkungen als Krankheit angesehen und somit auch behandelt werden. Dadurch kann es insofern zu einem „Gewinn“ kommen, weil sich beispielsweise der Gesamtorganismus durch eine längere Bettruhe (Behandlungsstrategie auf Grund der physischen Erscheinungen) erholen kann.

- **Sekundärer Krankheitsgewinn:** Dieser führt für den Kranken dazu, dass bestimmte unangenehme Situationen begünstigt werden. So sind Betroffene beispielsweise von der Verpflichtung enthoben, zur Arbeit gehen zu müssen. Die physischen Manifestationen können somit eine gute Möglichkeit sein, schwierige Situationen günstig zu verändern. Der Kranke rückt vielleicht mehr ins Zentrum des Familiengeschehens, die Familienangehörigen sind vielleicht etwas netter und es wird mehr für den Kranken gesorgt als sonst. Oftmals ist gerade bei älteren Menschen Krankheit die einzige Möglichkeit, der Vereinsamung oder sozialen Isolation zu entkommen, da es durch die Behandlung auch zu sozialem Kontakt kommt. Ob tatsächlich ein sekundärer Krankheitsgewinn vorliegt, wird mit einer ausführlichen psychosozialen Anamnese erhoben, in welcher erhoben wird, ob die bestehende Krankheit das Leben des Betroffenen verbessert hat (vgl. Hexel/Sokal, 1999: 213f).

Ein weiterer Aspekt des Krankheitsverhaltens hat in den letzten Jahrzehnten wissenschaftliche Beachtung gefunden: die Auseinandersetzung und Bewältigung von Krankheitserfahrungen (Coping). So konnten über den Einfluss von Krankheitsbearbeitung auf Krankheitsprozesse und Heilungsverläufe eine Vielzahl von Erkenntnissen gewonnen werden (vgl. Troschke, 1995).

4

Pflegeverständnis

Lernziele

Nach dem Studium dieses Kapitels sollten Sie ...

- den Begriff „Selbstpflege“ definieren und die fünf Merkmale der Selbstpflege nennen und erläutern können.
- die zwei Aspekte der Strategie zur Zielerreichung bei der Selbstpflege nennen und erklären können.
- die fünf Phasen des Problemlösungsprozesses nennen und erklären können.
- die drei Voraussetzungen nennen und erläutern können, die eine Selbstpflege erst möglich machen.
- die Begriffe „informelle Pflege“ und „Bereitschaft zur Gegenseitigkeit“ definieren können.
- die elf Merkmale der informellen Pflege nennen und erklären können.
- die vier Teilfunktionen innerhalb der informellen Pflege nennen und erläutern können.
- die drei Kompetenzebenen bezogen auf die Ausübung beruflicher Pflege sowie die fünf Kennzeichen eines Berufes erklären können.

In Gesprächen über Gesundheits- und Krankenpflege wird oftmals deutlich, dass unter diesem Begriff eine Tätigkeit verstanden wird, die hauptsächlich in Institutionen wie beispielsweise Krankenhäusern, Pflegeheimen und (scheinbar) manchmal auch zu Hause ausgeübt wird. Eine Annahme, die übrigens nicht haltbar ist. Wesentlich schwieriger scheint die Beantwortung der Frage zu sein, was den Gesundheits- und Krankenpflege tatsächlich ist, wer Gesundheits- und Krankenpflege ausübt, wer gepflegt wird und vor allem, welche Aufgaben die Gesundheits- und Krankenpflege eigentlich hat beziehungsweise welches Ziel sie verfolgt.

Kaum jemand stellt Überlegungen an, ob man Gesundheits- und Krankenpflege auf Grundlage der genannten Fragen nicht unterteilen und präzisieren könnte.

Dieses Kapitel befasst sich mit den Erscheinungsformen von Gesundheits- und Krankenpflege und versucht, diese in Selbstpflege, informelle und professionelle Pflege zu unterteilen.

4.1 Selbstpflege

Auf den ersten Blick erscheint Selbstpflege als etwas sehr triviales und man könnte den Schluss ziehen, dass jedes Individuum unter normalen Umständen in der Lage sein müsste, in ausreichendem Maße für sich selbst sorgen zu können. Auch die Definition von Selbstpflege erscheint auf den ersten Blick verhältnismäßig simpel, so könnte man sie definieren als ...

> *„[...] jegliche Art der Pflege, bei der die Plegebedürftigen und die Pflegenden in ein und derselben Person vereinigt sind [...].“* (Hattinga-Verschure, 1981)

Erst bei einer genaueren Auseinandersetzung mit der Thematik wird ersichtlich, dass niemand ein sinnvolles Leben führen kann, ohne auf eine ganz bestimmte Art und Weise für sich selbst zu sorgen. Vielmehr zieht der Umstand, nicht mehr für sich selbst sorgen zu können, insofern Konsequenzen nach sich, als die **persönliche Freiheit** und **Privatsphäre** eingeschränkt wird und ein **Gefühl der Abhängigkeit** entstehen lässt. Bei der Selbstpflege handelt es sich sichtlich um einen komplexen Prozess, der folgende fünf Merkmale beinhaltet:

1. **Zielausrichtung:** Selbstpflege wird durchgeführt, um ein bestimmtes, individuell definiertes Ziel zu erreichen – beispielsweise ein sinnerfülltes Leben in Gesundheit zu führen.

2. **Individualität:** Jeder Mensch entscheidet individuell, welche angemessenen Strategien zur Erreichung des gesetzten Zieles angewendet werden sollen. Somit ist die Durchführung der Selbstpflege eine an das Individuum gebundene Angelegenheit und kann nicht verallgemeinert werden.

3. **Prozesshaftigkeit:** Selbstpflege stellt einen Prozess dar, welcher mit einem Problemlösungsprozess verglichen werden kann. Nachdem ein Ungleichgewicht zwischen Ist- und Sollzustand erkannt wurde, werden individuelle Stratgien verfolgt, um das gesetzte Ziel (Soll-Zustand) zu erreichen und um das angestrebte Gleichgewicht wieder herzustellen.

4. **Kontinuität:** Für sich selbst zu sorgen, verlangt nach Regelmäßigkeit. Es ist nicht möglich, die Selbstpflege für eine längere Zeitspanne zu unterbrechen, ohne dass das erkannte Defizit wieder auftritt beziehungsweise der Mensch krank wird. Zwar ist es möglich, dass sich das Bedürfnis und somit auch die angewendete Strategie zur Bedürfnisbefriedigung ändert, der Prozess der Selbstpflege an sich – wenn auch angepasst – jedoch aufrecht erhalten bleibt.

5. **Interaktivität:** Jeder Mensch beeinflusst durch Handeln seine soziale und physische Umgebung. Gleichzeitig wird jeder Mensch selbst von dieser Umgebung in seinem Handeln beeinflusst. Sie stehen in einer ständigen Wechselwirkung zueinander. Davon lässt sich ableiten, dass Selbstpflege nur in einer ständigen Wechselwirkung zum sozialen Umfeld durchgeführt werden kann, da sich die gesetzten Ziele beziehungsweise Bedürfnisse und die angewendeten Strategien zur Bedürfnisbefriedigung am sozialen Umfeld orientieren.

Beispiel: Durch die Ausbildung aufmerksam geworden, erkennt eine Schülerin, dass ihr Body-Mass-Index auf Übergewicht hinweist. Gleichzeitig werden konditionelle Schwächen im Ergonomieunterricht sichtbar. Mit dieser Situation unzufrieden, beginnt diese Schülerin mit einem Lauftraining, um Gewicht zu reduzieren und Kondition aufzubauen. Nach einiger Trainingszeit ist erkennbar, dass dies regelmäßige Bewegung dazu führt, dass sich die Schülerin körperlich besser fühlt, ihr Übergewicht merklich reduziert hat und eine Steigerung der Konzentrationsfähigkeit bemerkbar ist. Auf die Schulkolleginnen wirkt sie „irgendwie vitaler und aktiver", nicht mehr so schlapp und auch mit dem Schulstress scheint sie besser umgehen zu können. Das wiederum veranlasst einige Schulkolleginnen ebenfalls mit dem Laufen zu beginnen und es entsteht innerhalb der Klasse eine kleine aber motivierte Laufgruppe. Um die positiven Effekte des Trainings nicht zu verlieren, trifft sich diese Laufgruppe in regelmäßigen Abständen, um gemeinsam zu laufen.

Wie bereits erwähnt, steht Selbstpflege beziehungsweise das Selbstpflegeverhalten wie es auch bezeichnet werden kann, in engem Zusammenhang mit den jeweiligen Bedürfnissen des Einzelnen. Hierbei ist es vollkommen unbedeutend, welche Bedürfniseinteilung berücksichtigt wird. Wie wir bereits aus den vorangegangenen Kapiteln wissen, hat sich bekanntlich beispielsweise die Bedürfniseinteilung nach Maslow (Maslow-Pyramide) in der Empirie hinsichtlich Reihenfolge des Auftretens einzelner Bedürfnisse nicht bestätigen lassen. Welche Strategien nun tatsächlich angewendet werden, um das gesetzte Ziel zu erreichen, ist vielmehr von folgenden zwei Aspekten abhängig:

1. **Intuition:** Die Aktivitäten die zur Zielerreichung gesetzt werden, basieren hierbei auf der Grundlage eines bestimmten „Vorgefühls“ welches auf unterbewusstem Erfahrungswissen beruht. Der Mensch bezieht sich hierbei auf ähnliche, erlebte Situationen und „vermutet“, dass eine bereits erfolgreich angewendete Aktivität auch in dieser aktuellen Situation zur Zielerreichung beziehungsweise Bedürfnisbefriedigung positiv beitragen kann. Neben der Intuition werden auch folgende Phasen eines Problemlösungsmodells durchlaufen …

2. **Problemlösungsmodell:**

   (a) **Informationssammlung:** Der Mensch untersucht beziehungsweise überprüft, ob ein Bedürfnis besteht, welches nicht befriedigt ist, indem ein Vergleich zwischen Ist- und Soll-Zustand angestellt wird.

   (b) **Diagnosestellung:** Nun wird der Versuch unternommen, dieses Bedürfnis so genau wie möglich zu beschreiben beziehungsweise zu identifizieren. Je konkreter das Bedürfnis beziehungsweise das Ziel beschrieben werden kann, umso leichter gelingt es, ein angestrebtes Ziel zu formulieren und die Selbstpflegeaktivitäten zu planen.

   (c) **Planung:** Ist das zu erreichende Ziel formuliert, kann mit der Erstellung eines Aktionsplans begonnen werden, in dem festgehalten wird, welche Aktivität, in welcher Regelmäßigkeit und Ausprägung durchgeführt werden soll, um das angestrebte Ziel zu erreichen beziehungsweise das als defizitär erkannte Bedürfnis zu befriedigen. Hierbei besteht die Möglichkeit, dass der Mensch unter verschiedenen Alternativen jene wählt, die zur Zielerreichung am effektivsten erscheint.

(d) **Durchführung:** In dieser Phase kommt es zur tatsächlichen Umsetzung der geplanten Aktivitäten. Um Erfolg oder Misserfolg gezielt auswerten beziehungsweise evaluieren zu können, ist es wichtig, dass die Planung genau eingehalten wird.

(e) **Evaluierung/Auswertung:** Nun wird kontrolliert, ob die durchgeführten Aktivitäten auch tatsächlich zum erwünschten Ergebnis geführt haben. Ist dies gelungen, stellt diese nun eine effektive Strategie dar, bei neuerlichem Auftreten eines Defizites gleicher Art, dieses auszugleichen. Wurde das Ziel nicht erreicht, so kann nun anhand der genauen Planung beziehungsweise eventuellen Abweichungen nachvollzogen werden, worin der Grund für den Misserfolg besteht.

Aus Gründen der Vollständigkeit muss erwähnt werden, dass neben den angeführten fünf Phasen auch Problemlösungsmodelle existieren, die vier oder sechs Phasen beinhalten. Diese unterscheiden sich hinsichtlich der Präzisierung und Unterteilung oder Zusammenfassung mehrerer Einzelphasen. Der Ablauf – Informationssammlung →Diagnosestellung →Planung →Durchführung →Evaluation – an sich ist jedoch bei jedem Modell ident. Später wird uns noch der Problemlösungsprozess als so genannter „Pflegeprozess“ begegnen.

Zusammenfassend kann also festgehalten werden, dass Selbstpflege intuitiv oder/und aber auch nach den Schritten eines Problemlösungsprozesses verlaufen kann. Was sich momentan noch als verhältnismäßig logisch und nachvollziehbar darstellt, setzt bei näherer Betrachtung bestimmte Aspekte voraus, ohne die eine Durchführung nicht oder nur stark eingeschränkt möglich wäre:

1. Das Treffen von **Entscheidungen:** Die Individualität des Menschen äußert sich darin, in Freiheit für oder gegen etwas entscheiden zu können. Der Umstand für die Realisierung seiner Selbstpflege aus unterschiedlichen Alternativen wählen zu können ermöglicht, jene Selbstpflegeaktivitäten zu wählen, die den persönlichen Fähigkeiten und Fertigkeiten entsprechen. Somit werden Alternativen gewählt, die einerseits als sinnvoll betrachtet werden, andererseits für den einzelnen Menschen auch realisierbar beziehungsweise umsetzbar sind.

2. Die persönliche Kapazität an **Fähigkeiten:** Diese bezieht sich auf die Ausprägung von Möglichkeiten und Begabung einer Person, neue Situationen bewältigen und Herausforderungen bestehen zu

können. Fähigkeiten stellen die Grundvoraussetzung für die Entwicklung von Fertigkeiten im Sinne einer praktischen/manuellen Umsetzung dar und können unterteilt werden in:

(a) **biologische Fähigkeiten:** beispielsweise die Fähigkeit zur Durchführung von Bewegungen, Aufnahme von Sauerstoff, Nahrung und Flüssigkeit usw.; Diese Fähigkeit besteht, wenn die biologischen, d.h. anatomischen und physiologischen Voraussetzungen gegeben sind.

(b) **psychologische Fähigkeiten:** Darunter wird die Fähigkeit beispielsweise zum Denken, Reflektieren, Entwickeln oder Lernen verstanden. Sie beeinflussen das Verhalten des Einzelnen.

(c) **soziale Fähigkeiten:** Darunter sind jene Fähigkeiten zu verstehen, sich beispielsweise einer verändernden sozialen Umgebung anpassen, zu anderen Menschen Kontakt aufnehmen, Beziehungen beginnen, aufrecht erhalten und beenden zu können.

3. Die Entwicklung von **Fertigkeiten:** Die Voraussetzung für die Entwicklung von Fertigkeiten ist das Vorhandensein von Fähigkeiten. Auf Grundlage der Fähigkeiten können nun manuelle Fertigkeiten angelernt beziehungsweise eingeübt werden. Ohne Fähigkeiten können keine Fertigkeiten entwickelt werden, allerdings können durch Fertigkeiten die Fähigkeiten erweitert werden – somit stehen Fähigkeiten und Fertigkeiten in einem gewissen Zusammenhang und beeinflussen sich gegenseitig. Die Summe von Fähigkeiten und Fertigkeiten wird als „Können“ bezeichnet, wobei man unter der Fähigkeit etwas besonders einfach und effektiv zu bewältigen von „Geschicklichkeit“ spricht.

Nicht verheimlicht werden darf, dass die gewählten Selbstpflegeaktivitäten nicht grundsätzlich positive Auswirkungen auf den Organismus haben müssen. So könnten ebenso Strategien angewendet werden, die allgemein als gesundheitsschädlich bekannt sind. So wäre ebenso denkbar, dass zum Zwecke der Entspannung beispielsweise eine Zigarre geraucht wird oder die an sich gesunde Aktivität (beispielsweise Lauftraining) derart übertrieben wird, dass diese negative Auswirkungen auf den Organismus hat (vgl. Arets et al., 1999: 2ff).

Merke: Hauptkennzeichen der Selbstpflege sind, dass Pflegender und Pflegeempfänger ein und dieselbe Person sind und die Selbstpflegestrategien von den Bedürfnissen des einzelnen beeinflusst werden.

4.2 Informelle Pflege

Die informelle Pflege stellt eine Ergänzung zur Selbstpflege dar und findet in kleinen sozialen Netzwerken statt, welchen sowohl der Pflegende als auch der Pflegeempfänger angehören und basiert auf der Bereitschaft zur Gegenseitigkeit. Informelle Pflege kann umschrieben werden als:

> *„[...] jede Art von Pflege, die von einer Person einer anderen im Rahmen eines kleinen sozialen Netzwerks, dem sie beide angehören, auf der Basis der Bereitschaft zur Gegenseitigkeit gegeben oder empfangen wird [...].“* (Hattinga Verschure, 1981)

Kennzeichnend ist, dass nunmehr der Pflegende sowie der Pflegeempfänger nicht ein und dieselbe Person sind, sondern es sich hierbei um mindestens zwei unterschiedliche Personen handelt. Eine weitere wichtige Bedeutung kommt dem Begriff der **Bereitschaft zur Gegenseitigkeit** zu. Dieser besagt nicht, dass der Pflegeempfänger zum gegenwärtigen Zeitpunkt tatsächlich dasselbe an Pflege leistet, sondern lediglich, dass er es leisten würde, käme der andere in die gleiche Lage, in der sich der Pflegeempfänger derzeit befindet (vgl. Arets et al., 1999: 18f).

Informelle Pflege ist also Pflege durch Menschen, die keinen Pflegeberuf erlernt haben. Aus diesem Grund bezeichnete man sie noch vor kurzer Zeit als „Laienpflege“. Dieser Begriff ist jedoch vollkommen unzutreffend, da der so genannte Laie – jemand der auf einem bestimmten Gebiet über keine Fachkenntnis verfügt – sich oftmals in bestimmten Pflegesituationen als absoluter Experte erweist, der durch seine Einschätzung sowie Hinweise von großem Nutzen für die beruflich tätigen Pflegenden sein kann (vgl. Gieseke, 2006: 4). Hattinga-Verschure nennt elf wichtige Merkmale der informellen Pflege beziehungsweise Laienpflege (Hattinga-Verschure, 1981 zit. n. Arets et al., 1999: 19ff):

1. Informelle Pflege orientiert sich an den **Bedürfnissen anderer Menschen**, welche meist durch die Pflegeempfänger bestimmt werden.

2. Informelle Pflege beruht auf Grundlage der **Gegenseitigkeit**. Zeigt der Pflegeempfänger nicht eine prinzipielle Bereitschaft, etwas von der Unterstützung zurückzugeben beziehungsweise ebenfalls die Pflege zu übernehmen, sollte der derzeit Pflegende diese Unterstützung benötigen, flaut die Bereitschaft beim Pflegenden rasch ab. Dieses „zurückgeben“ darf nicht mit finanzieller Abgeltung gleichgesetzt

beziehungsweise verwechselt werden, also einer Pflege gegen Entgeld. Dies ist einer der wichtigsten Unterschiede zwischen informeller und professioneller/beruflicher Pflege.

3. Die **Rolle** des Pflegenden und des Pflegeempfängers kann **auswechselbar** sein.

4. Die **Beziehung** zwischen Pflegendem und Pflegeempfänger **ist persönlicher Art**, d.h. im Regelfall kennt man einander und hat gemeinsame Berührungspunkte. Beispielsweise handelt es sich um Familienmitglieder, Nachbarn, Menschen mit gleichen Interessen, Menschen mit gleichen Erkrankungen (oftmals in Selbsthilfegruppen organisiert) oder Mitbewohner usw.

5. Aus dem vorangegangenen Punkt kann also abgeleitet werden, dass die **Pflege nicht die einzige Beziehung** zwischen den Betroffenen darstellt, sondern daneben auch noch andere Berührungspunkte bestehen.

6. Von informeller Pflege kann erst dann gesprochen werden, wenn eine **direkte Beziehung** zwischen den Betroffenen besteht, d.h. also, dass der Pflegende persönlich die Pflege durchführt und diese nicht (zumindest nicht vollständig) an Dritte delegiert.

7. Auf Grund der bereits genannten Merkmale wird ersichtlich, dass zwischen Pflegenden und Pflegeempfänger eine **tiefere Beziehung** bereits bestehen oder entstehen/heranwachsen muss.

8. An der informellen Pflege sind **mindestens zwei Personen** beteiligt. Mindestens zwei Personen deshalb, da informelle Pflege theoretischen ebenso im Rahmen kleiner sozialer Netzwerke durchgeführt werden kann. Es wäre also beispielsweise durchaus möglich, dass die Mitbewohner einer kleinen Wohngemeinschaft gegenseitig informelle Pflege leisten – vorausgesetzt natürlich, die Bereitschaft zur Gegenseitigkeit ist gegeben.

9. Es ist davon auszugehen, dass auf Grund einer vorangegangenen persönlichen Betroffenheit, informelle Pflege mit einem **„Gefühl herzlicher Zuneigung“** verbunden ist.

10. Ziel der informellen Pflege liegt im Erhalt der **größtmöglichen Selbstständigkeit des Pflegeempfängers**, da ein Verlust der Selbstständigkeit auch mit einem Verlust an Würde einhergehen kann.

11. Informelle Pflege **wurzelt in der Geschichte**, in den **Werten und Normen der Gesellschaft** betreffender Epochen sowie der

spezifischen Auffassung darüber, wie Probleme zu lösen sein. Dieser Umstand macht auch ersichtlich, dass sich die Art wie behandelt wird, über die Jahre hinweg verändert hat. Eine Gemeinsamkeit besteht allerdings darin, dass die Pflegebedürfnisse vom Pflegeempfänger formuliert werden.

Informelle Pflege stellt ein soziales Phänomen dar, welches im Laufe der Zeit nichts an seiner Wichtigkeit verloren hat. Oftmals wird die klassische Großfamilie, in der mehrere Generationen zusammen leben, als Vorzeigebeispiel herangezogen. Durch veränderte Rollenverständnisse unserer Gesellschaft und der daraus resultierenden gesellschaftlichen Verpflichtungen (beispielsweise Berufstätigkeit, finanzielle Aufwendungen etc.) ist es für viele Menschen nicht mehr oder nur unter schwierigen Bedingungen möglich, ihre eigenen Angehörigen im eigenen Haushalt zu pflegen. Wie bereits erwähnt, haben soziale Kontakte, in welchen die informelle Pflege eine wichtige Funktion erfüllt nichts an ihrer Bedeutung verloren. Vielmehr muss darauf hingewiesen werden, dass soziale Kontakte – und ihre beschützende und unterstützende Funktion – für das Wohlergehen und die Gesundheit des Individuums von großer Bedeutung sind und sich in vier unterstützende Teilfunktionen untergliedern lassen, welche in Abhängigkeit von der betreffenden Person, der Beziehung zu dieser Person sowie der Umgebungsbedingungen meist in Mischformen auftreten:

1. **Instrumentelle Unterstützung:** Darunter werden alle direkten und praktischen Unterstützungsformen verstanden. Sie tragen durch wechselseitige Hilfestellungen dazu bei, Höchstbelastungen und chronische Überbelastungen zu verhindern. Beispiele für instrumentelle Unterstützung sind etwa Dienstleistungen (Botengänge, Mitarbeit bei der Haushaltsführung, Übernahme der Kinderbetreuung etc.) oder materielle Dienstleistungen (Verleihen von Gebrauchsgegenständen, etc.).

2. **Informative Unterstützung:** Von der Bezeichnung kann man schon ableiten, dass es sich hierbei um die Weitergabe von Informationen handelt. Diese sollen die Entscheidungsfindung positiv beeinflussen und führen so zu einer besseren Kontrolle der eigenen Situation und zu einem erhöhten Sicherheitsgefühl des Betroffenen. Beispiele dafür sind etwa Informationen zum Gebrauch technischer Geräte oder Hilfsmittel, Informationen über die eigene Krankheit, notwendige therapeutische Maßnahmen sowie durchzuführende Pflegeinterventionen.

3. **Anerkennende Unterstützung:** Jeder Mensch hat das Bedürfnis für seine Persönlichkeit und erbrachte Leistungen, Anerkennung zu

bekommen. Unabhängig davon, ob es sich hierbei um Sport, Hobbys, Wissen und Erfahrung oder Fortschritte in der Therapie und Pflegeintervention (beispielsweise Fortschritte in der Mobilisation, selbstständige Übernahme von Tätigkeiten etc.) handelt, hat Anerkennung einen großen Einfluss auf das Wohlbefinden des Menschen und bestärkt diesen in seinem Bestreben, ein respektvoller und beachtenswerter Mensch zu sein.

4. **Emotionale Unterstützung:** Werden innerhalb von Freundschaften beziehungsweise freundschaftlichen Beziehungen Vertrauen und Akzeptanz vermittelt, spricht man von emotionaler Unterstützung. Der Pflegeempfänger fühlt sich dadurch akzeptierter, geborgener und sicherer in seinem Umfeld sowie bei der Bewältigung vorherrschender Situationen. Somit erfüllt die emotionale Unterstützung eine wichtige Funktion und wird nicht nur vermittelt, sondern von Freunden regelrecht erwartet und eingefordert.

Betrachtet man die demographischen Entwicklungen in Österreich, d.h. Einwohnerzahlen sowie durchschnittliche Lebenserwartung, Alter der Einwohner sowie Altersentwicklung und vergleicht diese Zahlen mit der Anzahl der Pflegeinstitutionen wird ersichtlich, dass die Bedeutung der informellen Pflege – also die Pflege durch Personen, welche keine gesetzlich geregelte Pflegeausbildung absolviert haben – an Bedeutung stark zunehmen wird (vgl. Arets et al., 1999: 22f). Insbesondere die Pflege von behinderten und älteren Menschen wird in Österreich sowie europaweit – wenn auch mit Unterschieden zwischen den einzelnen Staaten – immer noch als eine Aufgabe betrachtet, die innerhalb der Familie bewältigt wird. So lassen sich etwa in Südeuropa wesentlich höhere Familienpflegequoten sowie ein geringerer Institutionalisierungsgrad feststellen als etwa in Nordeuropa. Ähnliches gilt – zumindest im ländlichen Bereich – für die osteuropäischen Staaten.

Für die mittel- und nordeuropäischen Länder gilt, dass die Familienpflegequote bei der Übernahme von Pflegeaufgaben immer noch sehr hoch ist und bei ca. 80 Prozent der pflegebedürftigen älteren Menschen liegt. Die Pflege (älterer) Menschen wird also in den meisten Sozialpolitiken als Aufgabe der Familien mit staatlicher Flankierung betrachtet. Dies gilt auch für Österreich und Deutschland (vgl. Klie, 2001: 37ff).

Dieser Umstand birgt naturgemäß auch Gefahren in sich. Vor allem dann, wenn informelle Pflege als moralische Verpflichtung gegenüber den Eltern oder Elternteilen gesehen wird. Diese moralische Verpflichtung besteht darin, für die alte Mutter oder den alten Vater zu sorgen, um dieser oder diesem sozusagen „zurückzugeben“, was man an selbst an Fürsorge und Betreuung erhalten hat. Oftmals ist es erforderlich, die Mutter oder den

Vater bei sich aufzunehmen und in den eigenen Familienverband zu integrieren. Dieser und der Umstand tief in die Privatsphäre des Betroffenen einzudringen – seine Eltern zu sehen, wie man sie noch nie gesehen hat – kann Ursache für Streit und Unzufriedenheit auf beider Seiten sein. Zudem sind die psychische Belastungen für die pflegenden Angehörigen, nicht zu unterschätzen.

Merke: Informelle Pflege ist jene Art von Pflege, die von einer Person einer anderen Person im Rahmen eines kleinen sozialen Netzwerkes auf Grundlage der Gegenseitigkeit geleistet und/oder empfangen wird.

4.3 Berufliche und professionelle Pflege

Dem in einer Gesellschaft eingegliederten Menschen ist es naturgemäß nicht möglich, alle Notwendigkeiten zu erfüllen, die zur Aufrechterhaltung der Gesellschaft erforderlich sind. Aus diesem Grund wurde eine Aufteilung diverser Arbeiten unverzichtbar. Somit ist jedes Gesellschaftsmitglied für eine bestimmte Arbeit zuständig und trägt mit seiner Leistung zum Erhalt des Gesellschaftssystems bei. Aus dieser Grundüberlegung sind die heutigen Berufe entstanden, welche sich in technisierten und spezialisierten Gesellschaften weiter differenzieren. Dadurch sterben bei fortschreitender Industrialisierung und damit verbundenem sozialen Wandel einige alte – zumeist handwerkliche Berufe – aus und neue Berufe entstehen. Der Großteil der Berufe resultiert aus einer fortschreitenden Differenzierung der Arbeit. Unter **Beruf** versteht man also eine institutionalisierte Tätigkeit für die jemand ausgebildet ist, d.h. jene Fähigkeiten, Fertigkeiten und Kenntnisse, die für diesen Beruf erforderlich sind, wurden durch Ausbildung, Praxis oder Selbststudium erworben (vgl. http://de.wikipedia.org/wiki/Beruf [21.6.2008]). Berufliche Gesundheits- und Krankenpflege ist demnach jene Tätigkeit, die auf Grundlage einer gesetzlich geregelten Ausbildung basiert und in dem betreffenden Land deshalb auch als eigenständiger Beruf anerkannt ist (vgl. GuK-AV unter http://www.ris2.bka.gv.at/Dokumente/BgblPdf/1999_179_2/1999_179_2.pdf sowie FH-GuK-AV unter http://ris1.bka.gv.at/Appl/findbgbl.aspx?name=entwurf&format=pdf&docid=COO_2026_100_2_437396 [21.6.2008]). Kennzeichen der beruflichen Pflege sind folgende:

- Berufliche Pflege basiert auf einer staatlich geregelten, theoretischen und praktischen Ausbildung.
- Sie hat ihre Daseinsberechtigung auf der Grundlage theoretischen Wissens und wissenschaftlicher Forschung.

- Sie werden aufgrund eines gesellschaftlichen Auftrags ausgeführt.
- Das Erstellen von pflegerischen Diagnosen, Planung, Durchführung und Evaluation sind Bestandteil von beruflicher Pflege.
- Berufliche Pflege ist eine Dienstleistung die gegen Entgeld erbracht wird.

Weiters ist es erforderlich, dass Pflegende zur Bewältigung komplexer beruflicher Anforderungen **Schlüsselqualifikationen** besitzen, welche systematisch in Aus-, Fort- und Weiterbildung erlernt werden können. Beherrscht man die Schlüsselqualifikationen, fällt der Erwerb weiterer Kompetenzen und Qualifikationen leichter. Für die Gesundheits- und Krankenpflege haben Schlüsselqualifikationen deswegen einen hohen Stellenwert, weil

- sich das Fachwissen durch Forschung in der Pflege, Medizin und den Bezugswissenschaften rasch überholt.
- zunehmende Spezialisierungen und Ausdifferenzierungen einzelner Tätigkeitsbereiche fachlich fundierte Ausbildungen erfordern.
- berufliche Pflege als dynamischer Prozess ständig aktualisierte Anpassung und Flexibilität erfordert.

Bezogen auf die Kompetenzebenen **soziale Kompetenz, persönliche Kompetenz** und **Fachkompetenz** sind für die Ausübung beruflicher Pflege wesentlich (vgl. Gieseke, 2006: 27f):

- **Soziale Kompetenz:**
  - Teamfähigkeit
  - Gesprächsführungs- und Beratungsfähigkeit
  - Anleitungsfähigkeit
  - Kritikfähigkeit
  - Führungskompetenz
  - Konsensfähigkeit
  - Beziehungsfähigkeit
  - Konfliktfähigkeit
  - Delegationsfähigkeit
- **Persönliche Kompetenz:**
  - Eigenverantwortung

- Selbstständigkeit
- Selbstvertrauen
- Reflexionsfähigkeit
- Lernfähigkeit
- Entscheidungsfähigkeit
- Problemlösungsfähigkeit
- Verlässlichkeit
- ethisch-moralische Kompetenz
- Flexibilität
- Belastbarkeit

• **Fachkompetenz:**

- aktuelles Fachwissen
- Beobachtungsfähigkeit
- Fähigkeit zur Umsetzung von Wissen
- Qualitätsbewusstsein
- Fähigkeit zum Prozessmanagement
- Beurteilungsfähigkeit
- Organisationsfähigkeit

Unter **Profession** wird ein Beruf verstanden, der zusätzlich folgende Kennzeichen aufweist:

1. Eine **gesetzlich geregelte Ausbildung** als Voraussetzung für die Berufsausübung. In Österreich ist dies im Gesundheits- und Krankenpflegegesetz (GuKG) BGBl. I Nr. 108/1997 und dessen Novellen im BGBl. 195/1998, 116/1999, 65/2002, 6/2004 sowie 69/2005 geregelt. Die Ausbildung im gehobenen Dienst für Gesundheits- und Krankenpflege (Diplomierte Gesundheits- und Krankenschwester/Diplomierter Gesundheits- und Krankenpfleger) wird in der Gesundheits- und Krankenpflege-Ausbildungsverordnung (GuK-AV) auf Grund der §§ 57 und 62 des GuKGs, BGBl. I Nr. 108/1997, in der Fassung des BGBl. I Nr. 95/1998 definiert.

2. Die Pflegepersonen sind in **Berufsverbänden** organisiert. In Österreich besteht beispielsweise die Möglichkeit einer freiwilligen Mitgliedschaft im Österreichischen Gesundheits- und Krankenpflegeverband, Wilhelminenstraße 91/IIe 1160 Wien, welcher unter der Internetadresse http://www.oegkv.at zu erreichen ist.

ÖSTERREICHISCHER GESUNDHEITS- UND KRANKENPFLEGE-VERBAND

Der bereits 1948 gegründete ÖGKV (damals unter dem Namen „Vereinigung diplomierter Krankenschwestern und Krankenpfleger Österreichs“) stellt einen unabhängigen nationalen Berufsverband für alle in der Gesundheits- und Krankenpflege tätigen Personen dar. Er ist Österreichs größter Anbieter von Aus-, Fort- und Weiterbildung, Herausgeber der Österreichischen Pflegezeitschrift (ÖPZ) und ist Mitglied in der „European Federation of Nurses Associations“ (**EFN**) sowie dem „International Council of Nurses“ (**ICN**).

Nicht unerwähnt bleiben darf, dass in Österreich neben dem ÖGKV noch andere Berufsverbände und Arbeitsgruppen existieren, die ihrerseits ebenfalls für die Belange der Berufsgruppe eintreten und sich 2004 zu einer „Österreichischen Pflegekonferenz“ zusammen geschlossen haben (vgl. http://www.pflegekonferenz.at/index.html). Diese stellt sich der Aufgabe, eine Plattform von Organisationen in Österreich zu sein, die die Bedeutung und den Nutzen professioneller Pflege für ein effektives und effizientes Gesundheitssystem im Interesse der Bevölkerung darstellen und die Interessen der Pflegepersonen vertreten. Zu den ordentlichen Mitgliedsorganisationen der Pflegekonferenz zählen:

- Arbeitsgemeinschaft hämato-onkologischer Pflegepersonen in Österreich (AHOP), http://www.ahop.at/
- Berufsverband Kinderkrankenpflege (BKKÖ) http://www.kinderkrankenpflege.at/
- Berufsverband österreichischer Gesundheits- und Krankenpflegeberufe (BoeGK) http://www.boegk.at/
- Österreichischer Berufsverband für Anästhesie- und Intensivpflege (ÖBAI) http://www.oebai.at/
- Österreichischer Gesundheits- und Krankenpflegeverband (ÖGKV) http://www.oegkv.at/
- Österreichische Gesellschaft für vaskuläre Pflege (ÖGVP) http://www.oegvp.at/

3. Die Angehörigen der Profession berücksichtigen eine gemeinsame Berufsethik, welche in einem **Berufskodex** begründet ist (vgl. ICN Ethikkodexhttp://www.oegkv.at/index.php?id=837 [21.3.2008]).

4. Der Beruf ist **gesetzlich anerkannt** (vgl. http://ris2.bka.gv.at/Dokumente/BgblPdf/1997_108_1/1997_108_1.pdf [22.6.2008]).

5. Nur wenn Personen die gesetzlich anerkannte **Ausbildung positiv absolviert** haben, darf der Beruf ausgeübt werden.

Der Begriff der **Professionalisierung** ist in der Berufspolitik einer der meist verwendeten Begriffe der letzten Jahre. Die Berufsgruppe der Gesundheits- und Krankenpflege erhofft sich von der Professionalisierung vor allem eine Höherqualifizierung der Aus- und Weiterbildung, mehr Autonomie, eine Verbesserung der Arbeitssituation, mehr Ansehen, dadurch mehr Nachwuchs und schlussendlich auch eine bessere finanzielle Abgeltung der pflegerischen Leistungen. In der Debatte um Professionalisierung, dürfen jedoch die historischen Entwicklungen sowie die politischen und wirtschaftlichen Rahmenbedingungen des betreffenden Landes nicht vergessen werden, welche den Prozess der Professionalisierung massiv beeinflussen können (siehe dazu die Lehrveranstaltungen zur Berufsethik und Berufskunde der Gesundheits- und Krankenpflege). Bevor ein Beruf gesellschaftlich als Profession anerkannt wird und auch so funktioniert, muss dieser zuerst die oben genannten Merkmale aufweisen. Selbst dann ist die Professionalisierung ein sich stetig weiterentwickelnder Prozess der niemals endet. Wichtige Beiträge zur Professionalisierung und gleichzeitig Chance zur Mitgestaltung für jede Pflegeperson (auch für Schüler) sind beispielsweise:

- eine **Abgrenzung des Arbeits- und Verantwortungsbereiches**. In Österreich wurden im GuKG i.d.g.F. §§14 bis 16 Tätigkeitsbereiche definiert, welche nach Absolvierung einer Sonderausbildung gemäß §§66 bis 72 oder einer speziellen Grundausbildung gemäß §§75 und 78 erweitert oder spezialisiert werden können.

- die Förderung weiterer gesetzlicher Maßnahmen zur **Vergrößerung der Autonomie**.

- die Verpflichtung zur **Fort- und Weiterbildung** sowie Standardisierung der Sonderausbildungen. Die Fort-, Weiter- und Sonderausbildungen sind in Österreich im GuKG §§63 bis 73 geregelt. Ebenso besteht für Angehörige des gehobenen Dienstes für Gesundheits- und Krankenpflege eine gesetzlich vorgeschriebene Verpflichtung zur Fortbildung von mindestens 40 Stunden innerhalb von jeweils fünf Jahren.

- die **Verwendung des Pflegeprozesses** als problemlösenden Prozess in der Praxis. In Österreich im GuKG §14 „Eigenverantwortlicher Tätigkeitsbereich“ verankert.

- die **Förderung der Pflegeforschung** und Verbesserung des wissenschaftlichen Informationsstandes der Berufsgruppe beispielsweise durch Forderung von regulären Studiengängen für die Pflegewissenschaft an Österreichs Universitäten. Wenn auch nicht explizit die Förderung, doch so wenigsten die Mitwirkung an der Pflegeforschung ist im GuKG §14 verankert, was implizit auf die Notwendigkeit von Studienprogrammen der Pflegewissenschaft und wissenschaftlich ausgebildeten Pflegepersonen hinweist.

- **Kooperation mit anderen Berufsgruppen** im Gesundheitswesen. Auch hier existiert in Österreich im GuKG §16 „Interdisziplinärer Tätigkeitsbereich" ein Passus.
- eine **Verbesserung des Ansehens** der Gesundheits- und Krankenpflege in der Gesellschaft.
- ein **höherer Organisationsgrad in Berufsverbänden** durch beispielsweise eine zentrale Registrierungsstelle mit konstitutiver Listenführung* oder eine Mitgliedschaft in einem Berufsverband, dessen Einfluss naturgemäß mit der Anzahl seiner Mitglieder steigt. Die österreichischen Berufsverbände bieten stark vergünstigte Mitgliedsbeiträge für Schüler von Gesundheits- und Krankenpflegeschulen.

*Registrierung mit Bestätigung der Berechtigung zur Berufsausübung

Im österreichischen Gesundheits- und Krankenpflegegesetz sind also schon mehrere Grundsteine gelegt, wofür uns Kollegen aus den Nachbarstaaten beneiden. Nun gilt es, die gesetzlich gegebenen Möglichkeiten auszuschöpfen und umzusetzen. Hierbei ist jede einzelne Gesundheits- und Krankenpflegeperson – als Repräsentantin beziehungsweise Repräsentant der größten Berufsgruppe im Gesundheitswesen – gefordert.

Voraussetzung für die Entwicklung einer qualifizierten, wissenschaftlich fundierten Basis für die Ausbildung und Berufsausübung ist die **Pflegewissenschaft**. Obwohl das GuKG §63 Abs.1 Z1 explizit die Angehörigen des gehobenen Dienstes für Gesundheits- und Krankenpflege verpflichtet, sich hinsichtlich neuester Entwicklungen und Erkenntnissen, insbesondere der Pflegewissenschaft zu informieren, befindet sich die Pflegewissenschaft in Österreich immer noch am Beginn ihrer Entwicklung. So stellen für Österreich Länder wie die USA mit ihrer 70-jährigen Tradition oder Großbritannien und die Niederlande mit deren 20-jährigen Tradition in der Pflegewissenschaft große Vorbilder dar (vgl. Arets et al., 1999: 41ff).

Hegt man den Wunsch in Österreich Pflegewissenschaft zu studieren, so ist dies gegenwärtig an folgenden Universitäten möglich:

- Universität Wien, Institut für Pflegewissenschaft
  http://pflegewissenschaft.univie.ac.at
- Medizinische Universität Graz, Institut für Pflegewissenschaft
  http://www.meduni-graz.at/stpa/pflegewissenschaft

- Paracelsus Medizinische Privatuniversität Salzburg http://www.pmu.ac.at/671.htm
- Private Universität für Gesundheitswissenschaften, Medizinische Informatik und Technik (UMIT) Hall i. Tirol, Institut für Pflegewissenschaft, http://pw.umit.at

Die Studienprogramme unterscheiden sich hinsichtlich ihrer Zugangsvoraussetzungen, Studienschwerpunkte, Strukturierung des Studienprogramms und somit auch durch die erworbenen Abschlüsse beziehungsweise akademischen Graduierungen. Da Universitäten gesetzlich nicht berechtigt sind, eine Berufsberechtigung für die Gesundheits- und Krankenpflege auszustellen, existieren mancherorts Kooperationen mit etablierten Gesundheits- und Krankenpflegeschulen, um eine solche zu ermöglichen.

Nähere Informationen zu den Studienplänen können den Homepages der betreffenden Universitäten entnommen werden.

Ausbildung an Fachhochschulen

2008 wurde in Österreich durch das Gesundheitsberufe-Rechtsänderungsgesetz 2007* erstmals die Möglichkeit geschaffen, die Ausbildung in der allgemeinen Gesundheits- und Krankenpflege auch an **Fachhochschulen** und somit im tertiären Bildungsbereich absolvieren zu können. Ermöglicht wird dies durch §28 GuKG, welcher folgendes beinhaltet:

*GesBRÄG 2007

> *„(2) Einem Qualifikationsnachweis gemäß Abs. 1 Z 1 ist eine Urkunde über einen an einer österreichischen fachhochschulischen Einrichtung erfolgreich abgeschlossenen Fachhochschul Bachelorstudiengang gemäß Fachhochschul-Studiengesetz – FHStG, BGBl. Nr. 340/1993, in der allgemeinen Gesundheits- und Krankenpflege gleichgehalten, sofern dieser*
>
> 1. *unter der Leitung eines Angehörigen des gehobenen Dienstes für Gesundheits- und Krankenpflege, der zur Ausübung von Lehraufgaben in der Gesundheits- und Krankenpflege berechtigt ist, steht und*
> 2. *der Verordnung gemäß Abs. 3 entspricht.*
>
> *(3) Der Bundesminister für Gesundheit, Familie und Jugend hat für Ausbildungen gemäß Abs. 2 nähere Bestimmungen über die Kompetenzen, die im Rahmen des Fachhochschul-Bachelorstudienganges erworben werden müssen, einschließlich der Mindestanforderungen an die Ausbildungen durch Verordnung festzulegen. [...]“*

Wie auch die etablierte Ausbildung beziehungsweise Ausbildungsverordnung (GuK-AV) in der allgemeinen Gesundheits- und Krankenpflege an einschlägigen Schulen, orientiert sich auch die Ausbildungsverordnung der Fachhochschulen (FH-GuK-AV) an der Richtlinie 2005/36/EG der Europäischen Union, welche die Ausbildungsdauer sowie den theoretischen und praktischen Anteil der Ausbildung festlegt (vgl.http://eur-lex.europa.eu/LexUriServ/LexUriServ.do?uri=CELEX:32005L0036:DE:NOT [14.6.2008]).

Absolventen der traditionellen Schulen für Gesundheits- und Krankenpflege sind hinsichtlich der Berechtigung zur Berufsausübung, der finanziellen Entlohnung, den Zugängen zu Fort- und Weiterbildung sowie der Ausübung von Spezial-, Lehr- oder Führungsaufgaben gem. §17 GuKG, **den FH-Absolventen** der allgemeinen Gesundheits- und Krankenpflege **gleichgestellt**.

5

Konzept – Modell – Theorie

Lernziele

Nach dem Studium diese Kapitels sollten Sie ...

- den deutschen Begriff „Konzept“ vom englischen Begriff „concept“ unterscheiden können.
- die Konzepte nach konkreten und abstrakten Konzepten unterteilen und Beispiele hierfür nennen können.
- den Begriff Modell – Pflegemodell sowie die zwei globalen Kategorien erklären können.
- den Begriff Pflegetheorie erklären können.
- die fünf Bezeichnungen von Theorien in Abhängigkeit ihres Abstraktionsniveaus nennen können.
- jene vier Aussagen konzeptueller Modelle nennen können, die gemäß Fawcett für eine pflegerische Intention erforderlich sind.
- den Begriff Metaparadigma erklären können sowie die vier Anforderungen nennen können, welche an diese gestellt werden.
- die drei Möglichkeiten sowie deren Vor- und Nachteile zum Ordnen von Modellen und Theorien erklären können.

- die vier Denkschulen Meleis nennen und erklären können.
- das Klassifikationsschema von René König, Walker/Avant und Jacqueline Fawcett nach dem Grad der Komplexität erklären können.
- Grypdoncks Modell zur Pflege chronisch Kranker erklären können.
- die vier Aufgaben gemäß Grypdonck beschreiben können.
- den Begriff Trajectory Nurse sowie deren Aufgaben beschreiben können.

5.1 Begriffserklärung

Wie bereits erwähnt, ist in Ländern wie den USA oder Großbritannien, Pflege als eigenständige wissenschaftliche Disziplin an den Universitäten vertreten. Da die Universitäten primär als Orte der Entwicklung von Wissenschaft gelten, ist es nicht weiter verwunderlich, dass Pflegende eben dort an den Universitäten begannen, das pflegerische Handeln, dessen Zielsetzungen sowie Einstellungen und Gründe, die pflegerischem Handeln zugrunde liegen, zu reflektieren und die tatsächliche Gültigkeit des stark auf Tradition beruhenden Wissens von Pflegenden in Frage zu stellen. So entwickelten Pflegewissenschaftlerinnen ab den 50-er Jahren vornehmlich in den USA Theorien darüber, was denn Pflege ist beziehungsweise sein könnte. Die aus dem eigenen Berufsfeld entstehende Pflegewissenschaft ist insofern eine unabdingbare Voraussetzung für die weitere Professionalisierung der Gesundheits- und Krankenpflege, da nur die Pflegewissenschaft als „Wissenschaft aus der Pflege" das pflegerische Fachwissen erfolgreich erweitern und systematisieren kann (vgl. Gieseke, 2006: 84).

5.1.1 Konzept + concept = Con/zept?

Bevor wir uns mit dieser Thematik auseinandersetzen können, ist es erforderlich, die für uns relevante Bedeutung des Ausdrucks „Konzept" zu präzisieren. So muss zwischen folgenden Bedeutungen unterschieden werden:

- Das im Englischen verwendete Wort **„concept"**, steht lediglich für „Begriff". Dieser kann verstanden werden als sprachlicher Begriff für ein wahrgenommenes Phänomen*, als Wort für die Bezeichnung einer bestimmten Sache oder als Begriff, der das Wesentliche einer Sache festhalten soll.

*sinnlich, wahrnehmbares einzelnes Ereignis.

- Mit dem im Deutschen verwendeten Begriff **„Konzept"** ist eine Idee oder eine geplante Vorgehensweise gemeint. So verfassen Sie vielleicht ein „Konzept" – d.h. den geplanten Ablauf, Inhalt und Aufbau – für eine schriftliche Arbeit, wie beispielsweise die Fachbereichsarbeit eine ist.

Merke: Für unsere Auseinandersetzung mit diesem Thema bedeutet das, dass wir zwar das im Deutschen geläufige Wort „Konzept" verwenden werden, hinter diesem jedoch die Bedeutung des englischen „concept" verstehen müssen.

Konzepte sind also abstrakte und allgemeine Begriffe, die weder in der realen Welt beobachtet, noch auf eine bestimmte Person, Gruppe oder Situation beschränkt werden können. Sie beschreiben die geistige Vorstellung von Phänomenen, wodurch eine erste – meist nicht empirisch überprüfte – Klassifizierung und Kategorisierung ermöglicht wird. Zur Beschreibung und Identifizierung von Konzepten werden bestimmte Termini verwendet, die als Resultat beträchtlicher Gedankenarbeit und Beschäftigung mit dem beobachteten Phänomen zu betrachten sind. Konzepte müssen möglichst genau beschrieben werden, um ihren Stellenwert in der Theorie/im Modell erkennbar machen zu können. Dabei besteht durchaus die Möglichkeit, dass ein und dasselbe Konzept in verschiedenen Modellen unterschiedlich verwendet (beschrieben) wird oder einen anderen Stellenwert einnimmt. Diese Besonderheit basiert auf der Beschäftigung mit der Frage, wie denn eine bestimmte Perspektive anderen Menschen vermittelt werden kann (vgl. Fawcett, 1996: 12f). Trotz allem können Konzepte unterteilt werden in:

- **konkrete/messbare Konzepte:** Diese können auf Grund von einem definitiven Nullpunkt beziehungsweise Referenzbereich gemessen beziehungsweise konkretisiert werden. Beispiele für konkrete Konzepte sind etwa Atmung oder Muskeltonus. Bei diesen Konzepten gelingt es, auf Grund messbarer Indikatoren eine Auskunft darüber zu geben, ob beispielsweise der Muskeltonus im Normalbereich oder in einem messbaren Umfang außerhalb des Normbereiches liegt.

- **abstrakte/nicht direkt messbare Konzepte:** Bei diesen existiert kein objektivierbarer Nullpunkt oder messbarer Referenzbereich. Beispiele hierfür sind Hoffnungslosigkeit, Humor oder Ungewissheit. Es ist also nicht möglich, eine Aussage darüber zu treffen, um welchen messbaren Bereich das Ausmaß an beispielsweise Hoffnungslosigkeit höher oder geringer ist als im Normalfall.

Unter Konzepten sind Verallgemeinerungen und Überbegriffe für ein oder mehrere Phänomene zu verstehen. Sie stellen den kleinsten Baustein einer Theorie oder Modells dar. Unter **Pflegekonzepten** sind Verallgemeinerungen und Überbegriffe für Phänomene zu verstehen, mit welchen Pflegende in der täglichen Praxis konfrontiert und die somit allgegenwärtig sind. Die Analyse bestimmter Pflegesituationen in einzelne Konzepte ist Bestandteil der Pflegediagnostik und für die nachfolgenden Handlungsschritte von entscheidender Bedeutung (vgl. Kühne-Ponesch, 2004: 36f).

Merke: Konzepte stellen den kleinsten Baustein einer Theorie dar und können in konkrete und abstrakte Konzepte unterteilt werden.

5.1.2 Modelle – Pflegemodelle

Ist man bestrebt, die Wirklichkeit „überschaubar" beziehungsweise „vereinfacht" darzustellen, wird die Entwicklung eines Modells unabdingbar. Modelle erleichtern also die Betrachtung und sollen so ein besseres Verstehen der Wirklichkeit ermöglichen. In einem Modell werden die aus Sicht des Modellentwicklers wesentlichen Elemente betont und in Beziehung gesetzt, für das Verstehen unwesentlichere Elemente reduziert und gegebenenfalls nicht mit allen Elementen des Modells in Beziehung gesetzt. Diese Betonung beziehungsweise Reduktion von Elementen stellt insofern eine anspruchsvolle Tätigkeit dar, als das Modell unbrauchbar wird, werden zu viele Elemente betont oder reduziert (vgl. Gieseke, 2006: 85).

Beispiel: Der Hersteller einer Automarke möchte einen Wagen produzieren, welcher weniger Kraftstoff verbraucht als das Vorgängermodell. Da die technischen Möglichkeiten ausgeschöpft sind, möchte er diese Kraftstoffverringerung durch eine verbesserte Aerodynamik des Wagens erreichen. Zu diesem Zweck entwickelt der Hersteller eine Karosserie und erstellt ein Modell, um dieses unter realen Bedingungen im Windkanal zu testen. Bei dem Modell werden bestimmte Elemente betont, andere reduziert. So entspricht das Modell vollkommen der entwickelten Karosserie, jedes kleinste Detail wurde im Modell umgesetzt – dieses Element wurde also betont. Anders verhält es sich mit der Innenausstattung des Models. Da diese für das Verstehen der Aerodynamik nur eine untergeordnete Rolle spielt, wurde das Modell ohne die geplanten Ausstattungsmerkmale konstruiert – diese Elemente wurden reduziert. Würde der Hersteller nun den Fehler begehen, zu viele Elemente zu reduzieren, beispielsweise den geplanten Heckspoiler nicht in das Modell übernehmen, so würde das Modell in Hinblick auf das Verstehen der Aerodynamik unbrauchbar.

Modelle werden deshalb auch als „Repräsentation der Wirklichkeit" umschrieben. Sie sind in unterschiedlichen Formen möglich:

- Miniaturen: verkleinerte Darstellung von Gebäuden, Fahrzeugen etc.
- Pläne: graphische Darstellung von beispielsweise Straßennetz, Gebäuden etc.
- mathematische und statistische Formeln: reduzierte Darstellung eines Rechen- oder Auswertungsschrittes
- anatomische Modelle: verkleinerte Darstellung von beispielsweise Organen und Organsystemen als Lernunterstützung im Unterricht
- Schaltpläne: graphische Darstellung von Ab- und Ankunftszeiten von Zügen sowie Kreuzungspunkte der unterschiedlichen Zuglinien

Modelle entstehen also durch Vereinfachung, Verkleinerung sowie Betonung beziehungsweise Reduktion von wirklichkeitsimmanenten Elementen. Sie können in zwei globale Kategorien unterteilt werden:

- **Theoretische Modelle:** Sie versuchen, theoretische Probleme mittels Konzepten darzustellen und zu lösen. Theoretische Modelle fördern den theoretischen Diskurs und dessen Niveau vor allem dann, wenn es gilt, neue Theorien zu entwickeln. Da alle Theorien primär einer praktischen Wissenschaft dienen, sollten alle Begrifflichkeiten auf ihre Anwendbarkeit in der Praxis hin überprüft werden.
- **Empirische Modelle:** Der Bezug zur Wirklichkeit ist bei empirischen Modellen sehr groß. Beispiel dafür wären etwa anatomische Modelle, die zerlegt werden, um so zu einem besseren Verständnis der Thematik beitragen zu können. Empirische Modelle können jedoch abstrakt sein, d.h. der Bezug zur Wirklichkeit ist zwar unmittelbar gegeben, allerdings entspricht die Darstellungsform nicht zwangsläufig der Wirklichkeit. Ein Beispiel dafür ist wohl das Elektrokardiogramm (EKG), an welchem Herzfrequenz, Reizleitung und Hypertrophien etc. abgelesen werden können, die graphische Darstellungsform jedoch nicht mit der Wirklichkeit übereinstimmt.

Neben der Möglichkeit einer Unterteilung in die oben genannten globalen Kategorien, weisen Modelle folgende Merkmale auf:

- Eine nützliche **Reduktion** der Wirklichkeit: Würde man versuchen, beispielsweise das österreichische Gesundheitssystem mit all seinen Teilbereichen vollständig in einem Modell darzustellen, so wäre dieses äußerst komplexe Vorhaben wahrscheinlich zum Scheitern verurteilt. Um jedoch einen tieferen Einblick und ein besseres Verständnis zu erlangen, werden nur Teile der Wirklichkeit detailgetreu dargestellt und andere zugunsten der Übersichtlichkeit vernachlässigt. Ein Modell stellt also immer nur eine auszugsweise Darstellung der Realität dar, dies jedoch in einer Ausprägung, dass das Modell nutzbar bleibt. Würde man zu viele Elemente des Modells reduzieren, würde dieses unbrauchbar werden. Ebenso wäre die Nutzbarkeit eingeschränkt, würde man zu viele Elemente der Realität versuchen, in das Modell einzubinden.

- Um die Nutzbarkeit beziehungsweise Handhabung des Modells zu ermöglichen, werden bestimmte Teile der Realität bewusst hervor gehoben (akzentuiert). Man spricht hierbei von einer **Akzentuierung** der Wirklichkeit.

- Wie soeben dargestellt, werden in einem Modell nur die wichtigsten Elemente der zu beschreibenden Wirklichkeit wiedergegeben und zueinander in Verbindung gestellt. Durch diese Vorgehensweise, d.h. die Aufnahme der wesentlichsten Teile, die zu einem besseren Verständnis führen, erreicht man eine zunehmende **Transparenz** der Wirklichkeit.

- Es stellt sich nun die Frage, welche Teile der Realität beziehungsweise Wirklichkeit als „wesentlich" betrachtet werden können beziehungsweise sollten, da durch die Akzentuierung bestimmter Teile natürlich eine bestimmte **Perspektive** der Wirklichkeit entsteht. So ist es also durchaus möglich, dass andere Reduktionen zu einer anderen Annäherung an die Wirklichkeit führen und auch führen sollen.

Modelle ermöglichen unter anderen, neue Theorien zu entwickeln, indem Konzepte (Begrifflichkeiten) untersucht, gegebenenfalls modifiziert und ihre Beziehung zueinander beschrieben werden (vgl. Arets, 1999: 114ff).

Merke:
Modelle können umschrieben werden, als eine aus einer bestimmten Perspektive betrachtete, reduzierte und akzentuierte Erscheinungsform der Wirklichkeit.

5.1.3 Theorien – Pflegetheorien

Die Theorie stellt eine anhand definierter Begriffe und damit zusammenhängender Auffassungen und Behauptungen **abstrakte Betrachtung der Wirklichkeit** dar. Sie ist eine Gesamtheit logisch zusammenhängender Aussagen zur Erklärung bestimmter Phänomene (Erscheinungen) sowie deren zugrunde liegender Gesetzmäßigkeiten. Theorien beziehen sich nicht auf ein konkretes Verhalten, sondern möchten möglichst viele Aspekte der Wirklichkeit miteinbeziehen. Eine Theorie soll zu systematischem und effektivem Denken, Handeln und Kommunizieren befähigen. Um dies zu ermöglichen, bedarf es spezieller Begrifflichkeiten beziehungsweise eines Begriffrahmens, auf dessen Basis sich die unterschiedlichen Anwender verständigen können. Diese Begrifflichkeiten führen zu einer gemeinsamen **Fachsprache**, derer sich einerseits die Wissenschaftler bedienen, andererseits auch für den Beruf der Gesundheits- und Krankenpflege identitätsstiftend sein kann (vgl. Gieseke, 2006: 84ff). Theorien können wahr oder unwahr sein – deshalb müssen sie immer so formuliert werden, dass sie empirisch überprüft werden können. Somit besteht der Unterschied zwischen einer wissenschaftlichen Theorie und einer Alltagstheorie darin, dass Wissenschaftler stets angeben können, welcher Theorie sie folgen oder welche Theorie gerade konstruiert wird (vgl. Kühne-Ponesch, 2004: 43). Die Pflegetheoretikerin **Jacqueline Fawcett** postuliert, dass es mit Hilfe von Theorien möglich ist, die Wirklichkeit:

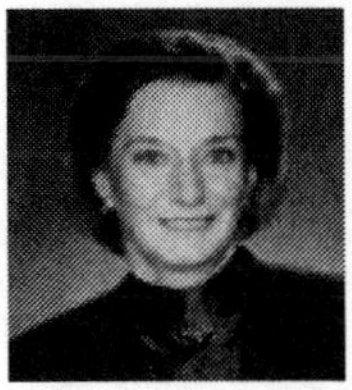

Jacqueline Fawcett

- zu **beschreiben**: beispielsweise Merkmale von Gruppen und Individuen, bestimmte Ereignisse oder Situationen
- zu **erklären**: beispielsweise die Zusammenhänge unterschiedlicher Phänomene und deren gegenseitige Beeinflussung und Beziehungen zueinander
- **vorauszusagen**: beispielsweise die Aus- und Wechselwirkungen bestimmter Phänomene

Theorien können weiters nach deren **Abstraktionsniveau (AN)** geordnet beziehungsweise klassifiziert werden. Nicht nur die Pflegewissenschaft, sondern auch andere Wissenschaften bedienen sich dieser Unterteilung, die im Wesentlichen als logische Verknüpfung von Variablen, Begriffen und Konzepten verstanden wird. In Abhängigkeit des Abstraktionsgrades – d.h. dem Grad der Komplexität der Theorie – können folgende Abstraktionsniveaus, beginnend beim niedrigsten AN, unterschieden werden (vgl. Kühne-Ponesch, 2004: 47ff):

1. Empirische Regelmäßigkeiten

2. Ad-hoc-Theorien

3. Theorien mittlerer Reichweite

4. Praxisnahe Theorien

5. Globale Theorien

Bei der Unterteilung nach Abstraktionsniveaus ist zu berücksichtigen, dass je höher das Abstraktionsniveau einer Theorie ist, umso größer ist zwar ihre Reichweite, umso schwieriger stellt sich jedoch auch die Umsetzung der Theorie in der Praxis dar.

Pflegetheorien beziehen sich auf den Gegenstand der Pflege selbst. Ihre Zielsetzung liegt in der systematischen Beschreibung, Erklärung, Gestaltung, Voraussage und Erforschung bestimmter Pflegesituationen. Gegenstand der Pflegetheorie sind also jene Aspekte und Phänomene, mit welchen sich die Pflege beschäftigt. Pflegetheorien sollen folgende Aufgaben erfüllen (vgl. Arets, 1999: 118):

- Abstecken von Grenzen, so beispielsweise die Theorie über die Selbstpflege oder informellen Pflege

- Modifikation der Pflegepraxis auf Grund von Beschreibungen, Erklärungen und Voraussagen bestimmter Pflegeinterventionen auf der Basis empirischer Untersuchungen

- Verbesserung der professionellen Kommunikation durch eine gemeinsame Fachsprache

- Richtungsweisend sein für wissenschaftliche Untersuchungen hinsichtlich pflegerrelevanter Fragestellungen, pflegerischer Praxis sowie Erstellung von Lehrplänen für die Aus-, Fort- und Weiterbildung

Merke: Theorien beschreiben und erklären. Sie bieten den Anwendern die Möglichkeit, auf Grund anderer Perspektiven die Wirklichkeit zu betrachten, zu beurteilen sowie diese zu gestalten. Je höher das Abstraktionsniveau der Theorie ist, umso schwieriger wird dessen Umsetzung in die Praxis, jedoch umso größer ist ihre Reichweite.

5.1.4 Konzeptuelle Modelle

Unter konzeptuellen Modellen sind abstrakte, allgemeine Vorstellungen zu verstehen, die durch inhaltliche Annahmen ergänzt sind, um diesen Vorstellungen eine bedeutsame Form zu verleihen. Die dem konzeptuellen Modell zugrunde liegenden Konzepte sind derart abstrakt und allgemein, dass sie weder in der realen Welt direkt beobachtet, noch auf eine bestimmte Situation, Gruppe oder Person beschränkt werden können. Auch die inhaltlichen Aussagen beziehungsweise Annahmen, welche die einzelnen Konzepte beschreiben und miteinander in Beziehung setzen, sind derart abstrakt und allgemein, dass sie sich einer empirischen Beobachtung und Überprüfung entziehen.

Konzepte und inhaltlichen Annahmen konzeptueller Modelle werden meist unter Verwendung bestimmter Termini formuliert, d.h. die jeweilige Bedeutung des Terminus ist mit dem jeweiligen Schwerpunkt des konzeptuellen Modells verknüpft. Aus diesem Umstand heraus ergibt sich die Tatsache, dass ein und demselben Terminus in unterschiedlichen konzeptuellen Modellen unterschiedliche Bedeutungen zugesprochen werden.

> **Beispiel:** Der Begriff „Adaption“ wird im Adaptionsmodell von Calista Roy als eine Reaktion auf Stimuli definiert, während derselbe Begriff im Konversationsmodell von Myra E. Levines als Prozess verstanden wird, der zu Kongruenz von Person und Umwelt führt.

Dieser Umstand sollte jedoch nicht als Jargon oder Soziolekt abgetan werden, sondern vielmehr als beträchtliche Gedankenarbeit über die Frage betrachtet werden, wie denn die besondere Perspektive dieses bestimmten Modells anderen Menschen vermittelt werden könne.

Konzeptuelle Modelle entstehen durch empirische Beobachtung und intuitive Erkenntnisse, sowie durch Ableitungen aus bereits bestehenden Vorstellungen unterschiedlicher Forschungsbereiche. Schließt man von spezifischen Beobachtungen auf Verallgemeinerungen beziehungsweise auf eine allgemein gültige Aussage, so wurde das konzeptuelle Modell durch **Induktion*** gewonnen. Werden spezifische Situationen als Beispiel für allgemeinere Erkenntnisse angesehen und versucht diese auf die Empirie abzuleiten beziehungsweise aus dem allgemeinen Gesetz auf den Einzelfall zu schließen, so wird das konzeptuelle Modell durch **Deduktion**** gewonnen.

*Ableiten des Besonderen aus dem Allgemeinen. Aus einem allgemeinen Gesetz wird auf den Einzelfall geschlossen.

**Ableiten des Allgemeinen aus dem Besonderen. Aus Einzelfällen wird auf ein allgemeines Gesetz geschlossen.

Konzeptuelle Modelle bieten einen unverkennbaren Bezugsrahmen, ein „in sich vereinheitlichtes Denken“ über Ereignisse und Prozesse und ermöglichen eine Orientierung darüber, wie relevante Phänomene beobachtet und interpretiert werden sollen. Jedes konzeptuelle Modell bietet eine einzigartige Perspektive, welche auf die Wahrnehmung der Anwender grundlegende Auswirkung hat. Diese besondere Perspektive des Modells stellt eine Annäherung an die Wirklichkeit beziehungsweise eine Vereinfachung dieser dar und schließt nur jene Konzepte mit ein, welche der Autorin als relevant und hilfreich erscheinen. D.h. es werden also immer nur jene Aspekte der für eine Disziplin interessanten Phänomene berücksichtigt, andere hingegen ignoriert.

Konzeptuelle Modelle bieten systematische Strukturen und Begründungen für die wissenschaftliche und praktische Arbeit und sind richtungsweisend für die Suche nach relevanten Fragestellungen, praktischen Lösungen und bieten gleichzeitig allgemeine Kriterien für die Beantwortung der Frage, ob ein bestimmtes Problem gelöst werden konnte oder nicht. Darüber hinaus geben konzeptuelle Modelle einerseits philosophische und pragmatische Orientierungen für die direkte Pflege an den Patienten, andererseits benennen sie Zweck und Umfang der Pflege und stellen somit die Basis für eine Beurteilung der Wirkung der Pflege dar. Somit machen konzeptuelle Modelle die Aufgaben und Grenzen der Gesundheits- und Krankenpflege deutlich und erlauben zudem, die Bereiche der Verantwortung und Zuständigkeit abzugrenzen sowie Leistungen und Ergebnisse zu dokumentieren.

Die amerikanische Pflegetheoretikerin Jacqueline Fawcett postuliert, dass konzeptionelle Modelle dann pflegerische Intentionen haben, wenn sie Aussagen zu den folgenden – für die Pflege zentralen Aspekte – machen:

1. **Person/Mensch:** Hiermit kann das abstrakte Bild vom Menschen an sich, der Mensch beziehungsweise das Individuum, welches Pflege empfängt oder aber auch Familien, Gruppen und Gemeinwesen gemeint sein.

2. **Umwelt/Umgebung:** Dieser Begriff bezieht sich auf alle wichtigen Bezugspersonen sowie objektiven Lebensumstände der Person sowie auf die unmittelbare Umgebung, in der Pflege stattfindet – die Wohnung der betreffenden Person, ambulante oder stationäre/klinische Einrichtungen sowie die Gesellschaft als Ganzes und dessen Wertesystem.

lat.: „ambulare“, umhergehen, hin- und hergehen, nicht mit stationärem Aufenthalt verbunden

3. **Gesundheit/Krankheit:** Darunter wird nicht nur der gesundheitliche Status einer Person – von völligem Wohlbefinden bis unheilbarer Krankheit – verstanden, sondern ebenso auf die soziokulturelle und individuelle Bedeutung von Gesundheit/Krankheit hingewiesen.

4. **Pflege:** Darunter sind einerseits all jene Aktivitäten zu verstehen, die im Interesse einer Person von Pflegekräften ergriffen werden, andererseits ebenso die Ziele und Ergebnisse dieser Aktivitäten. Sie sind Bestandteil des systematischen Pflegeprozesses mit den Komponenten „Diagnose", „Planung", „Intervention" und „Evaluation".

Fawcett hat diese vier Schlüsselbegriffe als **Metaparadigmen der Pflege** bezeichnet, da diese vier Aspekte einen sehr abstrakten Rahmen vorgeben, womit sich Pflege befasst. Obwohl Fawcetts Begründung für die Bezeichnung „Metaparadigma" kritisiert wurde, weil der zentrale Begriff „Pflege" als Tautologie für das Paradigma der Pflege verstanden werden kann, haben auch andere Autoren Fawcetts Bezeichnung benutzt.

Merke: Unter Tautologie versteht man eine Aussage, die unabhängig von ihrem Wahrheitsgehalt hinsichtlich einer bestimmten Situation stets wahr ist. Beispiel: „Es regnet oder es regnet nicht". Regnet es zum Zeitpunkt der Aussage, ist diese wahr. Regnet es zum Zeitpunkt der Aussage nicht, ist diese ebenfalls wahr. Es ist also vollkommen gleichgültig, ob es regnet (oder eben nicht) – die Aussage ist auf jeden Fall wahr. Eine Tautologie kann als Aussage ohne Erkenntnisgewinn betrachtet werden.

Derzeit werden die Arbeiten mehrerer Pflegetheoretikerinnen als konzeptuelle Modelle anerkannt. Zu den wohl bekanntesten zählen unter anderen Dorothy Johnsons Verhaltenssystemmodell, Dorothea Ormes Selbstpflegemodell, Betty Neumanns Systemmodell und Martha Rogers Wissenschaft vom unitären Menschen (vgl. Fawcett, 1996: 12ff).

Der Unterschied zwischen konzeptuellem Modell und Theorie besteht im Wesentlichen darin, dass (vgl. Arets, 1999: 119):

- ein konzeptuelles Modell sehr abstrakt ist und ein Begriffssystem beziehungsweise System von Behauptungen umfasst.
- ein konzeptuelles Modell nicht mit empirischen Methoden getestet werden kann.
- aus konzeptuellen Modellen keine unmittelbare Richtlinien für die praktischen Pflegehandlungen formuliert werden können.

Merke: Ein konzeptuelles Modell ist dann als Pflegemodell zu bezeichnen, wenn es zu den Konzepten „Person/Mensch". „Umwelt/Umgebung", „Gesundheit/Krankheit" und „Pflege" (Paradigmen der Pflege) Aussagen trifft.

5.1.5 Das Metaparadigma

Das aus dem Griechischen stammende Wort „Paradigma“ bedeutet sinngemäß *Vorbild, Muster, Abgrenzung.* Die ebenfalls griechische Präposition „Meta“ kann sinngemäß mit *über* übersetzt werden. Unter einem Metaparadigma kann also ein **übergeordnetes Vorbild beziehungsweise übergeordnetes Muster** an oberster hierarchischer Stelle verstanden werden, dessen Funktion darin besteht, die wissenschaftlichen und sozialen Aufgaben einer Disziplin zusammenzufassen, einzugrenzen und von anderen Disziplinen abzugrenzen.

Metaparadigmen werden aus globalen Konzepten gebildet, welche die für eine Disziplin interessanten Phänomene benennen und globale Aussagen zu der Beziehung zwischen diesen Phänomenen treffen. Das Metaparadigma fungiert sozusagen als eine Art „eingrenzender Rahmen“ innerhalb dessen sich untergeordnete Strukturen entwickeln können, und repräsentiert den breitesten Konsens innerhalb einer Disziplin. Es ist dadurch nicht weiter verwunderlich, dass Metaparadigmen keine Orientierung für konkrete Aktivitäten beispielsweise für die Pflegeforschung oder klinische Praxis, sondern erste Arbeitsgrundlagen bieten. Um diesen Anspruch zu erfüllen, werden an Metaparadigmen die folgenden vier Anforderungen gestellt (vgl. Fawcett, 1996: 17f):

1. Das Metaparadigma muss einen **Geltungsbereich** benennen, welcher sich vom Geltungsbereich anderer Disziplinen grundlegend unterscheidet. Dies ist nur dann gegeben, wenn die mit dem Metaparadigma verbundenen Konzepte und Annahmen eine einzigartige Perspektive für Forschung und Praxis eröffnen.

2. Das Metaparadigma muss in knapper Form alle relevanten disziplinspezifischen **Phänomene** umfassen, was nur dadurch zu realisieren ist, wenn die mit dem Paradigma verbunden Konzepte sehr global formuliert sind und auf detaillierte Informationen verzichtet wird.

3. Das Metaparadigma muss **perspektivneutral** sein, d.h. die mit dem Metaparadigma verbundenen Konzepte und Annahmen dürfen weder eine bestimmte Perspektive repräsentieren, noch ein bestimmtes Modell favorisieren.

4. Das Metaparadigma muss **internationale Gültigkeit** besitzen. Diese Anforderung leitet sich eigentlich von der vorangegangenen Anforderung ab (perspektivneutral) und bedeutet, dass die mit dem Metaparadigma verbundenen Konzepte und Annahmen keine nationalen, kulturellen oder ethnischen Wertvorstellungen wi-

derspiegeln dürfen, sondern für alle Menschen unabhängig ihrer Herkunft und Kultur gültig sein müssen.

Wie bereits unter 5.1.4 beschrieben, definierte die Pflegetheoretikerin Jacqueline Fawcett die vier zentralen Konzepte „Person/Mensch“, „Umwelt/Umgebung“, „Gesundheit/Krankheit“ sowie „Pflege“ als Charakterisierung der relevanten Phänomene in der Gesundheits- und Krankenpflege.

Dadurch gelingt eine Abgrenzung zu anderen Disziplinen im Gesundheitsbereich. Zudem ergibt sich daraus ein Schema für die Analyse von konzeptuellen Modellen und Pflegetheorien.

Merke: Metaparadigmen werden aus globalen Konzepten gebildet, welche die für eine Disziplin interessanten Phänomene benennen und globale Aussagen zu der Beziehung zwischen diesen Phänomenen treffen. Sie können aufgrund ihres hohen Abstraktionsniveaus empirisch nicht überprüft werden.

5.2 Ordnung von Modellen und Theorien

Will man die Pflegetheorien und -modelle in eine übersichtliche Ordnung bringen, so bieten sich dazu im Wesentlichen drei Möglichkeiten an:

1. **Ordnung nach der Entstehungszeit**: Dies stellt eine nahe liegende Möglichkeit dar, die Theorien in Reihenfolge nach Entstehungsdatum beziehungsweise Datum der Publikation zu ordnen. Der Nachteil dieser Vorgehensweise besteht darin, dass keine Rückschlüsse auf Bezüge zu anderen Wissenschaftsdisziplinen oder eine Zugehörigkeit zu gleichen oder anderen Denkschulen erschlossen werden können.

2. **Ordnung nach den Bezugswissenschaften (nach Marriner-Tomey)**: Die Metatheoretikerin Ann Marriner-Tomey ordnet die Pflegetheorien gemäß jenen Komplementärwissenschaften/-theorien, zu welchen die stärksten Bezüge bestehen beziehungsweise welche die größten Einflüsse auf die Pflegetheorie ausüben. Diese Einflüsse ergeben sich unter anderem dadurch, dass die Pflegetheoretikerinnen selbst nicht zwangsläufig Pflegewissenschaft, sondern mitunter andere Studienrichtungen studiert hatten.

3. **Ordnung nach Denkschulen (nach Meleis)**: Die Pflegetheoretikerin Afaf Meleis ordnet die Pflegemodelle/-theorien nach den

Denkschulen der „Bedürfnistheoretiker", „Interaktionstheoretiker", „humanistischen Theoretiker" sowie der „ergebnisorientierten Theoretiker".

5.2.1 Ordnung nach der Entstehungszeit

Eine Ordnung nach Entstehungszeit beziehungsweise eine chronologische Reihung ist eine sehr nahliegende Möglichkeit, Modelle zu ordnen. Diese erlaubt in gewisser Weise einen Überblick über die Entstehung von Modellen anhand einer Zeitlinie. Es ist jedoch nicht möglich, Rückschlüsse auf Bezugswissenschaften zu ziehen, welche die Pflegemodelle beeinflusst haben beziehungsweise zu welchen ein Bezug besteht. Nachfolgend eine rein chronologisch geordnete und jegliche Zuordnung nach Bezugswissenschaften und/oder Denkschulen vernachlässigende Auflistung, der in unserem Sprachraum bekanntesten Pflegemodelle (vgl. Gieseke, 2006: 89ff).

Jahr: 1860
Theoretikerin: Florance Nightingale, 1820–1910
Theoriename: Notes on Nursing
Beschreibung: Nightingale stellt den Zusammenhang zwischen Krankenpflege, der Pflegeperson, dem Kranken sowie dessen Umwelt dar und tritt für eine saubere Umgebung für den Kranken ein.

Jahr: 1952
Theoretikerin: Hildegard Peplau, 1909–1999
Theoriename: Interpersonal Relations in Nursing; The Art and Science of Nursing (1988)
Beschreibung: Pflege ist ein interpersoneller, therapeutischer Prozess, der erzieherisch und persönlichkeitsfördernd wirkt. Die Pflegenden stellen Mittler von Veränderungen dar. Die pflegerische Beziehung lässt sich in die vier Phasen „Orientierung", „Identifikation", „Nutzung" sowie „Lösung" unterteilen.

Jahr: 1960
Theoretikerin: Faye Glenn Abdellah, geb. 1919
Theoriename: Patient-centered Approaches to Nursing
Beschreibung: Abdellah betrachtet den Patienten als ganzheitliche Person, die individuell gepflegt werden muss, wobei der Patient oder dessen Familie das pflegerelevante Problem bestimmen und die Pflegekraft die Kompetenz besitzt, dieses pflegerelevante Problem zu lösen. Auf der Grundlage von 21 pflegebezogenen Problembereichen werden Pflegedia-

gnosen erstellt und der Pflegeprozess angewendet. Ziel ist die bestmögliche Funktionsfähigkeit des Patienten.

Jahr: 1961
Theoretikerin: Ida Jean Orlando, geb. 1926
Theoriename: The Dynamic Nurse-patient Relationship: Function, Process and Principles (1999); The Discipline and Teaching of Nursing Process: an Evaluation Study (1972)
Beschreibung: Ziel pflegerischen Handeln ist die Befriedigung von Bedürfnissen und der daraus resultierenden Verringerung von Problemen. Die Pflegenden reagieren insofern auf das Verhalten der Patienten, als sie Art und Umfang der Bedürfnisse auf Grundlage des Patientenverhalten einschätzen, um daraufhin gezielt zu handeln und um bestehende Probleme zu lösen.

Jahr: 1964
Theoretikerin: Ernestine Wiedenbach, 1900–1996
Theoriename: Clinical Nursing: A Helping Art
Beschreibung: Pflege ist ein zielgerichtetes, bewusstes und patientenzentriertes Handeln, welches Kenntnisse, Urteilsvermögen und Fertigkeiten benötigt. Pflegehandlungen sind rational, reaktiv oder bewusst und werden durch die vier Aspekte „Philosophie“, „Absicht“, „Praxis“ und „Kunst“ bestimmt. Pflege soll die die Fähigkeit des Patienten zur Bewältigung situationsbedingter Anforderungen verbessern beziehungsweise helfen, diese Fähigkeit wiederzuerlangen.

Jahr: 1966
Theoretikerin: Lydia Hall, 1906–1969
Theoriename: Another View of Nursing Care and Quality
Beschreibung: Erst die Integration der drei überlappenden Bereiche „core“ (Kern = Person), „care“ (Pflege) und „cure“ (heilen) in das Verständnis der Pflegekräfte ermöglicht eine effektive Pflege. Mit dem Ziel der Rehabilitation des Patienten und dadurch ein höheres Maß an Selbstverwirklichung hilft die Pflegende den Patienten beim Lernen.

Jahr: 1966
Theoretikerin: Virginia Henderson, 1897–1996
Theoriename: The Nature of Nursing
Beschreibung: Auf der Grundlage von 14 Grundbedürfnissen unterstützen die Pflegenden den einzelnen Menschen auf seinem Weg zur Un-

abhängigkeit, wobei die individuellen Bedürfnisse der Patienten maßgeblich sind. Die Pflegenden bewältigen den Pflegeprozess eigenständig und somit werden eigenständige Tätigkeiten der Pflegenden nicht durch arztabhängige Tätigkeiten eingeschränkt.

Jahr: 1966
Theoretikerin: Joyce Travelbee, 1926–1973
Theoriename: Interpersonal Aspects of Nursing
Beschreibung: Pflege ist ein interpersoneller Prozess und unterstützt bei der Bewältigung von Krankheit und Leid. Als therapeutisches Instrument nutzen die Pflegenden einerseits angemessene Problemlösungsansätze, andererseits ihr eigenes Selbst, wobei Werte und Überzeugungen der Pflegenden die Qualität der Pflege beeinflussen. Als zentrales Konzept gilt die Kommunikation sowie die vier Phasen im Aufbau zwischenmenschlicher Beziehungen.

Jahr: 1967
Theoretikerin: Myra E. Levine, geb. 1920
Theoriename: The Four Conversation Principles of Nursing; Introduction to Clinical Nursing (1973); The Conversation Principles: Twenty Years Later (1989)
Beschreibung: Anpassung ist der Kern des Lebens. Gelingt dies nicht, ist die Erhaltung bedroht. Die Pflegenden erfüllen den Anpassungsbedarf durch stützende und therapeutische Interventionen unter Einhaltung von vier Erhaltungsgrundsätzen. Ziel ist ein Zustand von Einheit und Integrität des Patienten.

Jahr: 1970
Theoretikerin: Martha E. Rogers, 1914–1994
Theoriename: An Introduction of the Theoretical Basis of Nursing; Nursing: A Science of Unitary Man (1980); Science of Unitary Human Beings: A Paradigm of Nursing (1983); Nursing: A Science of Unitary Human Beings (1989)
Beschreibung: Die Grundeinheit allen Lebens ist das Energiefeld, wobei Materie und Energie identisch sind. Der Mensch als unitäres Ganzes steht durch sein Energiefeld mit dem Universum im Austausch und bedingen sich gegenseitig. Durch die vier Konzepte „Energiefelder“, „Offenheit“, „Muster“ und „Struktur“ entsteht eine Vierdimensionalität. Ziel der Pflege ist die Maximierung des gesundheitlichen Potential von Individuen, Familien und Gruppen. Dies geschieht durch Förderung der

Interaktion zwischen Mensch und Umwelt, sowie Stärkung der Integrität des menschlichen Feldes und Bestimmung des Feldmusters.

Jahr: 1971
Theoretikerin: Dorothea E. Orem, geb. 1914
Theoriename: Nursing: Concepts of Practice (1980, 1985, 1991, 2001)
Beschreibung: Jeder Mensch pflegt sich selbst, wobei die erforderlichen Selbstpflegehandlungen entdeckt, erlernt und entwickelt werden und Lebenserhaltung, Gesundheit und Wohlbefinden ermöglichen. Die acht allgemeinen Selbstpflegeerfordernisse werden durch entwicklungsbedingte und krankheitsbedingte Selbstpflegeerfordernisse ergänzt. Ist der Selbstpflegebedarf größter als die zur Verfügung stehenden Selbstpflegefähigkeiten, entwickelt sich ein Selbstpflegedefizit. Die berufliche Pflege richtet sich an jene Menschen, die ihre Selbstpflegebedürfnisse nicht mehr selbst befriedigen beziehungsweise kompensieren können, wobei die Pflege auf vollständige Kompensation, teilweise Kompensation oder auf Unterstützung und Anleitung ausgerichtet sein kann.

Jahr: 1971
Theoretikerin: Imogena M. King, geb. 1923
Theoriename: Toward a Theory for Nursing: General Concepts of Human Behavior; A Theory for Nursing: Systems, Concepts, Process (1981); King's General Systems Framework and Theory
Beschreibung: Patient und Pflegende bilden ein Subsystem innerhalb komplexerer personaler, interpersonaler und sozialer Systeme. Pflege wird als Interaktionsprozess verstanden, welcher sich auf die drei umfassenden Konzepte „Wahrnehmung“, „Interaktion“ und „Organisation“ bezieht. Ziele werden durch Transaktion verwirklicht, die sozialen Austausch, Aushandeln und Verhandeln erfordern.

Jahr: 1976
Theoretikerin: Callista Roy, geb. 1939
Theoriename: Introduction to Nursing: An Adaption Model; The Roy Adaption Model (1980); Theory Construction in Nursing: An Adaption Model (1981); The Roy Adaption Model (1989, 1999)
Beschreibung: Der Mensch wird als adaptives System verstanden, das sich ständig an eine sich verändernde Umgebung anpassen muss. Die Adaption sichert Wachstum, Überleben und Gesundheit. Dies gelingt mit den vier Modi „Physiologie“, „Selbstkonzept“, „Rollenfunktion“ und „Interdependenz“. Die Aufgabe der Pflege ist, durch eine pflegerische Situationsabschätzung auf den drei Ebenen „Reaktion des Systems für jeden

Modus", „Ermitteln der adaptionserschwerenden Reize" sowie „Pflegediagnose und Auswahl passender Interventionen" Wachstum zu fördern, Fortbestand von Art und Gesellschaft zu sichern sowie Leistungsfähigkeit herzustellen.

Jahr: 1978
Theoretikerin: Madeleine M. Leininger, geb. 1925
Theoriename: Transcultural Nursing: Concepts, Theories and Practices Caring: A Central Focus of Nursing and Health Care Services (1980); The Phenomenon of Caring: Importance, Researche Questions and Theoretical Considerations (1981); Leininger's Theory of Nursing: Cultural Care Diversity and Universality (1991); Transcultural Nursing: Concepts, Theories, Researche and Practice (2002)
Beschreibung: Gesundheit, Wohlbefinden und Fürsorge dürfen nicht losgelöst vom kulturellen Kontext betrachtet werden. Innerhalb unterschiedlicher Gesellschaften bestehen verschiedene Kulturen und Subkulturen, welche die Betreuung und Gesundheit von Individuen, Familienverbänden und Gruppen maßgeblich beeinflussen. Um Menschen aus unterschiedlichen Kulturen effektiv betreuen zu können, muss die Pflege auf transkulturellem Wissen basieren.

Jahr: 1980
Theoretikerin: Nancy Roper, 1918–2004; Winifred W. Logan; Alison J. Tierney
Theoriename: The Elements of Nursing
Beschreibung: Es wird davon ausgegangen, dass sich der Mensch im Laufe seiner Lebensspanne bei der Ausübung von zwölf Lebensaktivitäten auf einem Kontinuum zwischen vollkommener Abhängigkeit und vollkommener Unabhängigkeit bewegt. Pflege wird dann erforderlich, wenn Probleme im Zusammenhang mit den Lebensaktivitäten nicht mehr selbst gelöst, gelindert oder bewältigt werden können. Unter Anwendung des Pflegeprozesses und unter Berücksichtigung der Gewohnheiten und Bewältigungsstrategien des Patienten liegt das Ziel der Pflege in einer größtmöglichen Unabhängigkeit in den Lebensaktivitäten sowie bei der Verhütung von zusätzlichen Beeinträchtigungen.

Jahr: 1989
Theoretikerin: Patricia Benner, geb. 1934
Theoriename: The Primacy of Caring
Beschreibung: Es wird davon ausgegangen, dass der Mensch als selbsttätiges Wesen durch seine Erfahrungen in der Lage ist, Situationen unmittel-

bar und intuitiv zu erfassen. Krankheit verändert den Lebenskontext des Menschen sowie die Bedeutung von Situationen, wodurch Stress sowie das Bedürfnis nach neuen Bewältigungsmustern entsteht. Das Ziel der Pflege besteht in der Hilfestellung zur Stressbewältigung, wobei ein Verstehen und Nachvollziehen der Krankheitserfahrung zentrale Voraussetzung ist.

5.2.2 Ordnung nach den Bezugswissenschaften (nach Marriner-Tomey)

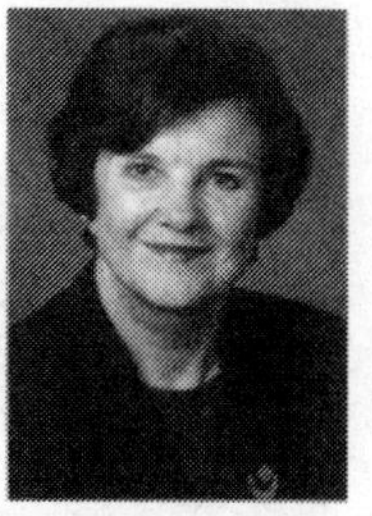

Ann Marriner-Tomey

Die Metatheoretikerin **Ann Marriner-Tomey** ordnet 1992 die Pflegetheorien nach Bezugswissenschaften (siehe Tabelle 5.1), die für die jeweilige Pflegetheorie den stärksten Bezug herstellen und Einflüsse zeigen. D.h. Marriner-Tomey unterscheidet die Pflegetheorien nach Paradigmen anderer Wissenschaften.

Die Einflüsse resultieren einerseits aus den zum Zeitpunkt der Entstehung vorherrschenden wissenschaftlichen und gesellschaftlichen Trends; andererseits können Einflüsse von Pflegetheoretikern selbst, die nicht zwangsläufig Pflegewissenschaft, sondern mitunter andere Fachrichtungen studiert hatten, deren Paradigmen nun die Pflegetheorien beeinflussen (vgl. Gieseke, 2006: 88ff).

Bezugswissenschaft	**Theoretikerin**	**Zeitraum**
Philosophie	Nightingale	1860-er Jahre
	Abdellah	1960-er Jahre
	Wiedenbach	1960-er Jahre
	Hall	1960-er Jahre
	Henderson	1960-er Jahre
	Leininger	1970-er, 80-er Jahre
	Orem	1970-er, 80-er Jahre
	Watson	1980-er Jahre
	Roper	1980-er Jahre
	Parse	1980-er Jahre
	Benner, Wrubel	1980-er Jahre
Psychologie/Soziologie, Beziehungen	Peplau	1950-er Jahre
	Orlando	1960-er Jahre
	Travelbee	1970-er Jahre
	Erickson, Tomlin, Swain	1980-er Jahre

– Fortsetzung umseitig –

Bezugswissenschaft	Theoretikerin	Entwicklungszeitraum (Fortsetzung)
Energiefelder	Levine	1970-er, 80-er Jahre
	Rogers	1970-er, 80-er Jahre
	Newman	80-er Jahre
Systemik	Roy	1970-er, 80-er Jahre
	King	1970-er, 80-er Jahre
	Neumann	1970-er, 80-er Jahre
	Johnson	1980-er Jahre

– Tabellenende –

Tabelle 5.1: Ordnung nach Bezugswissenschaften

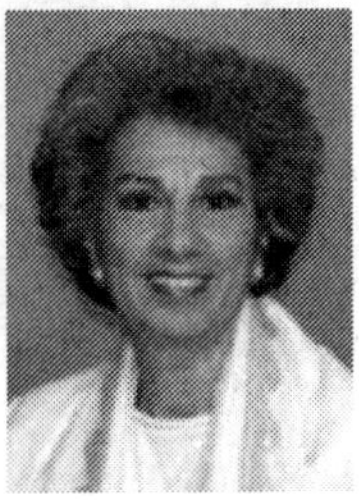
Afaf Meleis

5.2.3 Ordnung nach Denkschulen (nach Meleis)

Die Pflegetheoretikerin **Afaf Meleis** differenziert Denkschulen (schools of thougts), welchen sie Pflegetheorien (ideal-typisch) zuordnet:

Bedürfnistheorien

1. **Denkschule der Bedürfnistheoretiker:** Aus der Perspektive eines defizitorientierten Ansatzes betrachten Bedürfnistheoretiker den Menschen in Problem- und Bedürfnisbegriffen („needs"), die besagen, dass Pflege erforderlich wird, wenn seitens des Individuums ein Defizit in der Bedürfnisbefriedigung besteht (vgl. Gieseke, 2006: 94f). Im Mittelpunkt dieser Denkschule stehen die Patientenbedürfnisse sowie die Beantwortung der Frage: **Was ist Pflege?** (vgl. Kühne-Ponesch, 2004: 59f)

Interaktionsmodelle

2. **Denkschule der Interaktionstheoretiker:** Die leitende Frage dieser Denkschule ist: **Wie wird Pflege erlebt?** – wobei Pflege als dynamischer Interaktionsprozess verstanden wird, der eine tragfähige Beziehung zwischen Pflegebedürftigen und Pflegenden erfordert. Diese soll die Entwicklungs- und Anpassungsfähigkeit des Pflegebedürftigen fördern, wofür die Pflegenden bewusst und zielgerichtet Problemlösungstechniken einsetzen (vgl. Gieseke, 2006: 95f).

3. **Denkschule der humanistischen Theoretiker:** In dieser Denkschule wird Pflege als Betreuung, Versorgung und Akt der Fürsorge („caring") verstanden, wodurch sie eine moralische Dimension erhält. Pflegende und Pflegebedürftige stehen in einem partnerschaftlichen Verhältnis und bestimmen in gleichem Maße die pflegerische Beziehung. Beide Partner beziehen sich im Denken und Handeln aufeinander und verändern sich dadurch (vgl. Gieseke, 2006: 95f).

4. **Denkschule ergebnisorientierter Theoretiker:** Im Mittelpunkt steht die Frage: **Warum wird gepflegt?** Ergebnismodelle beschreiben sich über die zu erreichenden Konsequenzen, d.h. sie sind resultat- und ergebnisbezogen („outcome"). Das Endergebnis beziehungsweise Resultat eines Pflegeprozesses soll ident mit jenem Ergebnis sein, welches einerseits von der Pflegenden, andererseits vom Pflegebedürftigen und der Gesellschaft erwartet wird und stellt auch gleichzeitig das Ziel der Pflege dar. Ergebnismodelle

Tabelle 5.2 stellt nun tabellarisch die Zuordnung der konzeptuellen Modelle zu den einzelnen Denkschulen dar (vgl. Gieseke, 2006: 94f).

Denkschule (nach Meleis)	**Konzeptuelles Modell**
Denkschule der Bedürfnistheoretiker: Bedürfnismodelle	Abdellah Hall Henderson Roper Orem
Denkschule der Interaktionstheoretiker: Interaktionsmodelle	Peplau Orlando Wiedenbach Travelbee King
Denkschule humanistischer Theoretiker	Paterson/Zderad Watson
Denkschule ergebnisorientierter Theorien: Ergebnismodelle	Levine Rogers Roy Johnson Neumann

– Tabellenende –

Tabelle 5.2: Ordnung nach Denkschulen

Merke: Pflegetheorien lassen sich zum Zwecke der Übersichtlichkeit nach der Entstehungszeit, deren Bezugswissenschaften und nach Denkschulen ordnen.

5.3 Klassifikationen von Modellen und Theorien

Eine weitere und durchaus gängige Möglichkeit einer Einteilung von Theorien ist, diese nach deren **Abstraktionsniveau (AN)** einzuordnen. Diese Vorgehensweise ist allerdings kein Spezifikum der Pflegewissenschaft, sondern wird ebenso von anderen Wissenschaften – wie beispielsweise der Soziologie – angewendet. Dazu bedient man sich einer an eine Zielscheibe erinnernde Darstellung, bei welcher jeder der vier kreisrunden „Ringbereiche" ein bestimmtes Abstraktionsniveau darstellt. Wie in Abbildung 5.1 ersichtlich, bildet den Mittelpunkt der Scheibe jene Theorie mit dem geringsten Abstraktionsgrad (AN 1), der mit jedem weiteren kreisrunden Ringbereich zunimmt (AN 4).

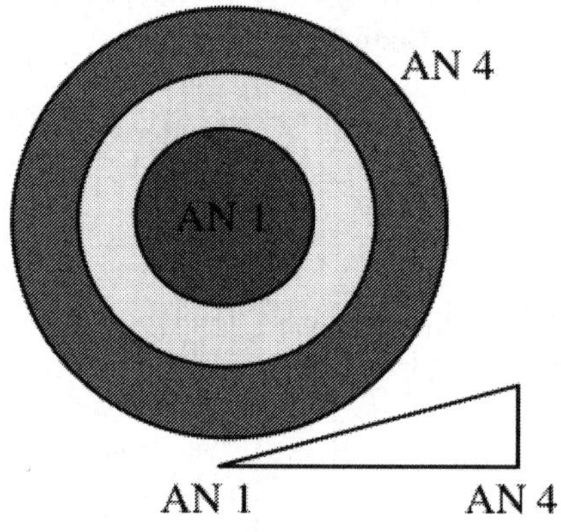

Abbildung 5.1: Ringmodell der Abstraktionsniveaus

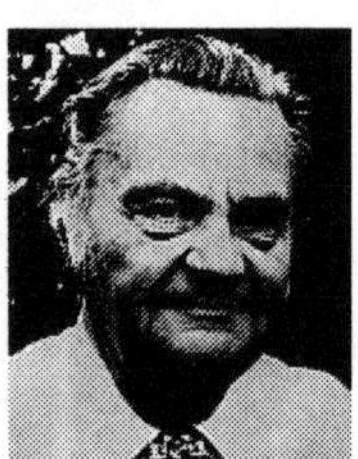

René König

5.3.1 Klassifikation nach René König

Theorien werden als logische Verknüpfungen von Variablen, Begriffen und Konzepten verstanden, die in Anlehnung an den deutschen Soziologen **René König** (1906–1992) nach dem Grad der Komplexität beziehungsweise des Abstraktionsniveaus (AN 1 = niedrigstes, AN 4 = höchstes Niveau) differenziert werden können (vgl. Kühne-Ponesch, 2004: 48ff):

1. **Empirische Regelmäßigkeiten** sind genau genommen keine Theorien, sondern Ergebnisse empirischer (beschreibender) Studien. So machen erhobene Daten oftmals eine Regelmäßigkeit deutlich (beispielsweise bei Meinungsumfragen), welche zwar einen bestimm-

ten Sachverhalt beschreiben, jedoch Mangels Überprüfung (Zusammenhang zwischen verschiedenen Variablen*) nicht erklärt werden können.

*(stat.) durch Zahlen oder Zahlenintervalle ausdrückbares Merkmal

2. **Ad-hoc-Theorien** liefern spontan und unmittelbar plausible Vermutungen über empirische Regelmäßigkeiten, die sich wegen ihrer Oberflächlichkeit und Unvollständigkeit oftmals als Vorurteil gegenüber eines bestimmten Sachverhalts erweisen. Ad-hoc-Theorien sind den Alltagstheorien sehr nahe und beschreiben – üblicherweise nur sehr eng gefasst – kleine Ausschnitte der Wirklichkeit.

3. Der Begriff **Theorien mittlerer Reichweite** geht auf den Soziologen **Robert K. Merton** zurück. Merton vertrat die Ansicht, dass der Soziologie die empirischen Grundlagen für die Entwicklung von Groß- beziehungsweise Globaltheorien (Grand Theories) fehlen und plädierte dafür, sich auf Theorien mittlerer Reichweite zu konzentrieren. Middle-Range-Theories nehmen für sich in Anspruch durch ein Zusammenfassen mehrerer Ad-hoc-Theorien zu einem Themenbereich, die Wirklichkeit umfassender zu erklären, als dies Ad-hoc-Theorien könnten.

   Middle Range Theories

4. **Theorien höherer Komplexität** erheben den Anspruch auf Erklärungen für die Entwicklung von Gruppen (beispielsweise Berufsgruppen) und Gesellschaften. Der Gültigkeitsbereich von Theorien höherer Komplexität erstreckt sich demnach vom Handeln zweier Personen bis hin zu Gesellschaften sowie deren Beziehungen untereinander.

5.3.2 Klassifikation nach Walker und Avant

1. Als **Metatheorien** bezeichnen Lorraine O. Walker und Kay C. Avant jene Theorien, die sich aufgrund ihres hohen Abstraktionsniveaus mit sehr generellen theoretischen Problemstellungen befassen. Metatheorien führen zu keiner speziellen Theorie, sondern können eher als „Theorie über Theorien“ betrachtet werden. Aufgrund des hohen Abstraktionsniveaus können Metatheorien nicht empirisch überprüft werden.

2. **Globale Theorien*** stellen für Walker und Avant abstrakte Theorien dar, deren Ziel es ist,

   *Grand Theories

   > *„[...] eine Sicht der Welt zu entwickeln, die es ermöglicht, dem Beobachtungsfeld zugehörende Begriffe und Prinzipien zu verstehen.“*(Walker/Avant, 1998: 10)

Globale Theorien wollen also das „Spezifische" der Pflege möglichst breit beschreiben, sind jedoch wegen ihrer Allgemeinheit und ihrem hohen Abstraktionsniveaus empirisch nicht überprüfbar. Der Grund dafür ist, dass die Begrifflichkeiten oftmals mehrdeutig sind. Daraus ergibt sich einerseits auch die Schwierigkeit, Beziehungen zwischen den Begriffskomponenten herzustellen, andererseits diese zu prüfen.

*Narrow-Scope-Theories

3. Im Gegensatz zu den Globalen Theorien, stellen die **praxisnahen Theorien*** kleine, detaillierte und ausführlich beschriebene Ausschnitte der Pflege dar und können wegen ihres geringen Abstraktionsniveaus direkt in der Praxis umgesetzt werden. Das Ziel praxisnaher Theorien liegt darin, Handlungsanweisungen zur Erreichung konkreter Pflegeziele zu geben. weshalb sie auch Gefahr laufen, den eigentlichen Theorieaspekt zu verlieren und als „Pflegepraktiken" verkannt zu werden. Für die Entwicklung Praxisnaher Theorien schlagen Walker und Avant vier Phasen vor:

   (a) die Isolierung und Abgrenzung der pflegerelevanten Faktoren
   (b) die Verknüpfung der pflegerelevanten Faktoren miteinander
   (c) die Strukturierung der vorliegenden Situation sowie
   (d) die Reproduktion beziehungsweise das Nachempfinden der vorliegenden Situation

   Wegen der ähnlichen Vorgehensweise zu Problemlösungsprozessen wie beispielsweise der Pflegeprozess ein solcher ist, laufen praxisnahe Theorien Gefahr, den eigentlichen Theorieaspekt zu verlieren und als „Pflegepraktiken" verkannt zu werden.

5.3.3 Klassifikation nach Jacqueline Fawcett

Fawcett versteht unter **Metaparadigma** einer Disziplin jenen umfassenden Geltungsbereich, der dazu beiträgt zu definieren, wie sich eine Disziplin von anderen unterscheidet, beziehungsweise eine Unterscheidung erst möglich macht. Fawcett postuliert, dass die zentralen Konzepte der Pflegewissenschaft die in Abschnitt 5.1.4 beschriebenen Begriffe „Person", „Umwelt", „Gesundheit" sowie „Pflege" sind.

Weiters unterscheidet Fawcett zwischen **konzeptuellen Modellen und konkreten Theorien**, welche sich vor allem durch den jeweiligen Abstraktionsgrad von einander unterscheiden. So irreführend eine Unterscheidung sein kann, so lassen sich unter Zuhilfenahme von Unterscheidungskriterien doch Differenzierungen vornehmen:

1. **Abstraktionsniveaus:** Konzeptuelle Modelle stellen ein abstraktes und allgemeines Konstrukt aus Annahmen und Konzepten dar, wogegen eine Theorie mit verhältnismäßig spezifischen und konkreten Konzepten und Aussagen zu tun hat.

2. Liegt das **Ziel des Gedankengebäudes** darin, einen eigenen Wissensbestand für die Disziplin Pflege zu entwickeln, handelt es sich um ein konzeptuelles Modell. Werden aus einem konzeptuellen Modell einzelne Aspekte herausgegriffen, um diese weiterzuentwickeln, handelt es sich um konkrete Theorien.

3. Weiters kann die **Anzahl der Ebenen (AN)** die bearbeitet werden müssen, bis man die dargelegten Vorstellungen in einer bestimmten Pflegesituation umsetzen kann, als Unterscheidungskriterium dienen. Finden sich detaillierte Beschreibungen und Erläuterungen über beeinflussende Faktoren wieder, handelt es sich höchstwahrscheinlich um eine konkrete Theorie und diese können in die klinische Praxis umgesetzt werden. Werden beispielsweise die beeinflussenden Faktoren jedoch als globaler beziehungsweise allgemeiner pflegerelevanter Parameter angesehen, muss dieser erst in konkrete Begrifflichkeiten gefasst (und somit um eine Ebene verringert) werden, bevor diese in der Praxis umgesetzt werden können. Hierbei handelt es sich um ein konzeptuelles Modell.

4. Noch weiter konkretisieren lässt sich das vorangehende Unterscheidungskriterium insofern, als man die **Anzahl der Schritte** berücksichtigt, die erforderlich sind, um zu einer empirischen Überprüfbarkeit zu gelangen. Konzeptuelle Modelle können nicht empirisch überprüft werden, da ihre Konzepte und Aussagen nicht messbar sind. Es müssen erst spezifischere und konkretere Konzepte abgeleitet und so formuliert werden, dass diese dann empirisch überprüft werden können. D.h. es sind konkrete, von der Theorie abgeleitete Hypothesen notwendig. Es sind demnach vier Schritte notwenig, ehe sich ein konzeptuelles Modell empirisch überprüfen lässt:

   (a) es muss überhaupt einmal das konzeptuelle **Modell formuliert** werden

   (b) von diesem konzeptuellen Modell muss eine **Theorie abgeleitet** werden

   (c) danach müssen **Instrumente und Verfahren** benannt werden, mit welchen die Konzepte der Theorie messbar werden

   (d) schließlich werden die empirisch überprüfbaren **Hypothesen** spezifiziert

Tabelle 5.3 soll nun einen Überblick über die Unterscheidungskriterien zwischen konzeptuellem Modell und konkreter Theorie geben (vgl. Fawcett, 1996: 40ff).

Konzeptuelles Modell	**Konkrete Theorie**
abstraktes und sehr allgemeines Konstrukt aus Annahmen und Begriffen	spezifisches und konkretes Konstrukt aus Annahmen und Begriffen
Ziel liegt in der Entwicklung eines eigenen Wissensfundus	Ziel liegt in der Weiterentwicklung eines Aspektes eines konzeptuellen Modells
keine empirische Überprüfung möglich	empirische Überprüfung möglich
nicht in die Praxis umsetzbar	in die Praxis umsetzbar

– *Tabellenende* –

Tabelle 5.3: Konzeptuelles Modell vs. konkrete Theorie

Ergebnis einer Verwechslung zwischen konzeptuellen Modellen und konkreten Theorien, können zu beachtlichen Missverständnissen führen. Wird beispielsweise ein konzeptionelles Modell als Theorie bezeichnet, wird auch erwartet, dass dieses empirisch überprüfbar und in die Praxis umsetzbar ist. Können diese Erwartungen nicht erfüllt werden, wird das Modell schnell als inpraktikabel abgelehnt.

Umgekehrt erwartet man von Modellen umfassende Aussagen, die jedoch nicht getroffen werden können, weil fälschlicherweise eine Theorie mit einem konzeptuellen Modell verwechselt wurde. Dies setzt die Theorie rasch ungerechtfertigter Kritik aus (vgl. Fawcett, 1996: 40ff).

5.4 Grypdoncks Modell zur Pflege chronisch Kranker

Mieke Grypdonck (*20.1.1946, Gent) gilt als eine der bedeutendsten Pflegewissenschaftlerinnen Europas. Grypdonck forscht sowohl qualitativ als auch quantitativ und gilt als kritische Pflegephilosophin. Neben dem *Modell zur Pflege chronisch Kranker*, erarbeitete sie auch das *Utrechter Modell zur Entwicklung, Testung und Einführung von evidenzbasierten Pflegeinterventionen.* Beide Modelle basieren auf Grypdoncks eigenen Forschungen über chronische Krankheit.

Das **Modell der Pflege chronisch Kranker** erklärt weder wie die Pflege durchgeführt werden soll, noch beschreibt sie diese. Vielmehr legt sie dar, welche Vorgehensweise bei der Pflege chronisch Kranker in einem bestimmten Kontext wünschenswert wäre. Grypdonck kritisiert, dass trotz verstärkter Aufmerksamkeit gegenüber chronisch Kranker, immer noch viele Anbieter im Gesundheitswesen, Gesundheitsmanager und Entscheidungsträger geneigt sind, Versorgungsmodelle für chronisch Kranke von Modellen zur Versorgung akut Kranker abzuleiten. Das Modell zur Pflege chronisch Kranker soll sich von dieser Vorgehensweise unterscheiden und rückt die Bedürfnisse des chronisch Kranken in den Mittelpunkt beziehungsweise stellen diese den Ausgangspunkt der Überlegungen dar.

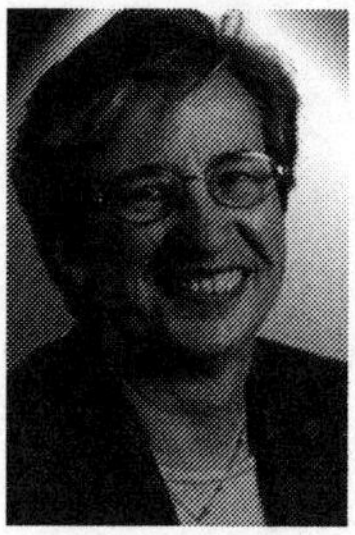

Mieke Grypdonck

5.4.1 Das Erleben der chronisch Kranken als Ausgangspunkt der Theorie

Grypdonck beschreibt zwei Hauptströmungen bei der Sichtweise auf chronische Krankheit und stellt diese am Beispiel der Selbstfürsorgetheorie Orem's dar:

1. **Die Ausrichtung auf das Funktionieren:** Gesundheit wird hierbei als Möglichkeit zum Funktionieren und Heilung als Funktionswiederherstellung verstanden. Die Lebensqualität des chronisch Kranken wird als subjektive Erfahrung aufgefasst, in welchem dieser ungehindert an Aktivitäten des täglichen Lebens teilnehmen kann. Grypdonck nennt die Selbstfürsorgetheorie von Orem als Prototyp für diese Schule (im Sinne von Denkschule), in welcher vor allem die Unterstützung bei der Bewältigung des täglichen Lebens im Vordergrund steht. Die Pflegeperson sorgt dafür, dass der Kranke die Aufgaben des täglichen Lebens so gut wie möglich erfüllt und dass vor allem die Forderung nach einem „gesunden Leben" erfüllt wird. Die Fähigkeiten des Kranken sowie die Förderung jener sollen im Mittelpunkt des Interesses stehen, wobei das bestehende Selbstfürsorgedefizit den Ausgangspunkt der Pflege durch die Pflegeperson darstellt. Anleitung zu geben, ist eine der am häufigsten vorkommende Pflegeintervention, wobei Compliance, Funktionswiederherstellung und Selbstfürsorge des Kranken als Erfolgsindikator dienen.

   Kritikwürdig erscheint, dass der chronisch Kranke der Pflegeperson als jemand erscheint, der eine Anzahl von Aufgaben des täglichen Lebens nicht mehr erfüllen kann und um seiner Krankheit willen ein therapeutisches Regime ausführen muss. Die Aufgabe der Pflegeperson besteht nun darin, den Kranken dabei zu helfen und zu unterstützen, im Optimalfall zu befähigen, die Funktionen selbst zu erfüllen beziehungsweise wenn er das nicht kann, diese Funktionen selbst zu übernehmen. Im Mittelpunkt der Überlegung steht demnach eine Krankheit und die damit verbundene Funktionseinschränkung und nicht die Bedeutung, die der Kranke seiner Welt verleiht.

2. **Die Orientierung am Erleben:** Diese Perspektive muss in der phänomenologischen Bedeutung des Begriffes aufgefasst werden. Für die Phänomenologie besteht die menschliche Wirklichkeit nicht außerhalb der Bedeutung, die der Mensch seiner Welt verleiht. Ohne diese Bedeutung kann man sich der Wirklichkeit nicht nähern. Aus phänomenologischer Sichtweise ist Krankheit nicht etwas, das sich als objektives Geschehen außerhalb der menschlichen Person im Körper vollzieht, sondern etwas, das durch den Kranken als Person erlebt wird und dadurch seine spezifische Ausprägung bekommt.

   Die Pflegeperson geht bei der am Erleben orientierten Perspektive von den Erfahrungen und Bedeutungen aus, die der Betroffene seiner Erkrankung verleiht. Dieser wird mit einer veränderten Lebensperspektive konfrontiert. Die Endlichkeit des Lebens, Leid, Sorgen, unerwartete Reaktionen sowie Unzuverlässigkeit des Körpers und andere Symptome sind nun Teil der Lebensperspektive des chronisch Kranken. Er muss mit der Krankheit und all deren Konsequenzen leben. In diesem Kontext gibt der chronisch Kranke seinem Leben Sinn und Bedeutung. Je mehr es gelingt, die Krankheit am Rande seines Lebens beziehungsweise seiner Welt zu positionieren, umso besser wird es gelingen, mit der Krankheit zu leben. Im Optimalfall lebt der chronisch Kranke also nicht *für* sondern *mit* seiner Krankheit.

Grypdonck kritisiert die in der metatheoretischen Literatur beschriebene traditionelle Vorgehensweise, eine Pflegetheorie zu entwickeln, anschließend empirisch zu überprüfen und sobald Übereinstimmungen mit den empirisch beobachteten Daten bewiesen werden konnten, die Theorie als valide Darstellung der Wirklichkeit zu betrachten. Grypdonck vertritt die Ansicht, dass diese traditionelle metatheoretische Position nicht fruchtbar ist und auch in anderen Disziplinen nicht angewendet wird. Vor allem ist sie jedoch für die Humanwissenschaften nicht geeignet, die mit einer sich rasch wandelnden Welt konfrontiert sind und die es nicht erlaubt, Veränderungen der Gesellschaft, des pflegerischen Wissens und jenes aus anderen Fachgebieten innerhalb und außerhalb der Pflege zu berücksichtigen. Grypdonck postuliert:

> *„Warum sollte das, was vor mehr als dreißig Jahren gesagt und gedacht wurde, heute immer noch der beste Weg sein, die Pflege wissenschaftlich zu betrachten?“* (zit. nach Seidl/Walter, 2005: 20)

Gemäß Grypdoncks Expertise sollte die Entwicklung einer Pflegetheorie nicht als Produkt, sondern als Prozess betrachtet werden. Eine Pflegetheorie sollte ständig weiterentwickelt und als zeitlich begrenztes Instrument gelten, dessen Zweck es ist, in der Gegenwart unser Verständnis der Welt, in der wir leben, zu verbessern sowie unser Eingreifen in diese zu leiten. Als wichtigster Grundsatz hierbei gilt, dass die Pflege chronisch Kranker in das Erleben sowie die Erfahrungen chronisch kranker Personen eingebettet sein muss. Natürlich ist die Krankheit ein Teil des Lebens des kranken Menschen, doch eben nur ein Teil, und so sollten (und wollen) diese Menschen nicht auf ihre Erkrankung reduziert werden. D.h. die Pflege sollte sich auf das Leben der einzelnen Person ausrichten und nicht auf die Krankheit oder deren Folgen.

5.4.2 Reaktionen auf chronische Krankheit

Chronisch Kranke und ihre Bezugspersonen reagieren auf die Chronizität der Erkrankung sehr unterschiedlich. Manchen gelingt es sehr gut, über Krisen hinwegzukommen und sich am Leben zu erfreuen. Ihre Gedanken werden nicht von jenen Dingen beherrscht, die sie verloren haben beziehungsweise nicht mehr möglich sind. Sie managen aktiv ihre Krankheit und passen das therapeutische Regime ihrem Leben und ihr Leben den Anforderungen des therapeutischen Regimes an. Sie nehmen die Einschränkungen an, die unvermeidlich sind, und erfreuen sich an ihren Erfolgen. Sie sind Menschen mit einer Krankheit, d.h. sie haben zwar eine Krankheit, sind jedoch nicht ständig krank.

Andere Menschen sind mit ihrem Leben unzufrieden. Ihre Gedanken sind beherrscht von den Dingen, die sie verloren haben beziehungsweise nicht mehr möglich sind. Sie können sich auf die Veränderungen, die diese Krankheit gebracht hat, nicht einstellen und hören nicht auf, die schwerwiegenden Verluste zu beklagen. Sie erwarten von den professionellen Helfern, dass diese tun, was notwenig ist. Gleichzeitig sind sie mit der Versorgung unzufrieden, da die professionellen Helfer nicht tun (können), was von ihnen erwartet wird – sie von der chronischen Krankheit zu befreien. Die Krankheit durchdringt ihr und das Leben ihrer Familie. Sie sind Patienten im eigentlichen Sinne des Wortes: Sie leiden – und leiden ist ihre vorherrschende Art zu sein.

Derzeit ist noch wenig über die Einflussfaktoren bekannt, die dazu führen, ob sich ein Kranker in die eine oder andere Richtung entwickelt. Ebenso wenig ist bekannt, ob Patienten dahingehend unterstützt werden können, sich von einem leidenden zu einem aktiv managendem Kranken zu verändern. Allerdings ist bekannt, dass es hinsichtlich der Lebensqualität chronisch Kranker einen großen Unterschied macht, ob eine Person der einen oder anderen Gruppe angehört.

Sich nicht auf den Körper verlassen können

Eine chronische Krankheit kann die Beziehung eines Menschen zu seinem Körper gänzlich verändern. Gesunde Menschen, deren Körper normal funktionieren, erfahren diesen als verlässliches Mittel beim Durchführen der gewünschten Tätigkeiten. Gewöhnlich ist sich der gesunde Mensch seines Körpers nicht bewusst. Vielmehr ist er ein unproblematischer Teil des Menschen selbst und ein selbstverständlicher Verbündeter.

Bei vielen chronischen Erkrankungen ist dies nicht mehr der Fall und die Beteiligung des Körpers ist nicht mehr selbstverständlich und unproblematisch. So haben viele chronisch Kranke den Eindruck, dass sie ihr Körper betrügt, Fehler in entscheidenden Momenten macht und unerwartete Komplikationen und Verschlechterungen einen Krankenhausaufenthalt erfordern. Der Verlust des selbstverständlichen Funktionierens und die Unzuverlässigkeit des eigenen Körpers können zu einer Trennung von Körper und Person führen. Man kann daraus schließen, dass chronisch kranke Menschen die Interaktion zwischen Geist und Körper anders konstruieren als dies Menschen ohne chronische Krankheit tun.

Manipulationen am Körper durch professionelle Helfer – vor allem Mediziner und Pflegepersonal – bewirken eine zusätzliche Entfremdung des Geistes vom Körper. Die chronisch Kranken teilen die Einstellung der Professionellen, den Körper als Objekt der Manipulation zu betrachten. Professionelle Helfer hingegen, die den Körper mit Achtung behandeln, können dadurch bei der Wiederaneignung desselben unterstützend wirken.

Existentielle Krisen

Die Diagnose einer chronischen Krankheit konfrontiert den Menschen mit seiner eigenen Verletzlichkeit. Die Krankheit schafft Unsicherheit hinsichtlich der eigenen Existenz und des unvorhersagbaren Verlaufs der Krankheit. Werden Vorstellungen über die eigene Zukunft durch die Diagnose einer chronischen Krankheit völlig ungewiss, betrachten die Personen ihr Leben – weil von Sorgen, Problemen und Leiden gekennzeichnet – als zerstört.

Chronisch Kranke müssen nun ihr Leben neu aufbauen, indem sie Sinn in dem finden, was sie noch tun, erreichen und sein können.

Als wichtigen Aspekt im Aufbau des neuen Lebens beschreibt Grypdonck die Notwendigkeit, den Widerstand gegen die Erkrankung aufzugeben. Die chronisch Kranken müssen lernen, nicht gegen die Tatsache anzukämpfen, dass sie eine Krankheit haben, und aufhören zu erfragen, warum gerade bei ihnen diese Erkrankung auftritt. Vielmehr müssen sie diese Erkrankung als Tatsache betrachten und schauen, was sie in der gegebenen Situation noch tun und erreichen können. Sobald sie aufgehört haben, gegen die Krankheit zu kämpfen, können sie ihre Energie konstruktiv nutzen, um ihrem Leben Sinn zu geben. Aus Grypdoncks Forschungsergebnissen ist bekannt, dass viele chronisch Kranke den Begriff „akzeptieren“ deshalb ablehnen, da dieser zu passiv klingt und die aktive Auseinandersetzung mit der Erkrankung nicht ausreichend wiedergibt.

Sich darauf zu konzentrieren, was im Leben sinnvoll ist, stellt eine der wichtigsten Strategie im Umgang mit chronischer Krankheit dar. Pflegende müssen sich darüber im Klaren sein, was der betroffenen Person Sinn im Leben gibt und nicht nur mithelfen, dies zu ermöglichen, sondern auch darauf achten, die Bestrebungen des chronisch Kranken in diese Richtung nicht zu stören.

5.4.3 Vom Management des Alltags und der Bedeutung für die Familie

Schränkt die chronische Krankheit die Mobilität des Menschen ein, ist dieser mit der Aufgabe konfrontiert, sein tägliches Leben neu zu managen. Was für den Menschen ohne chronische Krankheit keinen nennenswerten Aufwand bedeutet, erfordert von einem chronisch Kranken eine enorme Problemlösungskompetenz. Dazu entwickeln chronisch Kranke spezifische Strategien, um ihre alltäglichen Herausforderungen zu bewältigen sowie deren Einfluss zu begrenzen. Ein wichtiger Aspekt des Managements der täglichen Aktivitäten ist, wählen zu können. Das zu tun, was wichtig erscheint und jenes nicht zu tun, was derzeit weniger wichtig erscheint. Das Timing stellt insofern einen wichtigen Aspekt dar, als Dinge dann getan werden, wenn die daraus entstehenden Konsequenzen am wenigsten beschwerlich sind. Diese Konsequenzen sind der Preis, den der chronisch Kranke für jene Aktivitäten zahlt, die ihm wichtig sind.

Pflegende sind angehalten, diese Strategie zu berücksichtigen und vom chronisch Kranken nicht unreflektiert Dinge einzufordern, die dieser zwar könnte, in diesem Moment jedoch aus Gründen einer Energieeinsparung für andere Aktivitäten, nicht durchführen will. Der chronisch Kranke möchte also seine Energiereserven für jene Aktivitäten aufsparen, die seinem Leben Sinn geben – auch wenn eine Erschöpfung die Konsequenz ist.

Aus Grypdoncks Forschungen geht hervor, dass die Pflege chronisch Kranker nur dann wirksam sein kann, wenn diese die Familie in die Sichtweise miteinbezieht. Eine chronische Krankheit betrifft nicht nur den Betroffenen selbst, sondern ebenso jene Familienmitglieder, die als Pflegende tätig sind, als auch jene Familienmitglieder, die nicht in die Pflege involviert sind. Familienmitglieder sind also wesentlich mehr als ein Teil der Umgebung und die Bedeutung von chronischer Krankheit und die Art, wie Menschen damit umgehen, kann ohne den familiären Kontext nicht verstanden werden. Der Einfluss einer chronischen Krankheit auf die anderen Familienmitglieder macht erforderlich, die Familienmitglieder ebenso als legitime Klienten der Pflegeperson anzusehen wie den chronisch Kranken selbst.

5.4.4 Vier Aufgaben der Pflege

Im Zentrum der Aufmerksamkeit steht die Hauptaufgabe, dem Menschen zu helfen und sein Leben über die Krankheit hinauszuheben. Die primäre Aufgabe der Pflegeperson besteht also darin, zu einem sinnvollen Leben beizutragen und dem chronisch Kranken zu helfen, jenes Leben zu führen, welches er zu führen wünscht. Dieser Anspruch erfordert, dass chronisch Kranke der Krankheit Raum im Leben einräumen – jedoch nur einen begrenzten Raum, um nicht von der Krankheit vollkommen eingenommen zu werden. Gleichzeitig erfordert dies von der Pflegeperson, eine Position am Rande des Lebens des Patienten einzunehmen und nicht im Mittelpunkt zu stehen.

1. **Hilfe bei der Überwindung existentieller Krisen:** An erster Stelle hat die Pflege dem Kranken zu helfen, sich der existentiellen Krise zu stellen, die die chronische Krankheit mit sich bringt. Dies nicht nur zum Zeitpunkt der Diagnosestellung, sondern jedesmal wenn die Krankheit ein neues Ausprägungsniveau erreicht. Die Pflegeperson muss den Patienten dahingehend unterstützen, sich mit den Verlusten auseinander zu setzen um dem Leben wieder Sinn zu geben. Dabei muss sie ihre volle Aufmerksamkeit darauf richten, was die Krankheit für den Patienten bedeutet und dem Patienten helfen, mit den Gefühlen umzugehen, die die Krankheit und Folgeerscheinungen mit sich bringen. Bei der Bewältigung der Krankheit ist es für den Patienten von zentraler Bedeutung, verstanden zu werden, weshalb es wichtig erscheint, Peergroups zwecks

Erfahrungsaustausch zu treffen. Für chronisch Kranke ist es sehr hart, wenn von ihrer Erkrankung nicht Notiz genommen wird, wenn sie bemitleidet oder auf ihre Krankheit reduziert werden. So sind es vor allem die professionellen Helfer, die den chronisch Kranken beleidigen, wenn sie von diesem Anstrengungen verlangen, die der Patient seiner Meinung nach nicht ausführen kann. Durch diese Beleidigungen entstehen neue Leiden, die sich auf den Prozess, mit der Krankheit fertig zu werden, verzögernd auswirken. Schließlich bedeutet es etwas anderes zu sagen: *„Ich kann nicht.“* als *„Ich fürchte mich davor.“*

2. **Unterstützung beim täglichen Leben:** Tätigkeiten, die vor der chronischen Krankheit keiner Überlegung oder Planung bedurften, können mit einer chronischen Krankheit sehr komplex werden. Die Patienten entwickeln aus ihrer Erfahrung heraus Kenntnisse über die beste Vorgehensweise und wehren sich dagegen, diese erprobten Methoden auch dann zu verändern, wenn eine Veränderung in den Augen der professionellen Helfer günstig wäre. Ebenso ist der Zeitpunkt, zu dem ein chronisch Kranker Pflege erhält, oftmals durch rationelles Arbeiten in Organisationen und das routinemäßige Ausführen eines Pflegeplans bestimmt. Chronisch kranken Menschen zu helfen, bedeutet jedoch, die Unterstützung an die Bedürfnisse des Augenblicks anzupassen. Eine chronische Krankheit ist charakterisiert durch Instabilität und Einschränkungen, weshalb eine Pflegeplanung, die keine tägliche Einschätzung der sich verändernden Bedürfnisse zulässt, den Bedürfnissen des Patienten und seiner Familienmitglieder nicht gerecht werden kann.

3. **Unterstützung beim therapeutischen Regimes:** Medikamentenverschreibungen und Empfehlungen zur Lebensführung können von chronisch Kranken nicht einfach angenommen oder verworfen werden. Vielmehr sind sie angehalten, diese so anzupassen, dass sie in ihr Leben hineinpassen, statt dieses zu dominieren. Der Patient wird diesbezüglich als jene Person betrachtet, welche die Entscheidung darüber trifft, wie das Management seines therapeutischen Regimes auszusehen hat. Dabei treffen die Patienten nicht immer Entscheidungen, die zu ihrem Vorteil sind. Es liegt nun im Aufgabenbereich der Pflegeperson, den Patienten zu helfen, das gewünschte Selbstmanagement zu erreichen. Dies kann von der Pflegeperson erfordern, Probleme anzusprechen, die nicht unmittelbar im eigenen Verantwortungsbereich liegen. Allerdings kann die Pflegende in dieser Situation an andere Experten verweisen oder ihre bestmögliche Hilfe anbieten, wenn letzteres nicht möglich ist.

4. **Hilfe bei der Organisation der Pflege:** Die letzte Aufgabe besteht darin, dem chronisch Kranken bei der Organisation der täglichen Pflege zu unterstützen. Dies stellt vor allem bei hoch pflegebedürftigen Patienten eine enorme Aufgabe dar. Dabei sollten der Mensch mit chronischer Krankheit und seine pflegenden Angehörigen diejenigen sein, welche die Pflege koordinieren. Nur unter dieser Bedingung kann die Pflege den Bedürfnissen des chronisch Kranken und seiner Familien angepasst werden. Grypdoncks Forschungen zeigen, dass die Situation des Gepflegt-werdens von verschiedenen Personen zwar unterschiedlich erlebt wird, alle Personen diesen Umstand jedoch auch als Eindringen in den Privatbereich beschreiben. Die Pflege muss demnach so gestaltet werden, dass sie einerseits genug Raum für Privatheit und Selbstachtung lässt, andererseits die Pflegeinterventionen auf die Bedürfnisse der Person mit einer chronischen Erkrankung abgestimmt werden. Professionelle Helfer müssen also den Tagesplan des Patienten berücksichtigen und nicht umgekehrt. Nur wenn sich die professionellen Helfer der Komplexität des Lebens mit einer chronischen Krankheit bewusst sind, werden sie größere Flexibilität zeigen.

5.4.5 Begleitung durch die „Trajectory Nurse“

Gesundheitsversorgung wird immer noch stark als episodische Tätigkeit betrachtet, die ein Mensch zu einem bestimmten Zeitpunkt seines Lebens benötigt. Für chronisch Kranke stellt sich dies anders dar. Sie sind zeitlebens Kunden der Gesundheitsversorgung, wenn auch in unterschiedlichem Ausmaß. Ebenso setzen im Gegensatz zu akut Kranken ihr Leben mit der chronischen Erkrankung fort. Um nun dem Patienten und seiner Familien zu helfen, das Leben über die Erkrankung hinauszuheben, muss die Pflege als Begleitung konzipiert und wahrgenommen werden. Wenn Grypdoncks Vorschlag zur Erreichung dieser Herausforderung auch auf dem holländischen Gesundheitswesen beruht, so vertritt sie doch die Ansicht, dass sich ihr Modell nach Vornahme geeigneter Veränderungen auch auf andere Gesundheitssysteme anwenden ließe. Grypdonck spricht von einer Pflegeperson, welche den chronisch Kranken durch Beratung und Unterstützung in den verschiedenen Episoden seiner Erkrankung begleitet. Die so genannte „Trajectory Nurse“ ist kein Case-Manager, der „Fälle“ managt und organisiert. Sie geht davon aus, dass die Organisation der Pflege Sache des chronisch Kranken und seiner Familie ist und stellt somit diese in das Zentrum ihres Wirkens. Die „Trajectory Nurse“ ist die erste Ansprechperson für den Patienten und seine Familie, da sie seine Situation und Lebensziele kennt. Sie kann mit physiologischen, emotionalen als auch praktischen Problemen umgehen. Weiters hält die

„Trajectory Nurse“ Kontakt zu den Spezialisten, die in die Betreuung des chronisch Kranken involviert sind.

„Trajectory Nurses“ sind Pflegepersonen mit einem Abschluss auf Bachelorniveau und durch das Studium der Bedeutung chronischer Krankheit für den Betroffenen auf die Pflege dieser Patientengruppe spezialisiert. „Trajectory Nurses“ leisten individualisierte Pflege und stimmen diese eng auf die Bedürfnisse der Patienten und ihren Angehörigen ab. Macht es die Komplexität der Erkrankung erforderlich, können Menschen mit einer chronischen Erkrankung von einer „Clinical Nurse Specialist“ als „Trajectory Nurse“ betreut werden. Diese haben eine Ausbildung auf Masterniveau* und verfügen über fundierte Kenntnisse der Pflege spezifischer Patientengruppen sowie eine breite wissenschaftliche Basis. Diese „Clinical Nurse Specialist“ kann einer „Trajectory Nurses“ beratend zur Seite stehen oder einem Patient zugewiesen werden. Das hier beschriebene hypothetische Modell wurde entworfen, um den Bedürfnissen des chronisch Kranken zu entsprechen, so wie diese in Grydoncks Forschungen erkennbar sind.

*zweiter akademischer Grad einer konsekutiven wissenschaftlichen Ausbildung. Voraussetzung ist ein Bachelor.

Grypdonck vertritt die Ansicht, dass die Pflege, wie sie derzeit durchgeführt wird, nicht diesem Bild entspricht, da die Gesundheitsversorgung auf Gesundheit fokussiert ist und die Lebensqualität der Betroffenen zu wenig berücksichtigt (vgl. Seidl/Walter, 2005).

6

Der Pflegeprozess

Lernziele

Nach dem Studium diese Kapitels sollten Sie ...

- den Begriff „kybernetische Regelkreis" als Grundprinzip des Pflegeprozesses erklären können.
- die Bezeichnung sowie Kernaussagen jener Untersuchung nennen können, die zum Modell des Pflegeprozesses der WHO geführt hat
- die Stufen des Pflegeprozesses der WHO nennen und erklären können.
- jene Gesetzespassage nennen können, in der der Pflegeprozess im österreichischen Gesundheits- und Krankenpflegegesetz verankert ist.
- den Pflegeprozess als Beziehungsprozess darstellen können.
- Problemlösungsprozesse in weniger rationale und rationale problemlösende Ansätze differenzieren und anhand von Beispielen darstellen können.
- die sechs Schritte des Pflegeprozesses nach Fiechter und Meier nennen und erklären können.
- die Unterscheidung zwischen Informationsquellen und Informationstypen treffen und diese erklären können.

- Das PQRST-Schema nach Brobst erläutern können.
- die Einteilung der Patientenressourcen beschreiben können.
- die Einteilung pflegerelevanter Probleme beschreiben können.
- die fünf Bereiche bei der Formulierung der Pflegeziele beschreiben können.
- die drei mögliche Intentionen von Pflegezielen nennen können.
- die W-Formel bei der Planung der Pflegemaßnahmen nennen können.
- die Begriffe „Pflegestandards“ und „Standardpflegepläne“ begründet voneinander abgrenzen können.
- die sechs Aspekte für die praktische Umsetzung der geplanten Pflegeinterventionen nennen und erläutern können.
- die zwei Arten von Evaluation im Rahmen des Evaluierungsprozesses erläutern können.

6.1 Der kybernetische Regelkreis

Die Kybernetik ist die Wissenschaft von der Struktur komplexer Systeme, insbesondere der Kommunikation und Steuerung der Rückkopplung eines Regelkreises. Die Kybernetik befasst sich also mit der Aufnahme, Übertragung und Rückkopplung (Feedback) von Informationen innerhalb komplexer Systeme.

Der kybernetische Regelkreis stellt das Grundprinzip dar, nach welchem der Prozess der Pflege ausgerichtet ist und wird in vielen Pflegemodellen und Pflegekonzepten als aufeinanderfolgende Schritte beziehungsweise Stufen dargestellt:

1. Sammlung von Informationen über den Ist-Zustand und zur Verfügung stehender Ressourcen (Pflegeanamnese, Informationssammlung)
2. Benennung des bestehenden oder sich möglicherweise entwickelnden Problems (Problemdefinition, Pflegediagnose)
3. Festlegung beziehungsweise Vereinbarung des angestrebten Soll-Zustandes (Zielformulierung)
4. detaillierte Planung der Maßnahmen zur Erreichung der angestrebten Ziele beziehungsweise des angestrebten Soll-Zustandes

5. Durchführung der Maßnahmen gemäß der Planung
6. Evaluierung der gewonnenen Teil- oder Endergebnisse gemäß der Zielformulierung

Wird der kybernetische Regelkreis auf den Pflegeprozess angewendet, können folgende Kernaussagen abgeleitet werden:

1. Dem kybernetischen Regelkreis liegt das Prinzip der Ist-Soll-Angleichung beziehungsweise der Problem-Ziel-Abstimmung zu Grunde.
2. Die Feststellung von Ist- und Soll-Abweichungen durch und mit dem Klienten sowie deren Angleichung in Form von Pflegeinterventionen kann als Kernaufgabe bezeichnet werden.
3. Das handelnde System besteht einerseits aus der Pflegeperson und andererseits aus dem Pflegeempfänger.
4. Die Handlungsgrundlage stellt die Pflegeplanung dar, in welcher die Ist-Soll-Werte im Rahmen der Pflegeanamnese und Pflegediagnosen beziehungsweise bestehende und/oder potentielle Probleme festgehalten werden.
5. Die Festlegung der Soll-Werte basiert einerseits auf den in der theoretischen und praktischen Ausbildung vermittelten, wissenschaftlich fundierten Standards sowie Erfahrungswissen, Normen und Werte der Pflegeperson, andererseits auf dem Wissen, Erfahrungen, Empfindungen und Möglichkeiten der zu pflegenden Person, die von der Pflegeperson als „verlässlichste und kompetenteste Expertin zur Beurteilung der bestehenden Situation" betrachtet werden muss.

*an den Lehrzielen und Ablauf orientierte Beschreibung des Lehrplans

Auch das österreichische Gesundheits- und Krankenpflegegesetz beziehungsweise der § 14 GuKG, (Eigenverantwortlicher Tätigkeitsbereich) ist nach diesen Schritten ebenso aufgebaut wie die unterschiedlichen Ausbildungscurricula* im Gesundheitsbereich (vgl. Schrems, 2003: 37ff).

6.2 Historischer Exkurs zur Entwicklung des Pflegeprozesses

Das erste Modell zum Pflegeprozess wird in den fünfziger Jahre in den USA eingeführt und umfasst vier Schritte:

1. Einschätzung des vorliegenden Pflegeproblems, inklusive Pflegediagnose (Problemstellung)

2. Planung

3. Umsetzung (Durchführung) sowie

4. Auswertung (Evaluation) der Pflegemaßnahmen

Diese Vorgehensweise wird erstmals **1955** von **Lydia Hall** beschrieben. **1967** publizieren **Helen Yura** und **Mary B. Walsh** das erste Buch über den Pflegeprozess. Nach Yura und Walsh ist der Pflegeprozess eine geordnete, systematische Methode zur Bestimmung des Gesundheitszustandes beziehungsweise von pflegerelevanten Problemen eines Patienten und dient dazu, optimale Pflegemaßnahmen zu entwickeln und anschließend zu bewerten.

In den **sechziger Jahren** wird die Idee von der **Weltgesundheitsorganisation** (WHO) aufgegriffen, welche daraufhin im Zeitraum von **1976 bis 1985** eine europäische, länderübergreifende Studie durchführte, um den Bedarf an Pflege zu erheben und die pflegerische Versorgung zu bewerten beziehungsweise diese zu identifizieren und zu beschreiben. Ziel der Untersuchung war, Gesundheitsstrategien für das Jahr 2000 zu erarbeiten.

Die Studie wurde **1987** unter der Bezeichnung „**People's need for nursing care**: a European study, a study of nursing care needs and of the planning, implementation and evaluation of care provided by nurses in two selected groups of people in the European Region" publiziert und steht auf der Internetseite von Library & Information Network for Knowledge Database (WHOLIS) der Weltgesundheitsorganisation (http://whqlibdoc.who.int/hq/1987/928901041X_(part1).pdf) zum Download bereit. Bei dieser Untersuchung wird in den Bereichen sozialer und umweltbezogener Bedürfnisse kaum ein Pflegebedarf ermittelt. Ebenso zeigt die Untersuchung, dass die Pflegeziele und -maßnahmen sich hauptsächlich nach physischen Bedürfnissen richten (siehe http://whqlibdoc.who.int/hq/1987/928901041X_(part2).pdf), was mit dem Medizinverständnis der damaligen Zeit und der Nähe der Berufsgruppe der Gesundheits- und Krankenpflege zur Medizin zusammenhängen dürfte.

1980 beschreibt die **American Nursing Association** (ANA) in ihrem „**Social Policy Statement**" die Krankenpflege als Diagnose und Behandlung menschlicher Reaktionen auf Gesundheitsprobleme, was die Bedeutung einer eigenständigen Pflege noch weiter hervorstreicht.

1987 findet in Calgary, Kanada die erste internationale Pflegediagnosenkonferenz statt.

Der nächste große Schritt in der Entwicklung des Pflegeprozesses erfolgt **1991**, als die **Joint Commission of Accreditation of Healthcare Organization** (JCAHO) in ihre Standards die Verpflichtung aufnimmt, dass sich die Pflege auf Pflegediagnosen zu stützen hat, welche von professionellen (examinierten beziehungsweise diplomierten) Pflegepersonen erhoben werden. Der Fortschritt besteht nicht nur in der Verpflichtung zur Erstellung von Pflegediagnosen, sondern ebenso darin, dass die JCAHO als eine gemeinsame Zertifizierungskommission der amerikanischen Gesundheitsorganisationen enormes Ansehen genießt, weil ihre Prüfungsergebnisse direkten finanziellen Einfluss auf die einzelnen Gesundheitseinrichtungen haben.

In den **sechziger und siebziger Jahren** wird der Pflegeprozess auch in der deutschsprachigen Literatur diskutiert. So schlägt die Weltgesundheitsorganisation **1979** ein Vier-Schritt-Modell vor und definiert den Pflegeprozess als System der charakteristischen Pflegetätigkeiten für die Gesundheit des Einzelnen, der Familie und/oder der Gemeinschaft (Abbildung 6.1).

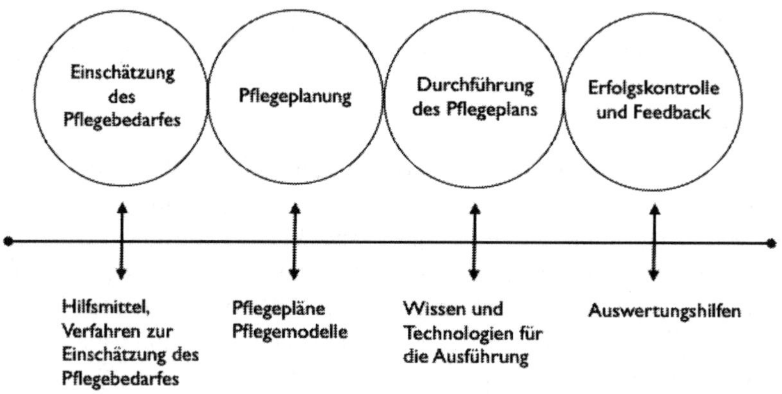

Abbildung 6.1: Pflegeprozess als Vier-Schritt-Modell (WHO)

Zu einer weiteren Verbreitung des Pflegeprozessgedanken kommt es erst in den **achtziger Jahren** wohl durch die Publikation des Werkes *„Pflegeplanung – Eine Anleitung für die Praxis“* von **Verena Fiechter** und **Martha Meier** (vgl. Leoni-Scheiber, 2004: 11f).

Neben den Publikationen der Weltgesundheitsorganisation (WHO), des International Council of Nurses (ICN) und dem Deutschen Berufsverband für Pflegeberufe (DBfK) beeinflussen die Schweizerinnen das Verständnis vom Pflegeprozess im deutschsprachigen Raum nachhaltig. Fichter und Meier legen **1988** als erste eine umfangreiche Beschreibung des Pflegeprozesses in deutscher Sprache vor.

Der Einfluss dieses Werkes fällt nicht zuletzt mit der Forderung der 1985 in Kraft getretenen Novellierung des deutschen Krankenpflegegesetzes zusammen. Sie definieren Gesundheits- und Krankenpflege als Problemlösungsprozess, dessen Qualität von der Beziehung zwischen Pflegeperson und Patient abhängig ist (vgl. Fiechter/Meier, 1992: 30ff). Fiechter und Meier stellen den Pflegeprozess als einen sechsstufigen Regelkreis dar, in welchem das Resultat der Pflege am Pflegeziel gemessen wird (Abbildung 6.2).

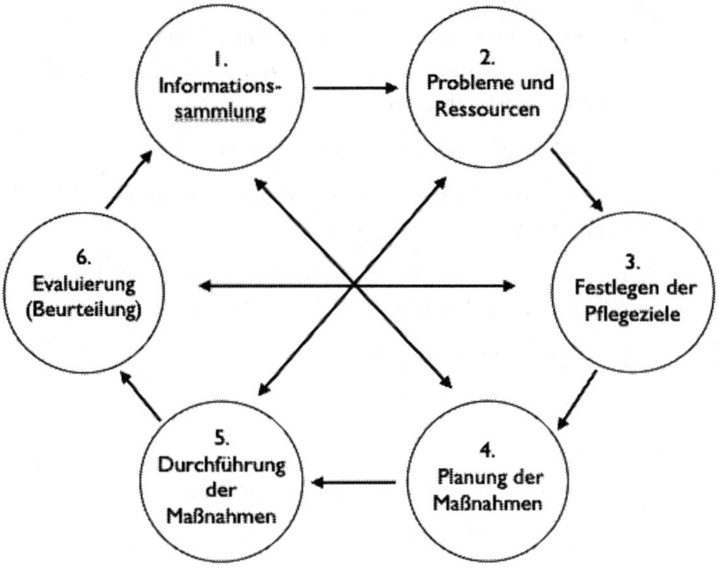

Abbildung 6.2: Pflegeprozess als Sechs-Schritt-Modell

Obwohl das Modell der WHO in logischer Hinsicht der Beschreibung von Fichter und Meier überlegen scheint, hat sich im deutschsprachigen Raum das Modell von Fiechter und Meier etablieren können und findet sich ebenso in der Fachliteratur wieder.

Auch im österreichischen **Gesundheits- und Krankenpflegegesetz** (GuKG) von **1997** kann der Pflegeprozess im §14 „Eigenverantwortlicher Tätigkeitsbereich“ nachvollzogen werden, in welchem festgelegt ist:

> §14. (1) Die Ausübung des gehobenen Dienstes für Gesundheits- und Krankenpflege umfaßt die eigenverantwortliche Diagnostik, Planung, Organisation, Durchführung und Kontrolle aller pflegerischen Maßnahmen im intra- und extramuralen Bereich (Pflegeprozeß), die Gesundheitsförderung und Gesundheitsberatung im Rahmen der Pflege, die Pflegeforschung sowie die Durchführung administrativer Aufgaben im Rahmen der Pflege.

lat. extra = außen, murus = Mauer außerhalb der (Krankenhaus)Mauern

(2) Der eigenverantwortliche Tätigkeitsbereich umfaßt insbesondere:

1. Erhebung der Pflegebedürfnisse und des Grades der Pflegeabhängigkeit des Patienten oder Klienten sowie Feststellung und Beurteilung der zur Deckung dieser Bedürfnisse zur Verfügung stehenden Ressourcen (Pflegeanamnese)
2. Feststellung der Pflegebedürfnisse (Pflegediagnose)
3. Planung der Pflege, Festlegung von pflegerischen Zielen und Entscheidung über zu treffende pflegerische Maßnahmen (Pflegeplanung)
4. Durchführung der Pflegemaßnahmen
5. Auswertung der Resultate der Pflegemaßnahmen (Pflegeevaluation)
6. Information über Krankheitsvorbeugung und Anwendung von gesundheitsfördernden Maßnahmen
7. psychosoziale Betreuung,
8. Dokumentation des Pflegeprozesses
9. Organisation der Pflege
10. Anleitung und Überwachung des Hilfspersonals
11. Anleitung und Begleitung der Schüler im Rahmen der Ausbildung und
12. Mitwirkung an der Pflegeforschung

Durch diesen Gesetzestext ist in Österreich die **Erstellung eines Pflegeprozesses** nun nicht mehr als Empfehlung, sondern als gesetzliche Forderung zu betrachten und **ist** deshalb von examinierten beziehungsweise diplomierten Gesundheits- und Krankenpflegepersonen **durchzuführen**.

Unabhängig vom Pflegeprozess, ist der Passus zur Mitwirkung an der Pflegeforschung ebenso begrüßenswert wie dringend erforderlich.

Es stellt somit nur eine logische Konsequenz dar, dass der Pflegeprozess auch in das Ausbildungscurriculum der Gesundheits- und Krankenpflege aufgenommen wurde.

6.3 Ziel und Nutzen des Pflegeprozesses

Immer wieder klagen Auszubildende und Kollegen über den „lästigen Schreibaufwand“ den der Pflegeprozess und die Patientendokumentation mit sich bringen und verkennen hierbei den Nutzen des Pflegeprozesses. Zugegeben, ein halbherzig durchgeführter Pflegeprozess beziehungsweise durchgeführte Pflegedokumentation beruhigen in Anbetracht der gesetzlichen Anforderungen vielleicht das Gewissen der Betroffenen, doch ist diese Vorgehensweise weder sinnvoll noch zielführend.

Es erscheint vielmehr sinnvoll, sich mit der Fragen zu beschäftigen, welchen Nutzen der Pflegeprozess für die Berufsgruppe der Pflegenden, wie auch für die Patienten hat und welche Ziele mit dem Pflegeprozess erreicht werden können beziehungsweise warum man den Pflegeprozess überhaupt anwenden sollte. Die hier angeführte Auflistung stellt nur einen kleinen Ausschnitt von Argumenten für den Pflegeprozess dar und kann/soll gerne durch Ihre eigene Expertise* ergänzt werden.

*Gutachten eines qualifizierten Experten

Gerade während der Ausbildung haben Sie die Möglichkeit, die Herangehensweise und Umsetzung des Pflegeprozesses bei unterschiedlichen Praktikumsstellen und in verschiedenen Fachbereichen kennen zu lernen und zu vergleichen.

6.3.1 Die Möglichkeit eines offenen Zugangs zu den Patientenproblemen

Der auf wissenschaftlichen Kriterien beruhende Pflegeprozess bietet insofern einen sehr offenen Zugang zu den Problemen der Patienten, als er seitens seiner Strukturierung die Möglichkeit eröffnet, eigene Ideen und Expertenwissen in die Pflege zu integrieren. Hierbei ist die Pflegende auf keine theoretischen Bezugsrahmen beschränkt und kann jene Aspekte der Pflege in den Vordergrund stellen, die in Übereinkunft mit dem Patienten zur Erreichung der Ziele festgelegt wurden, unabhängig davon, ob es sich hierbei um physische oder psychische Aspekte handelt.

6.3.2 Die gesteigerte Kooperation mit Patienten

Die Anwendung des Pflegeprozesses ermöglicht es, nicht nur die Defizite beziehungsweise Krankheit, sondern ebenso die individuellen Bedürfnisse, das Leben des Patienten (beispielsweise bei einer chronischen Krankheit) sowie die Familie, in den Mittelpunkt der Pflege zu stellen. Hinsichtlich der Bedeutung einer Krankheit und die daraus resultierenden Konsequenzen kann es nur einen Experten geben und dies ist nicht etwa die Pflegeperson, sondern ausschließlich der Patient selbst. Es ist dadurch nicht nur erforderlich, sondern auch unumgänglich, diesen Experten in den Pflegeprozess einzubeziehen, um an den Patienten angepasste Pflegeinterventionen überhaupt erst zu ermöglichen.

Somit rückt der Patient als Experte seines Erlebens und seiner Bedürfnisse nicht nur weit deutlicher in den Mittelpunkt der Bestrebungen, sondern wird durch seine Expertise Mitwirkender an seiner eigenen Pflegeintervention, was zusätzlich seine Unabhängigkeit fördert.

6.3.3 Auswirkungen auf die Dokumentation

Nachdem nun der Patient in die Planung der Interventionen involviert ist gelingt es, eine Pflegeplanung und Pflegedokumentation zu erstellen, die tatsächlich die individuellen Bedürfnisse des Patienten abbilden und nicht ausschließlich von standardisierten Interventionen gekennzeichnet sind. Natürlich spricht in bestimmten Fällen nichts gegen eine standardisierte Vorgehensweise, doch rückt diese in den Hintergrund, wenn die Absicht besteht, dem Patienten eine an seinen Bedürfnissen orientierte Pflege zu gewährleisten.

Da durch die Einbeziehung des Patienten nun ein wesentlich präziseres Wissen über die Bedürfnisse des Patienten besteht und die Pflegenden nun die Ausprägung ihrer Pflegeinterventionen an diesen anpassen können, gelingt es nun auch, dies in der Dokumentation darzustellen. Diese wird sich insofern verändern, als von jedem Kollegen präzise nachverfolgt werden kann, welche Pflegemaßnahme in welcher Form wie durchgeführt wird. Somit trägt die Dokumentation dazu bei, die Verantwortung der Pflegenden zu steigern, die Pflegequalität zu fördern sowie jenen Anteil sichtbar zu machen, welchen die Berufsgruppe der Pflegenden zum Wohlbefinden und somit zum Genesungsprozess des Patienten beitragen.

Erst eine genaue und nachvollziehbare Dokumentation eröffnet die Möglichkeit das Pflegeergebnis beziehungsweise die Pflegequalität zu evaluieren*, d.h. zu analysieren (welche Intervention hat (oder hat nicht) warum (oder warum nicht) zum gewünschten Ergebnis geführt), und schließlich zu bewerten. Einer stark standardisierten oder sehr global formulierten Dokumentation fehlt es an nachvollziehbaren Indikatoren für eine nutzbringende Evaluation.

*Evaluation = Beschreibung, Analyse und Bewertung von Prozessen

6.3.4 Verdeutlichung der professionellen Identität

„In der Gesellschaft scheint das Bild der Pflegeperson immer noch von der altruistische Helferin geprägt zu sein. Als eine der Medizin unterstellte und ausschließlich auf Anordnung dieser agierende Berufsgruppe, betrachtet die Gesellschaft die Pflegenden als stets nette und freundliche junge Frauen, die einerseits in ihrer Tätigkeit eine Möglichkeit gefunden haben, um ihre mütterlichen Instinkte ausleben zu können, oder andererseits einen derart geringen Bildungsstand aufweisen, dass ihnen kaum eine andere Möglichkeit als der Pflegeberuf bleibt.“

Zugegeben, eine sehr überspitzte Beschreibung der Berufsgruppe, der ich keinenfalls zustimmen kann, mit der ich allerdings im Rahmen einer Diskussion über die Kompetenzen der Gesundheits- und Krankenpflege und ihre Bedeutung für die Gesellschaft konfrontiert wurde. Die Kernaussage dieses Statements ist, dass sich die Berufsgruppe seit Florence Nightingale mit den Fragen auseinandersetzen muss, was denn Pflege überhaupt ist, ob es sich dabei um einen Beruf handelt oder nicht auch Berufung ausreicht und wie es ihr gelingt, die eigene Identität als unabhängige Berufsgruppe darzustellen und zu festigen. Es ist somit auch nicht weiter verwunderlich, dass Österreich und Deutschland immer noch die einzigen EU-Länder sind, in denen diplomierte Gesundheits- und Krankenschwestern nicht mit dem international anerkannten akademischen Grad einer „Bakkalaurea in Nursing (BN)"* ihre Ausbildung abschließen können beziehungsweise Bemühungen diese Ausbildungsform zu etablieren noch als rudimentär** zu betrachten sind.

*Das Bakkalaureat ist der erste akademische Grad und berufsqualifizierende Abschluss einer Hochschule.

** nur in Ansätzen vorhanden

Wenn dies auch nicht der Hauptgrund für den Pflegeprozess darstellt, so ermöglicht dieser der Berufsgruppe – die Wissen und Urteilsvermögen einsetzt und viele eigenständige, klinisch-praktische Entscheidungen treffen muss – Wissen, Kompetenz und Handlungen zu organisieren, zielgerichtet einzusetzen und benennt jene Bereiche, in denen Pflegende selbstständig handeln. Zudem zeigt der Pflegeprozess deutlich den Beitrag auf, den Pflegende in interdisziplinärer Teamarbeit und im Gesundheitswesen erbringen (vgl. Brobst et al., 2007: 28ff).

Der Pflegeprozess dokumentiert die Pflege in ihren Zusammenhängen und legt Zeugnis davon ab, wie Pflegende unabhängig von anderen Berufsgruppen im Gesundheitswesen klinische Urteile fällen, Pflegeinterventionen planen und durchführen sowie diese begründen. Somit bedeutet die Anwendung des Pflegeprozesses durch die sich daraus ergebende Möglichkeit einer wissenschaftlichen Überprüfung auch einen entscheidenden Schritt zur Professionalisierung der Berufsgruppe.

Übung 1: Sprechen Sie einen Kollegen im dritten Ausbildungsjahr auf das Thema seiner Fachbereichsarbeit an und stellen Sie folgende Fragen:

1. Welche berufliche Relevanz hat dein Thema?
2. Warum sollte sich gerade die Berufsgruppe der Gesundheits- und Krankenpflege mit diesem Thema auseinandersetzen?
3. Inwiefern grenzt sich die Berufsgruppe der Gesundheits- und Krankenpflege von jenen Berufsgruppen im Gesundheitsbereich ab, die sich ebenfalls mit der gewählten Thematik auseinandersetzen?

Dokumentieren Sie die erhaltenen Antworten und vergleichen Sie sie mit ihren Kollegen in der Klasse. Kamen die Antworten spontan und begründet? Fiel es den Kollegen schwer die Fragen zu beantworten? Worin bestand die Schwierigkeit? Möglicherweise kommen Sie zu der Erkenntnis, dass zwar viele Themenstellungen als berufsrelevant betrachtet werden, bei eindringlichen Fragen jedoch Schwächen hinsichtlich der Begründungen bestehen.

Übung 2: Bilden Sie Gruppen zu je zwei Personen. Eine Kollegin übernimmt die Rolle des Verwaltungsdirektors, die andere die Rolle einer Pflegedirektorin. Situationsbeschreibung: Aus Gründen von Einsparungsmaßnahmen sollen alle wegen Pensionierung ausscheidenden diplomierten Gesundheits- und Krankenschwestern durch Pflegehilfsdienste nachbesetzt werden. Die Argumentation des Verwaltungsdirektors beruht darauf, dass die Pflegehilfsdienste bei gleicher Arbeit weniger Gesamtkosten (Gehalt) verursachen und diese – ebenso wie die diplomierten Gesundheits- und Krankenschwestern – nur auf Arztanordnung agieren. Das Ziel der Pflegedirektorin besteht nun darin, Argumente zu finden, die den Verwaltungsdirektor zur Einsicht kommen lassen, sein Vorhaben zu verwerfen und die freien Stellen doch mit diplomierten Gesundheits- und Krankenpflegepersonen zu besetzen.

Als Beispiel könnte hier die Blutabnahme oder die so genannte „Spritzenrunde“ dienen.

Übung 3: Diese Übung entspricht der Übung 2 mit dem Unterschied, dass Sie einen ärztlichen Direktor beiziehen, dem es wichtig ist, dass jene Arbeiten von den Pflegenden erledigt werden, die seiner Ansicht nach „ruhig von den Schwestern“ erledigt werden können. Nun muss sich die Pflegedirektorin gegen zwei Kontrahenten behaupten.

Merke: Die Anwendung des Pflegeprozesses führt zu einer zielgerichteten, strukturierten, personenzentrierten und bewusst eingesetzten Pflege, ermöglicht einen Leistungsnachweis der beruflich Pflegenden und ermöglicht eine wissenschaftliche Überprüfung.

6.4 Der Pflegeprozess als Beziehungsprozess

Die Gesundheits- und Krankenpflege kann als zwischenmenschlicher Beziehungsprozess verstanden werden, in welchem zumindest zwei Personen (Pflegender und Gepflegter) zueinander in Kontakt treten, um ein gemeinsam formuliertes Ziel zu erreichen. Realistischerweise stehen hierbei jedoch nicht nur zwei, sondern mehrere Personen in Beziehung, da der Patient nicht als isoliertes Individuum, sondern als Teil eines sozialen Netzwerks betrachtet werden soll, welches ebenfalls in die Pflegeinterventionen einbezogen werden muss.

Die Pflegenden, der Patient und sein soziales Umfeld stehen in einer Wechselwirkung zueinander, welche durch das Verhalten der agierenden Personen gegenseitig beeinflusst wird. Alle an diesem Beziehungsprozess beteiligten Personen werden durch deren eigene Wahrnehmung verschiedener Faktoren, vom Kontext aus dem sie stammen sowie von der eigenen Lebensgeschichte und den damit verbundenen Erfahrungen beeinflusst beziehungsweise geprägt. Faktoren, die diese Prägungen bei den agierenden Personen maßgeblich beeinflussen sind beispielsweise:

- berufliches Wissen und Können
- Beziehung zu sich selbst als Person sowie zu anderen
- Bildung
- Interessen
- Alter
- Lebenserfahrung
- gegenwärtige und frühere Erfahrungen mit Krankheit

Die Liste der potentiell beeinflussenden Faktoren könnte nun beliebig lange fortgesetzt werden. Tatsache ist jedoch, dass ein Beziehungsprozess durch die Qualität der Beziehung zwischen den agierenden Personen entsteht und sich aus dieser eine konstruktive oder destruktive Beziehung entwickeln wird.

- **Anzeichen einer konstruktiven Beziehung:** Eine gute Beziehung schafft eine vertrauensvolle Atmosphäre, die das Wohlbefinden des Patienten fördert, Unsicherheit abbaut und Stress reduziert. Dies führt dazu, dass sich der Patient als Mensch ernst genommen und akzeptiert fühlt und die Möglichkeit annimmt, sich an seiner Pflege zu beteiligen. Der Pflegende seinerseits erhält vom Patienten Informationen, die er für die Planung beziehungsweise den Pflegeprozess benötigt um die Interventionen an diesen Patienten anpassen zu können. Auch der Pflegende fühlt sich vom Patienten akzeptiert und kann auf das Engagement des Patienten bei der Zielerreichung zählen. Beide „Parteien" gehen eine Kooperation ein und können nun konstruktiv an der Zielerreichung arbeiten.

- **Anzeichen einer destruktiven Beziehung:** Eine schlechte Beziehung ist gekennzeichnet durch Misstrauen des Patienten der Pflegenden gegenüber. Angst, Unsicherheit sowie das Gefühl des Ausgeliefertseins und daraus entstehende Spannung belasten den Patienten zusätzlich. Die Möglichkeiten dieser Situation zu entkommen, liegen darin, sich zurückzuziehen, sich zu isolieren und sich abweisend, im Extremfall auch aggressiv, gegenüber dem Pflegenden zu verhalten. Der Pflegende erhält in dieser Beziehung keine Informationen für eine individuelle Pflege und kann keineswegs mit dem Engagement des Patienten bei der Zielerreichung zählen. Vielmehr liegt nahe, dass der Patient die Pflegeinterventionen aufgrund des bestehenden Misstrauens des Pflegenden gegenüber ablehnt und sich unkooperativ verhält (vgl. Fiechter/Meier, 1992: 31ff).

Merke: Die Schaffung einer vertrauensvollen Atmosphäre, welche eine wirksame Pflege zulässt, liegt im eigenständigen Handlungsbereich der Gesundheits- und Krankenpflegepersonen. Ist eine solche Atmosphäre nicht möglich, ist es ein Zeichen von Professionalität, den Patienten an einen Kollegen zu übergeben beziehungsweise dem Patienten die Möglichkeit zu eröffnen, mit einem anderen Kollegen an der Erreichung der Ziele zu arbeiten.

6.5 Differenzierung von Problemlösungsansätzen

Wie von der Bezeichnung abzuleiten ist, handelt es sich bei Problemlösungsprozessen um Strategien beziehungsweise Handlungsweisen mit deren Hilfe Entscheidungen getroffen werden, die zur Lösung von Problemstellungen führen sollen. Hierbei muss zwischen rationalen und weniger rationalen Problemlösungsansätzen unterschieden werden (vgl. Arets et al., 1999: 255ff).

6.5.1 Weniger rational problemlösende Ansätze

Kennzeichnend für weniger rational problemlösende Ansätze ist, dass bei der Entscheidungsfindung eher unsystematisch und dem Gefühl nach vorgegangen wird. Dadurch entsteht das Problem, dass die Problemlösung mangels rationaler Begründung nicht immer von den Kollegen nachvollzogen werden kann. Beispiele für weniger rational problemlösende Ansätze sind:

- **Trial-and-Error** bedeutet, dass die Problemlösung auf Glück und Zufall beziehungsweise auf Versuch und Irrtum beruht, d.h. die Pflegenden denken sich einen Lösungsweg aus, der „funktionieren könnte“ ohne im Vorfeld darüber Überlegungen anzustellen

  - ob der gewählte Lösungsweg der richtige ist oder
  - ob negative Konsequenzen für den Patienten entstehen könnten.

  Pflegende, die auf diese Weise Entscheidungen treffen beziehungsweise versuchen, Probleme zu lösen, können nicht nachvollziehen, warum die angewandte Methode zu Erfolg beziehungsweise Misserfolg geführt hat. Dem Patienten kann bei diesem Vorgehen großer Schaden zugeführt werden, da die Pflegenden nicht wissen, ob die Pflege:

  - effektiv ist,
  - innerhalb der festgelegten Zeitspanne wirksam ist oder
  - für den Patienten nachteilige Konsequenzen hat.

  Aufgrund der zunehmenden Entwicklung wissenschaftlicher Untersuchungen, ist die Methode des Trial-and-Error bei der Problemlösung erfreulicherweise rückläufig. Grundsätzlich gilt, dass die Trial-and-Error-Methode bei der Problemlösung abzulehnen ist und deshalb bereits im Vorfeld ausgeschlossen werden muss (sollte)!

- **Tradition:** *„Das haben wir schon immer so gemacht“*, könnte als Leitspruch einer Problemlösung auf der Grundlage von Tradition gelten. Aussagen wie diese zeigen deutlich, dass hier keine rationale Begründung für die Vorgehensweise genannt werden können, sondern die Entscheidungen auf Grundlage von historischen Werten und Normen getroffen werden, die über Generationen von Pflegenden hinweg überliefert werden, ohne sie zu hinterfragen. Gerade wissbegierige Schüler werden während der Praktika oftmals mit Tradition konfrontiert und erhalten auf die Frage nach dem Warum die oben angeführte Antwort. Der Versuch, tradierte Problemlösungen aufzubrechen oder abzuändern, stößt oftmals auf enorme Widerstände. Der Grund dafür liegt in der Sicherheit, die tradiertes Problemlösen in Form unreflektierter Routine geben kann. Wird die Tradition hinterfragt und die Art der Problemlösung aufgebrochen, kann Unsicherheit entstehen. Die wesentlichen Nachteile einer tradierten Problemlösung sind vor allem, dass:

  - Traditionen nicht auf wissenschaftlichen Untersuchungen basieren.
  - Traditionen nur sehr schwer verändert werden können.

Es muss jedoch erwähnt werden, dass sich Tradition nicht zwangsläufig negativ auswirken muss. Kritisch zu hinterfragen, ist Tradition dann, wenn diese bei der Problemlösung nicht mehr reflektiert und als gegeben an die Kollegen überliefert wird.

- **Intuition:** Darunter versteht man den Versuch, sich gefühlsmäßig (intuitiv) einer Lösung zu nähern, ohne dafür rationale Argumente zu finden. Intuitionen entstehen auf der Grundlage eigener Wahrnehmungen und Annahmen, die jedoch richtig oder falsch, wahr oder unwahr sein können. Da Wahrnehmungen und Annahmen täuschen können, ist der ausschließliche Einsatz von Intuition zur Problemlösung ausgesprochen unprofessionell. Gleichzeitig verfügen Pflegende mit langjähriger klinischer Erfahrung oftmals über eine sehr hilfreiche Intuition, die eine Situation oder Ereignis – ohne ausschließlich rationale Analyse – erfassen lässt. Diese Art der Intuition ist für die klinische Praxis sehr hilfreich, weil sie aus professionellen Erkenntnissen und Sachverstand entsteht, welche wiederum auf Erfahrung beruhen. Diese berufliche Intuition kann entwickelt und gefördert werden durch:

  1. Wissen, Fähigkeiten und Fertigkeiten, die in einer fundierten Ausbildung erworben wurden
  2. umfassende Praxiserfahrung
  3. Systematisierung des in der Praxis erworbenen Wissens und Fertigkeiten

  Beschäftigt man sich mit Intuition etwas genauer, so können drei Funktionen differenziert werden, anhand derer die Vorgehensweise beim intuitiven Handeln dargestellt werden können (vgl. Benner, 2000: 117ff):

  1. Pflegende mit viel klinischer Erfahrung können vage und schwierig zu beschreibende Anzeichen erkennen, die zu einem noch nicht objektivierbaren Muster (Situation) führen.
  2. Auf Grund der Erfahrungen werden diese Muster auf Patienten in gleicher oder ähnlicher Situation übertragen.
  3. Der Pflegeperson gelingt es, Entwicklungen während der Pflege „vorherzusagen“.

  Beispiel: Während eines Nachtdienstes auf einer Abteilung für Innere Medizin klagt ein Patient über unspezifische Übelkeit. Da der Patient mit Verdacht auf Myocardinfarkt stationär aufgenommen wurde, liegt ein cardiales Geschehen nahe. Der verständigte Turnusarzt kann weder in der Blutchemie noch im angefertigten Elektrokardiogramm (EKG)* Hinweise auf ein cardiales Geschehen endecken und lehnt deshalb den Vorschlag der Pflegeperson ab, den Patienten auf die Herzüberwachung zu transferieren.

*Registrierung der elektrischen Aktivitäten des Herzens.

Die Pflegeperson gibt sich mit der Entscheidung nicht zufrieden und beschreibt den diensthabenden Oberarzt die Situation sowie die bestehenden Veränderungen des Patienten, welchen sie durch ihre Dienste genauer kennt als der Arzt.

Der Oberarzt bestätigt den Befund des Turnusarztes, weiß jedoch, dass es sich bei der Pflegeperson um eine sehr erfahrene Fachkraft handelt und transferiert den Patienten trotz fehlender eindeutiger Symptomatik „vorübergehend" auf die Herzüberwachung.

Zwei Stunden später erleidet der Patient einen Herzstillstand, es wird Herzalarm ausgelöst und mit der Reanimation begonnen. Die Überwachung ermöglicht ein rasches Eingreifen und rettet dem Patienten das Leben.

Dieses Beispiel zeigt, dass es sich bei der Beziehung zwischen professioneller Pflege und Intuition um eine sehr ambivalente handelt. Einerseits wäre ein ausschließlicher Einsatz von Intuition unprofessionell, andererseits ist es wenig ratsam, auf Intuition in bestimmten Situationen zu verzichten. Es ist deshalb dringend anzuraten, Intuitionen durch systematische Erkenntnisse zu untermauern.

Merke: Die hauptsächlichsten Einschränkungen wenig rationaler Problemlösungsansätze liegen darin, dass wichtige Fakten weder zielgerichtet noch systematisch berücksichtigt werden. Die Beschlussfassung kann daher auf unzureichenden oder falschen Tatsachen beruhen und dazu führen, dass bestehende Probleme nicht erkannt werden, das Problem falsch eingeschätzt wird und daraus resultierend falsche Maßnahmen gesetzt werden.

6.5.2 Rational problemlösende Ansätze

Kennzeichnend für rational problemlösende Ansätze ist, dass die problemlösenden Strategien – zum Unterschied zu den wenig rational problemlösenden Ansätzen – erklärt und begründet werden können, was die Nachvollziehbarkeit und die Möglichkeit der Evaluation deutlich erhöht. Bei rational problemlösenden Ansätzen wird nach einer Zielsetzung systematisch an der Problemlösung gearbeitet. Somit ist die Beschlussfassung, d.h. der Weg zur Problemlösung nachvollziehbar und beruht auf:

- einer großen Anzahl berücksichtigungswürdiger Fakten
- der Beurteilung von möglichen Alternativen für die Problemlösung
- der Einschätzung der aus der Intervention entstehenden Konsequenzen
- einem engen und nachvollziehbaren Zusammenhang zwischen dem ursprünglichen Problem und dessen Lösung.

Beispiele für rational problemlösende Ansätze sind:

- **der wissenschaftliche Ansatz:** Die Wissenschaft – so auch die Pflegewissenschaft – erzielt ihre Erfolge dadurch, dass sie Probleme systematisch und zielgerichtet bearbeitet. Dabei arbeiten Wissenschaftler nach einer Methode, bei welcher mehrere logisch aufeinander folgende Schritte beziehungsweise Stufen abgearbeitet werden. Diese Methode besteht aus den folgenden (häufig sechs oder sieben) Schritten:

  1. Analyse und Beschreibung eines Problems
  2. Sammlung von Tatsachen (beispielsweise Merkmale, Ressourcen)
  3. Formulierung eines Hypothese (Annahme eines Zusammenhangs zwischen zwei oder mehreren Variablen)
  4. Auswahl einer geeigneten Methode (Vorgehensweise), um die Hypothese zu falsifizieren* beziehungsweise zu verifizieren**
  5. Anwendung der Methode beziehungsweise Durchführung der Untersuchung
  6. Analyse (Auswertung) des Datenmaterials und Darstellung der Ergebnisse
  7. Evaluation

  *widerlegen, für falsch erklären, als unwahr bestätigen

  **belegen, für wahr erklären, als wahr bestätigen, beweisen

  Doch auch Wissenschaftler setzten Kreativität und Intuition ein. So könnte man die Intuition oftmals als die „Mutter mancher Fragestellungen“ bezeichnen, welche anschließend mit wissenschaftlichen Methoden untersucht wird. Die Anwendung isolierter Intuition ohne anschließender Bearbeitung mittels wissenschaftlicher Methoden wäre in der Wissenschaft allerdings undenkbar.

  Es bleibt zu hoffen, dass auch Österreich die Notwendigkeit der Pflegewissenschaft erkennt und an den Universitäten konsekutive Regelstudiengänge* für Pflegewissenschaft etabliert werden.

  *aus einem Bachelor und aufbauenden Master bestehend

- **der allgemein problemlösende Ansatz:** Dieser stellt zwar das Fundament des Pflegeprozesses dar, ist jedoch kein „pflegespezifischer" Ansatz, sondern findet in vielen (alltäglichen) Situationen Anwendung. Je nach Formulierung kann dieser Ansatz in mehrere Schritte unterteilt werden:

  1. Sammlung von Informationen
  2. Identifikation und exakte Formulierung des Problems
  3. exakte Formulierung des angestrebten und realistischen Ziels
  4. Planung der Vorgehensweise beziehungsweise Methode zur Erreichung des Ziels
  5. Durchführung der Vorgehensweise in Übereinstimmung mit der Planung
  6. Evaluation

  Abhängig von der Formulierung können allgemein problemlösende Ansätze auch in beispielsweise fünf oder vier Schritten beschrieben werden. Inhaltlich sind jedoch alle genannten Schritte inkludiert.

  Prozesse werden auch im alltäglichen Leben durchlaufen und somit unmerklich auch die beschriebenen Schritte gesetzt. Dieser Umstand lässt sich anhand der folgenden Übung verdeutlichen. Versuchen Sie am Beispiel der folgenden Aufgabenstellung, die einzelnen Schritte des Prozesses zu definieren beziehungsweise zu formulieren:

  > **Übung 1:** Sie haben sich an einer Bildungseinrichtung beworben und haben die erfreuliche Nachricht erhalten, dass Ihnen einer der Ausbildungsplätze zugesprochen wurde. Nun naht der Ausbildungsbeginn und somit die Erfordernis, zu einem bestimmten Zeitpunkt (Unterrichtsbeginn, Lehrveranstaltungsbeginn), an einem bestimmten Ort (Klasse, Hörsaal) zu sein. Versuchen Sie anhand dieser Angaben einen schlüssigen Prozess darzustellen.

  > **Übung 2:** Während Ihrer Ausbildung möchten Sie das Praktikum „nach Wahl des Schülers" im europäischen Ausland absolvieren. Gemäß der Bestimmungen des Gesundheits- und Krankenpflegegesetzes bewilligt die Schulleitung dieses mit der Auflage, selbst für die Organisation zu sorgen. Versuchen Sie anhand dieser Angaben einen schlüssigen Prozess darzustellen.

Die Liste von Übungsbeispielen zur Verdeutlichung von Prozessabläufen könnte unendlich lang fortgesetzt werden. Wenn diese Beispiele auch nicht mit wissenschaftlicher Systematik vergleichbar sind, so zeigen sie trotzdem, dass jeder von uns täglich Prozesse definiert und durchläuft. Sie sollen Sensibilität für den bewussten Einsatz von (Pflege)Prozessen in der klinischen Praxis erzeugen.

Merke: Bei rational problemlösenden Ansätzen wird nach der Formulierung der Zielsetzung systematisch an der Problemlösung beziehungsweise Zielerreichung gearbeitet.

6.6 Das Sechs-Schritt-Modell nach Fiechter und Meier

Wie unter Punkt 6.2 beschrieben, hat sich im deutschsprachigen Raum vor allem das Sechs-Schritt-Modell des Pflegeprozesses nach Fiechter und Meier etablieren können. Der Vorteil seiner Darstellung in sechs Schritten besteht im Wesentlichen darin, dass die einzelnen erforderlichen Schritte sehr deutlich nachvollzogen werden können und Lernende daher sehr präzise die einzelnen Schritte behandeln können. Gemäß Fiechter und Meier besteht der Pflegeprozess aus folgenden Schritten:

1. Informationssammlung
2. Erkennen von Problemen und Ressourcen
3. Festlegung der Pflegeziele
4. Planung der Pflegemaßnahmen
5. Durchführung der Pflege
6. Beurteilung der Wirkung der Pflege auf den Patienten

Der Nachteil dieser starken Unterteilung liegt darin, dass der Pflegeprozess ausschließlich als lineares Modell betrachtet werden könnte, welches abgeschlossen ist, wenn der sechste Schritt erreicht wurde.

Der Pflegeprozess ist allerdings wesentlich mehr als ein linearer Ablauf von Folgeschritten. Alle Schritte des Pflegeprozesses beeinflussen sich gegenseitig, können dazu beitragen, dass Ziele erreicht, teilweise erreicht oder verfehlt werden und unterliegen einer permanenten Modifizierung und Anpassung durch die Pflegeperson und den Patienten. Im Vergleich zu einem streng linearen Modell ist der Pflegeprozess ein sehr dynamisches Konstrukt.

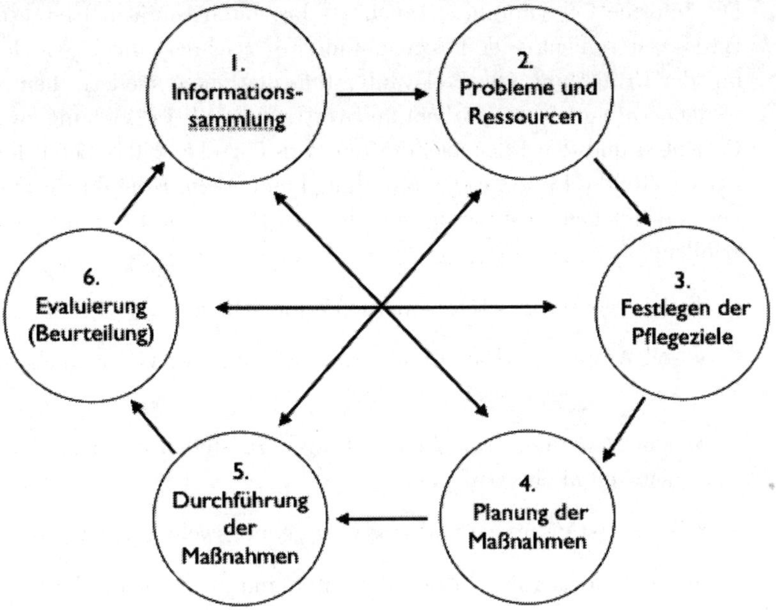

Abbildung 6.3: Pflegeprozess als Sechs-Schritt-Modell

6.7 Informationssammlung

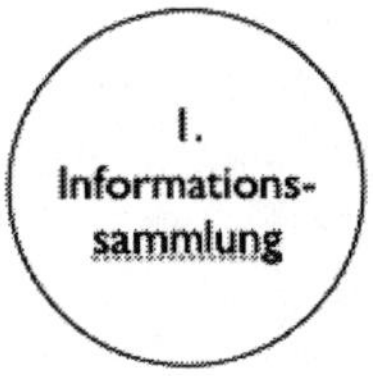

Würde man Parallelen zwischen dem Erstellen eines Pflegeprozesses und dem Bau eines Gebäudes ziehen, so stünde die Informationssammlung für das Fundament des Gebäudes. Jedes noch so stabil gebaute Gebäude würde ohne dementsprechenden Fundament in sich zusammen stürzen.

Somit stellt die Informationssammlung den ersten und wichtigsten Schritt im Pflegeprozess dar. In diesem Schritt werden alle **pflegerelevanten Informationen** ermittelt, die für die Planung und Durchführung pflegerischer Interventionen erforderlich sind. Dabei liegen die Schwerpunkte auf den physischen, psychischen und sozialen Zuständen des Betroffenen. Diese relevanten Informationen erhalten Sie auf verschiedene Art und Weise:

- von den Patienten durch eine gezielte persönliche Informationssammlung
- von Ausführungen der Bezugspersonen
- über Aufnahmeformulare, Anamnesen, Krankengeschichten etc.
- eigene Beobachtungen unter fachlichen Gesichtspunkten
- Beobachtungen vom therapeutischen Team

Die Informationssammlung (auch als Patientengespräch, Erstgespräch, Basis-Assessement oder Pflegeanamnese bezeichnet) dient jedoch nicht nur der Ermittlung pflegerelevanter Informationen, sondern dient ebenso dem Aufbau einer positiven und vertrauensvollen Beziehung zwischen Patienten und den Pflegefachkräften (vgl. Gieseke, 2006: 35ff). Idealerweise sollte die Informationssammlung beim ersten Kontakt, in Form eines persönlichen Austauschgespräches stattfinden und folgende Aspekte erfüllen:

- ein gegenseitiges Kennenlernen ermöglichen
- soll Ängste des Patienten vermindern und die Gelegenheit bieten, eine Vertrauensbasis aufzubauen
- dem Patienten ermöglichen, Fragen zu stellen und so ein Sicherheitsgefühl zu vermitteln
- Missverständnissen vorbeugen beziehungsweise ausräumen
- eine Orientierung für den Patienten und die Pflegefachkraft ermöglichen

Es ist unschwer nachzuvollziehen, dass während des Erstgesprächs Themen angesprochen werden, die sehr persönlich sind und deshalb nicht vor anderen Patienten offen gelegt werden und sich der Patient in einer neuen, für ihn fremden Umgebung befindet, weshalb für das Informationsgespräch die Erfüllung folgender Aspekte wichtig ist:

- eine ruhige und möglichst entspannte Atmosphäre
- möglichst keine Mithörer
- dem Informationsgespräch ausreichend Zeit einräumen
- Angehörige beziehungsweise Bezugspersonen situativ einbeziehen
- offene Fragestellungen verwenden, damit diese der Patient in Erzählform beantworten kann

Sollte auf Grund des Krankheitszustandes des Patienten keine persönliche Informationssammlung möglich sein, so grenzen Sie die Informationssammlung ein und versuchen, Informationen von den Bezugspersonen zu erhalten. Die Vervollständigung der Informationssammlung muss jedoch unter Berücksichtigung des individuellen Zustands des Patienten so rasch wie möglich durchgeführt werden (vgl. Budnik, 1997: 28ff).

Merke: Die Informationssammlung ist damit nicht abgeschlossen! Sie setzt sich über den gesamten Aufenthaltszeitraum fort, wird laufend ergänzt und aktualisiert!

6.7.1 Welche Informationen benötigt die Pflegefachkraft?

Wie unter Punkt 6.7 beschrieben, werden mittels Informationssammlung alle pflegerelevanten Informationen ermittelt, die für die Planung und Durchführung pflegerischer Interventionen erforderlich sind. Dabei liegen die Schwerpunkte auf den physischen, psychischen und sozialen Zuständen des Betroffenen. Eine Orientierung zur Erhebung dieser Informationen bieten die Klassifikationssysteme wie beispielsweise Ropers Lebensaktivitäten, oder die folgenden 2003 in Österreich mit dem offenen Curriculum für die Ausbildung in der allgemeinen Gesundheits- und Krankenpflege definierten **Dimensionen pflegerischen Handelns** (vgl. ÖBIG, 2003):

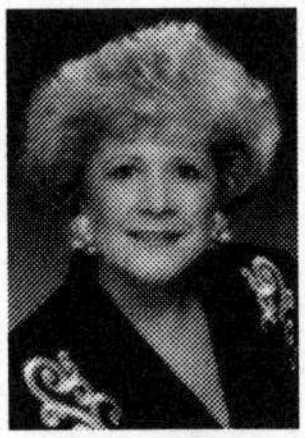

Nancy Roper

1. Ausdruck und Erscheinungsbild
2. Körperhaltung und Bewegung
3. Perzeption und Kognition
4. Vitalfunktionen
5. Sicherheit und Prävention
6. Ernährung
7. Ausscheidung
8. Intimität und Sexualität
9. Soziale Rolle und Beziehungen
10. Aktivität und Ruhe

Zwar können sich standardisierte Aufnahmegespräche in Form von Aufnahmebögen als hilfreich erweisen, doch sollten diese nicht unreflektiert angewendet werden. In einem offenen Aufnahmegespräch bestimmt der Patient die Priorität seiner Lebensgewohnheiten beziehungsweise Dimension selbst. Der schriftliche Aufnahmebogen dient in diesem Fall nur der Hilfestellung sowie zum Vermerk der erhaltenen pflegerelevanten Informationen.

Merke: Die Formulierung der Fragen auf dem Aufnahmebogen oder dem persönlichen Aufnahmegespräch beeinflusst maßgeblich die Antworten der Patienten! Geschlossene Fragestellungen führen zu geschlossenen Antworten (ja/nein), offene Fragen jedoch zu Antworten in Erzählform, die weitere relevante Informationen beinhalten können. Die Qualität der Informationen hängt somit auch von der kommunikativen Kompetenz der Pflegefachkräfte ab!

Die Frage, ob generell bei jedem Patienten, unabhängig seiner Aufenthaltsdauer, eine Informationssammlung durchgeführt werden muss, lässt sich insofern beantworten, als das Gesundheits- und Krankenpflegegesetz §14 (2) Z1 die *„Erhebung der Pflegebedürfnisse und des Grades der Pflegeabhängigkeit des Patienten oder Klienten, sowie Feststellung und Beurteilung der zur Deckung dieser Bedürfnisse zur Verfügung stehenden Ressourcen"* explizit vorschreibt. Somit muss festgehalten werden, dass eine Informationssammlung immer dann notwendig ist, wenn:

- Unterstützung und/oder Anleitung in einem oder mehreren Lebensbereichen beziehungsweise Dimensionen notwendig sind.
- in absehbarer Zeit Unterstützung und/oder Anleitung in bestimmten Dimensionen notwendig werden.
- während des Pflegeverlaufs Probleme entstehen, die Einfluss auf weitere Dimensionen haben.
- Patienten sich ohne nachvollziehbare beziehungsweise ersichtliche Gründe selbst einschränken beziehungsweise entgegen ihrer Fähigkeiten verhalten.

Vor allem bei Kindern müssen zusätzliche Informationen eingeholt werden, die ebenso wie die Bereitschaft und die Fähigkeit der Eltern zur Zusammenarbeit mit den Pflegepersonen einen entscheidenden Einfluss auf den Genesungsprozess haben (vgl. Budnik, 1997: 30ff):

- Entwicklungsstand des Kindes
- Gewohnheiten beim Spielen
- Gewohnheiten beim Sprechen
- Besonderheiten bezüglich der Beziehung zu den Eltern, Geschwistern und anderen Angehörigen
- vorangegangene positive/negative Erlebnisse in Gesundheitseinrichtungen

- Vorbereitung auf den bevorstehenden Krankenhausaufenthalt
- Vorbereitung auf zu erwartende Einschränkungen

Merke: Um den Genesungsprozess zusätzlich positiv zu beeinflussen, muss seitens der Gesundheits- und Krankenpflegepersonen höchstes Augenmerk auf die Zusammenarbeit mit den Bezugspersonen des Kindes gelegt werden!

6.7.2 Informationsquellen und Informationstypen

Betrachtet man die erhaltenen Informationen beziehungsweise Daten genauer, fällt auf, dass sich diese klassifizieren lassen. Es kann deutlich zwischen Informationsquelle, d.h. Ursprung der Information, und Informationstyp, d.h. Art der Information, unterschieden werden:

Informationsquellen

1. Um eine **direkte Informationsquelle** handelt es sich, wenn die erhaltene Information direkt d.h. unmittelbar vom Patienten an die mit der Informationssammlung betrauten Pflegefachkraft weitergegeben wird. Der Patient ist hierbei am besten in der Lage, seine Situation, Beschwerden, Einschränkungen und Ressourcen zu erläutern. Wer könnte für diese Anforderung wohl besser geeignet sein, als der Betroffene selbst?! Trotzdem existieren Umstände, die es erforderlich machen, den Patienten als direkte Informationsquelle zu hinterfragen. So könnten beispielsweise die Auseinandersetzung mit emotionalen Problemen, bestehende psychische Probleme, kognitive Einschränkungen und Bewusstseinstrübungen, oder schlicht der Umstand, dass es sich bei dem Patienten um ein Kind handelt, erforderlich machen, ergänzende Informationen einzuholen. Das Hauptkennzeichen einer direkten Informationsquelle ist, dass die Information unmittelbar vom Patienten an die Pflegefachkraft weitergegeben wird.

2. Unter **indirekter Informationsquelle** werden nun alle anderen Quellen subsummiert, die Informationen über den Patienten enthalten oder übermitteln können. Dazu gehören beispielsweise Angehörige, Verwandte und Bekannte des Patienten sowie Patientenakten wie beispielsweise Pflegedokumentationen, Transferierungsberichte und Dokumentationen ambulanter* Pflegeeinrichtungen als auch medizinische Dokumentationen wie die Krankengeschichten

*lat.: „ambulare", umhergehen, hin- und hergehen
Nicht mit stationärem Aufenthalt verbunden

und Dokumentationen vorangegangener Aufenthalte. Das Hauptkennzeichen einer direkten Informationsquelle ist, dass die Information nicht unmittelbar vom Patienten, sondern über ein anderes Transportmedium an die Pflegefachkraft weitergegeben wird.

Informationstypen

1. Unter **objektiver Information** beziehungsweise einem **objektiven Informationstyp** sind jene Informationen zu verstehen, die auf systematische Weise bobachtet und erhoben werden können. Kennzeichnend für eine objektive Information ist, dass diese gemessen oder gezählt werden kann und ein Referenzbereich definiert ist. So ist beispielsweise ein Patient mit 80 kg Körpergewicht genau doppelt so schwer wie ein Patient mit 40 kg Körpergewicht (Messeinheit: Kilogramm), ein Patient mit 20 Jahren nur halb so alt wie ein Patient mit 40 Jahren (Messeinheit: Jahre), ein Patient mit 1,80 m Körpergröße genau um 20 cm größer als ein Patient mit 1,60 m Körpergröße (Messeinheit: Meter). Der Blutdruck eines Patienten liegt beispielsweise bei gemessenen 180/110 mmHg und somit außerhalb des Refernzbereichs usw. Das Hauptkennzeichen einer objektiven Information ist demnach, dass auf diese Information eine Art „Messlatte" angewendet werden kann.

2. Unter **subjektiver Information** sind jene Informationen zu verstehen, auf welche eine „Messlatte" auf oben genannte Weise nicht angewendet werden kann. Subjektive Informationen sind gekennzeichnet durch das individuelle Erleben des Betroffenen. So ist es beispielsweise nicht möglich, präzise festzustellen, ob es jemanden der sein Befinden mit *„schlecht"* beschreibt, genau halb so „schlecht" geht wie einem Patienten, der sein Befinden mit *„sehr schlecht"* beschreibt. Es ist in diesem Beispiel also nicht möglich, eine genaue Ausprägung des Befindens mit der Ausprägung des Befindens eines anderen Patienten direkt zu vergleichen. Es ist jedoch sehrwohl möglich, Tendenzen in einem Vergleich aufzuzeigen, indem Vergleiche zu anderen ähnlichen Situationen hergestellt werden. So könnte das Befinden eines Patienten durchaus *„schlechter"* sein als es noch einen Tag zuvor war, Schmerzen *„geringer"* als sie noch unmittelbar nach der Verletzung waren usw. Subjektive Informationen geben dem Pflegenden allerdings auch die Möglichkeit, sich ein Bild über das Erleben und die Bedürfnisse des Patienten zu machen, weshalb der Patient stets ermutigt werden sollte, sich hinsichtlich seines individuellen Erlebens zu äußern.

Festzuhalten ist, dass die oben genannte Einteilung in der Praxis selten isoliert, sondern häufig während der persönlichen Informationssammlung in einer Mischform auftritt. Es ist sehr wichtig, dass Pflegende alle Informationsquellen und -typen ausschöpfen um sich ein möglichst vollständiges Bild vom Patienten machen zu können (vgl. Arets, 1999: 274ff).

6.7.3 Das PQRST-Schema nach Brobst

Eine weitere Möglichkeit zur Einschätzung **subjektiver Informationen** stellt das sogenannte PQRST-Schema nach Ruth Brobst dar, bei welchem die Befragung festgelegten Kriterien folgt. Die Bezeichnung ergibt sich aus den fünf zu erfragenden Aspekten:

- **P**rovoziernde und auslösende Faktoren: Kann der Patient die Beschwerden bewusst herbeiführen oder kennt er Faktoren, welche die Beschwerden bedingen?
- **Q**ualität und Quantität der Symptome: Wie beschreibt der Patient die Beschwerden (beispielsweise Schmerz: ziehend, pochend, etc.) und wie oft treten die Beschwerden in einem bestimmten Zeitraum auf?
- **R**egion oder Radation* der Symptome: Welche Körperregionen sind von den Beschwerden beziehungsweise Symptomen betroffen und strahlen (beispielsweise Schmerz) in benachtbarte Regionen aus?

*Ausstrahlung in umliegende Regionen

- **S**tärke der Beschwerden: Welche Intensität erreichen die Beschwerden auf einer Skala von ... bis ...?
- **T**iming oder zeitliches Auftreten der Beschwerden: Treten die Beschwerden gehäuft zu einem bestimmten Zeitpunkt auf?

Brobst vertritt die Meinung, dass man **direkte** Informationen aus den eigenen Beobachtungen beziehungsweise den Äußerungen des Betroffenen gewinnt und dadurch die Irrtumswahrscheinlichkeit bei der Interpretation der erhaltenen Informationen niedrig sei. Hingegen erhält man **indirekte** Informationen von Dritten, aus Unterlagen vorangegangener Dokumentationen sowie durch Interpretation der direkten Informationen, wobei jedoch eine hohe Irrtumswahrscheinlichkeit gegeben ist (vgl. Brobst, 2007: 32).

Merke: Bei der Verarbeitung oder Weitergabe von Informationen besteht immer die Gefahr der Fehlinterpretation. Deshalb sind direkten Informationen stets der Vorzug zu geben!

6.7.4 Welche Informationen benötigt der Patient?

Bislang beschäftigten wir uns ausschließlich mit jenen Informationen, die für die Planung der Pflege erforderlich sind. Doch auch der Patient benötigt Informationen. Für diesen stellt die Überweisung in eine Pflegeeinrichtung insofern ein einschneidendes Erlebnis dar, als er seine gewohnte und vertraute Umgebung verlassen und sich in eine bestehende und für ihn neue Institution mit neuen und ungewohnten Abläufen eingliedern muss, was zu einem Gefühl der Unsicherheit seitens des Patienten führen kann. Doch auch wir kennen diese Unsicherheit beziehungsweise Verunsicherung, denken Sie beispielsweise an den Tag der Aufnahmeprüfung, den ersten Schultag oder den ersten Tag auf einer unbekannten Praktikumsstelle. Stehen in dieser Situation zugewandte Menschen zu Seite, mindern diese das Unsicherheitsgefühl. Informieren Sie deshalb den Patienten und – sofern anwesend – seine Angehörigen über:

- Ansprechpersonen beziehungsweise zuständige Pflegende
- Mitmenschen im Zimmer beziehungsweise Wohnbereich
- räumliche Gegebenheiten, d.h. Bad, Toilette, Pflegestützpunkt etc.
- relevante Abläufe, beispielsweise Essenzeiten, Untersuchungen
- Möglichkeiten der Kontaktaufnahme mit Angehörigen, beispielsweise Möglichkeit der Benutzung eines Telefons
- Angebote und Serviceleistungen, wie Fernsehgeräte, Frisör, Fußpflege etc.
- Möglichkeiten der Freizeitgestaltung, wie Cafeteria, Bibliothek, Besuchsregelung etc.
- Sicherheitsmaßnahmen, wie Rauchverbot, Information des Pflegepersonals bei Verlassen der Station, Fluchtstiege etc.
- weitere Vorbereitungen für bevorstehende Untersuchungen etc.

Diese Aufzählung ist lediglich als Beispiel zu betrachten und kann weiter fortgesetzt werden. So plausibel diese Liste auch erscheinen mag, umso mehr trägt sie dazu bei, dass sich der Patient schneller an die für ihn neue Umgebung gewöhnt und dadurch beiträgt, Unsicherheiten abzubauen (vgl. Budnik, 1997: 29f).

Merke: Nicht nur die Pflegepersonen benötigen Informationen über den Patienten. Auch der Patient benötigt grundlegende Informationen, um sich schnellstmöglich auf die neue Umgebung einstellen zu können!

6.8 Erkennen von Problemen und Ressourcen

Bei genauer Betrachtung fällt auf, dass die Bezeichnung etwas missverständlich ist und eigentlich „Erkennen von Ressourcen und Problemen“ lauten sollte. Zweifellos kann sich die Problemdarstellung und Problemausprägung durch das Vorhandensein von Ressourcen verändern. Aus diesem Grund behandelt dieser Abschnitt auch zuerst die Ressourcen und im Anschluss daran die Problemformulierung beziehungsweise den Einsatz von Pflegediagnosen.

2. Probleme und Ressourcen

6.8.1 Erkennen und Einteilung von Ressourcen

Zu Beginn jeder Pflegeintervention stellt sich die Frage, in welchen Bereichen und in welcher Ausprägung der Patient unsere fachliche Anleitung und Unterstützung benötigt beziehungsweise eine Übernahme bestimmter Tätigkeiten durch das Pflegeteam erfordert. Ressourcen reichen jedoch über die Fragen: *„Was kann der Patient selbstständig?“* und *„Wo benötigt er Unterstützung?“* hinaus, da Ressourcen starken Einfluss auf die Zielsetzung und die Auswahl der Pflegeinterventionen haben. So gilt es in Zusammenhang mit der Erhebung von Ressourcen zu beachten, dass diese

- Hilfsquellen der Patienten sind, die diesem im Erreichen einer größtmöglichen Selbstständigkeit unterstützen.
- bei jedem Patienten individuell verschieden sind und deshalb aktuell erfasst und laufend ergänzt werden müssen.
- das Selbstwertgefühl der Patienten steigern und den Genesungsprozess positiv beeinflussen.
- eine aktivierende anstatt hemmende Pflege ermöglichen.

Ressourcen sind bei jedem Patienten individuell verschieden. Trotzdem lassen sich fünf Gruppen von Ressourcen differenzieren:

1. **patienteneigene Motivation:** Darunter wird einerseits die Bereitschaft verstanden, professionelle Unterstützung des therapeutischen Teams und der Angehörigen anzunehmen, andererseits sich aktiv an der Bewältigung der krankheitsbedingten Einschränkungen und dem Genesungsprozess zu beteiligen sowie die gegenwärtig bestehenden Einschränkungen zu akzeptieren.

2. **patienteneigene Fähigkeiten, Möglichkeiten und Kräfte (Können und Wissen):** Tätigkeiten oder Teilschritte von Tätigkeiten, welche der Patient noch selbstständig ausführen kann, tragen zu einem Gefühl der Selbstständigkeit und Unabhängigkeit bei. Deshalb soll jeder selbstständig ausgeführte Teilschritt oder jede Tätigkeit insofern Beachtung finden, als man diese als Ausgangspunkt für aktivierende pflegerische Interventionen nutzt.

3. **patienteneigene Hobbys und Vorlieben:** Können Tätigkeiten der gewohnten Freizeitgestaltung in die pflegerische Versorgung des Patienten integriert werden, beeinflusst dies den Genesungsprozess insofern positiv, als der Patient seine Fähigkeiten und Fertigkeiten in der Ausübung seiner favorisierten Freizeitgestaltung anwenden kann, dadurch das Selbstwertgefühl gesteigert und der Patient zusätzlich von seinen gegenwärtigen Beschwerden abgelenkt wird. Lesen oder das Hören von Rundfunksendungen, Spaziergänge im Garten oder Fernsehen sind – natürlich abhängig vom Allgemeinzustand des Patienten – in den meisten Fällen realisierbar.

4. **Angehörige oder Bezugspersonen, die ihre Fähigkeiten und Unterstützung einbringen:** Ist das Einbeziehen der Angehörigen in der Kinder- und Jugendlichenpflege bereits selbstverständlich (beispielsweise „Rooming In“, Mutter-Kind-Zimmer), so könnten diese Bestrebungen in der Pflege Erwachsener noch intensiviert werden. Angehörige und Bezugspersonen sind für den Patienten vertraute Personen, stellen einen Kontakt zur „Außenwelt“ dar und sollten mehr Beachtung im pflegerischen Handeln finden. Hierbei ist von der Pflegekraft jedoch genau abzuschätzen, in welchem Ausmaß Angehörige einbezogen und angeleitet werden können, ohne diese zu überfordern. Übernimmt der Angehörige zudem einzelne pflegerische Interventionen, so hat eine gezielte Anleitung durch das diplomierte Pflegepersonal zu erfolgen. Die Angehörigen könnten durch eine diplomierte Pflegefachkraft in die alltägliche Pflege involviert und so schrittweise auf die häusliche Betreuung vorbereiten werden.

5. **Umgang mit Hilfsmittel:** Spezielle Materialien und medizinische Produkte (beispielsweise Gehhilfen, Treppenlifte, höhenverstellbare Betten) tragen zur Eigenständigkeit des Patienten bei. Produktinformationen kann man über den Fachhandel beziehen und bei der Krankenkasse beantragt werden, sofern diese für längere Zeit benötigt werden. Ebenso denkbar und in der extramuralen Pflege gängige Praxis ist, die häuslichen Gegebenheiten des Patienten auf etwaige Adaptierungsmöglichkeiten zu begutachten, um bei-

spielsweise Stolperfallen aufzuzeigen und bei deren Entschärfung beratend zur Seite zu stehen.

Ressourcen sind nicht immer auf den ersten Blick zu erfassen, verlangen eine geschulte Beobachtungsgabe der Pflegeperson und sind oftmals erst mit fortschreitender Pflegeintervention erkennbar. Ausbildungsbedingt haben wir gelernt, pflegerelevante Probleme zu erfassen und die entsprechenden Maßnahmen einzuleiten. Um die Selbstständigkeit der Patienten zu fördern, muss ein Umdenken stattfinden und den Ressourcen verstärkt Aufmerksamkeit entgegen gebracht werden (vgl. Budnik, 1997: 41ff).

Merke: Werden die vorhandenen Ressourcen genutzt und der Patient fachgerecht angeleitet, wirken pflegerische Interventionen aktivierend, steigern die Selbstständigkeit und das Selbstvertrauen des Patienten und fördern auf diese Weise den Genesungsprozess positiv.

6.8.2 Formulierung und Einteilung pflegerelevanter Probleme

Wie Ihnen sicherlich aufgefallen ist, habe ich auch hier den Begriff etwas abgeändert. Der Grund dafür liegt in der Überzeugung, dass der Begriff „Pflegeproblem" impliziert, dass die Pflege ein Problem hat und nicht der Patient bei der Beseitigung oder Linderung seines Problems durch pflegerische Interventionen unterstützt werden soll. Das „**pflegerelevante Problem**" ist also ein beim Patienten aufgetretenes Problem, welches als solches erkannt wurde und für die Gesundheits- und Krankenpflege deshalb relevant ist, weil es in deren Kompetenzbereich fällt.

Ein pflegerelevantes Problem besteht dann, wenn physische, psychische oder soziale Beeinträchtigungen die Selbstständigkeit des Patienten einschränken und diese nicht eigenständig unter Ausnutzung aller zur Verfügung stehender Ressourcen kompensiert werden können. Diese Einschränkungen können einen oder mehrere Bereiche des täglichen Lebens betreffen. Bei der Formulierung sollten folgende drei Aspekte berücksichtigt werden:

1. Die Probleme sollten **kurz und präzise** formuliert werden. Die Formulierung soll das Wesentliche beinhalten und für alle Pflegenden nachvollziehbar sein.

2. Die Beschreibung der Probleme soll möglichst **genau und detailliert** hinsichtlich der Art und Weise des Problems sein. Es gilt darzustellen, in welcher Ausprägung das Problem vorliegt.

3. Die Formulierung soll **frei von Werturteilen** und objektiv sein. Subjektive Beschreibungen durch die Pflegenden (kann nicht, will nicht, schlecht, besser etc.) sind zu vermeiden.

Unabhängig von der Formulierung jedoch relevant in der täglichen Praxis ist die Einteilung der pflegerelevanten Probleme hinsichtlich der Verwendung von Pflegestandards und der Aufnahme in die Pflegeplanung:

- **Generelle** beziehungsweise **potentielle Probleme** betreffen alle Patienten unter gleichen Bedingungen und können durch professionelle Pflegeinterventionen vermieden werden. So besteht beispielsweise bei allen Patienten, die ihre Lage im Bett nicht selbstständig verändern können, eine nicht unbeträchtliche Dekubitusgefahr, die durch prophylaktische Maßnahmen reduziert werden kann. Generelle Probleme können durch die Anwendung von Pflegestandards abgedeckt werden.

- **Individuelle Probleme** sind spezifische Probleme eines Patienten und können deshalb auch nicht – wie beispielsweise die Entstehung eines Dekubitalgeschwürs – generell vorhergesagt werden. Sie sind personenbezogen und betreffen die ganz persönlichen Lebensumstände dieses Patienten. Individuelle Probleme entziehen sich dem Einsatzbereich von Pflegestandards und werden deshalb in die Pflegeplanung aufgenommen.

- Unter **aktuellen Problemen** versteht man jene Probleme, die von den Patienten direkt angesprochen werden (beispielsweise Schmerzen), messbar (beispielsweise Trinkmenge) oder beobachtbar (beispielsweise Bewegungseinschränkungen) sind und gegenwärtig bereits bestehen.

- **Verdeckte und vermutete Probleme** des Patienten, die zu einer physischen Manifestation führen, können von seinem Verhalten abgelesen werden. So könnte sich beispielsweise ein Patient während des Besuchs eines (vermeintlich) nahen Angehörigen unselbstständiger präsentieren als dies in Abwesenheit des Angehörigen tatsächlich der Fall ist. Es gilt hierbei zu klären, welches Verhältnis zwischen dem Patienten und dem Angehörigen besteht. Beispielsweise könnten Zweifel hinsichtlich des Entlassungszeitpunktes und mithin einer adäquaten häuslichen Betreuung durch diesen Angehörigen bestehen.

Diese Einteilung pflegerelevanter Probleme bereiten anfangs oftmals Schwierigkeiten und führen zu Verwirrung. Tatsächlich ist die Einteilung in der

Praxis eher zweitrangig. Es ist wesentlich wichtiger, pflegerelevante Probleme zu erkennen, um sie dementsprechend behandeln zu können. Ein weiterer Aspekt, der hier hinzukommt ist, dass die freie Formulierung pflegerelevanter Probleme durch die „Einführung“ standardisierter Pflegediagnosen* immer mehr in den Hintergrund gedrängt wird.

*Klassifikationssysteme siehe Kapitel 7

6.9 Festlegung der Pflegeziele

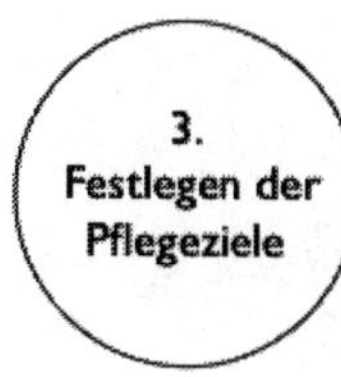

Als Pflegeziel wird das **Ergebnis** beziehungsweise **Resultat** bezeichnet, welches der Patient und seine Angehörigen in Kooperation mit und Unterstützung durch das Pflegeteam in einem festgelegten Zeitraum erreichen wollen. Das Pflegeziel zeigt Veränderungen hinsichtlich der Ausgangssituation und dem Endresultat auf und ist gleichzeitig ein Kriterium, die Pflegeinterventionen hinsichtlich ihrer Wirksamkeit und Qualität zu überprüfen.

Pflegeziele können sich auf unterschiedliche Bereiche beziehen:

1. **Zustand** des Patienten beispielsweise hinsichtlich seiner Atmung, Ernährungszustand, Hautzustand usw.
2. **Können** des Patienten beispielsweise die selbstständige Durchführung bestimmter Tätigkeiten (Teilwäsche, Mobilisation etc.)
3. **Wissen** des Patienten beispielsweise Wirkung des Insulins und Symptome einer Hyper- oder Hypoglykämie
4. **messbare Befunde** beziehungsweise **Werte** des Patienten beispielsweise Trinkmenge, Körpergewicht, Blutdruckwerte, Blutzuckerwerte etc.
5. **Verhalten** beziehungsweise **Lebensstil** des Patienten beispielsweise das Einhalten diätologischer Empfehlungen, regelmäßige Bewegung (Treppe statt Lift) etc. Ziele hinsichtlich Verhalten und Lebensstil sind nur bedingt überprüfbar. Hier bedarf es der Unterstützung und Einbindung der Angehörigen, um eine gesundheitsfördernde Verhaltensweise langfristig zu gewährleisten.

Ebenso können Pflegeziele unterschiedlichen Intentionen zugrunde liegen:

1. Bei der **Zustandserhaltung** liegt der Erhalt eines derzeitig bestehenden Zustands des Patienten im Vordergrund. Fähigkeiten und Fertigkeiten des Patienten sollen keine Verschlechterung beziehungsweise Abbau erfahren, weshalb man auch von „Erhaltungszielen spricht“.

2. Bei der **Zustandsverbesserung** sollen Fähigkeiten, Fertigkeiten und Wissen des Patienten erweitert, ergänzt und wiedererlangt werden, weshalb man auch von „Rehabilitationszielen“ spricht.

3. Unter **Zustandsverarbeitung** fällt die Bewältigung veränderter Lebensbedingungen. Ziel ist, dass der Patient neue Lebensinhalte bei bleibender Einschränkung findet, weshalb man auch von "Bewältigungszielen“ spricht.

Die Festlegung von Pflegezielen bezieht sich auf die vorausgegangene Problemstellung und berücksichtigt die Ressourcen des Patienten. Für jedes formulierte pflegerelevante Problem wird ein **realistisches Pflegeziel** formuliert, welches in Teilschritten erreichbar sein soll. Diese Teilschritte werden auch als „**Nahziele**“ bezeichnet und ermöglichen, das angestrebte Ziel in einzelne kleine Abschnitte zu unterteilen, die leicht überprüfbar sind.

Die so genannten "**Fernziele**“ spiegeln das zu erreichende und abschließende Ziel wider, welches nach Abschluss der pflegerischen Interventionen erreicht werden soll(t)e. Fernziele sind oftmals schwerer zu überprüfen, da sich der Patient zum geplanten Zeitpunkt oftmals nicht mehr in einer stationären Pflegeeinrichtung befindet, sondern in häusliche Pflege entlassen und somit an die Kollegen und Kolleginnen im extramuralen Bereich überantwortet wurde. Umso wichtiger ist es deshalb, dass die Problem- und Zielformulierung präzise und für jede nachfolgende Pflegefachkraft verständlich und eindeutig formuliert ist. Dies gewährleistet nicht nur die konkrete Fortsetzung der geplanten Pflegeinterventionen, sondern ebenso eine sinnvolle Evaluierung der Interventionen. So empfiehlt es sich, folgende Anforderungen an die Formulierung von Pflegezielen zu stellen:

1. genaue und detaillierte Formulierungen
2. realistische, d.h. erreichbare Ziele
3. Zeitgrenzen beziehungsweise -angaben zur Überprüfung des Fortschritts
4. kurze Formulierungen, keine Ausschweifungen
5. als Aussage formulieren, d.h. keine Maßnahmen beschreiben

Achten Sie darauf, den Patienten und seine Angehörigen bei der Formulierung der Pflegeziele miteinzubeziehen! Vereinbaren Sie mit diesem die einzelnen Teilschritte und Zeitgrenzen für die Erreichung der Teilschritte.

Merke: Pflegeziele müssen präzise und konkret formuliert werden, um die geplanten Pflegeinterventionen kontinuierlich fortführen zu können und jegliche Notwendigkeit einer Interpretation zu verhindern.

6.10 Planung der Pflegemaßnahmen

Unter **Pflegemaßnahmen** oder **Pflegeinterventionen** versteht man jene pflegerischen Handlungen, mit welchen die formulierten Pflegeziele innerhalb der gesetzten Zeitgrenze (beispielsweise Nahziel) erreicht werden sollen. Konsequenterweise ergeben sich die Pflegeinterventionen aus der Zielformulierung und sollten ebenfalls in Kooperation mit dem Patienten festgelegt werden. Pflegeinterventionen sind **Handlungsanweisungen**, aus denen ersichtlich wird:

4. Planung der Maßnahmen

1. **was** genau zu tun ist. Welche Handlungen beinhaltet die geplante Pflegeintervention?
2. **wie** und womit Ziele erreicht werden. Welche Richtlinien oder Besonderheiten sind zu berücksichtigen und welche Hilfsmittel kommen zum Einsatz?
3. **wann** und wie oft interveniert wird. Zu welchem Zeitpunkt oder unter welchen Voraussetzungen wird die Pflegeintervention durchgeführt und gilt es, eine festgelegte Regelmäßigkeit einzuhalten?
4. **wer** die Pflegehandlungen durchführt. Kann die Pflegeintervention von Hilfsdiensten (beispielsweise Pflegehelfer) durchgeführt werden oder erfordert die Pflegeintervention die Kompetenz eines diplomierten Gesundheits- und Krankenpflegers?

Jede Pflegeintervention muss dem aktuellen Fachwissen entsprechen und bezieht sich optimalerweise auf Forschungsergebnisse oder gesicherte Erfahrungswerte (EBN*). Diese Forderung ist auch im § 4 GuKG (Allgemeine Berufspflichten) verankert, in dem es heißt:

*Evidence-based Nursing

> *„(2) Sie haben sich über die neuesten Entwicklungen und Erkenntnisse der Gesundheits- und Krankenpflege sowie der medizinischen und anderer berufsrelevanter Wissenschaften fortzubilden."*

Merke: Pflegeinterventionen müssen so formuliert werden, dass jede Pflegefachkraft präzise nachvollziehen kann, was, wie, wann und durch wen diese Interventionen durchgeführt werden soll.

Vielerorts kommt es in der Praxis vor, dass für immer wieder kehrende Pflegeinterventionen eine Art „Vorgabenkatalog" erstellt wird, um diese wiederkehrenden pflegerelevanten Probleme mittels vordefinierter Interventionsabfolge entgegenzuwirken und somit die erforderliche Zeit für die Erstellung der betreffenden Planung zu minimieren. Diese aus ökonomischer Sicht durchaus berechtigte Vorgehensweise muss sich allerdings immer wieder der Kritik stellen, durch die **Standardisierung** der Pflegeinterventionen die Individualität des Patienten zu beschneiden beziehungsweise ein individuelles Vorgehen der Pflegefachkraft zu verhindern. Hierbei ist zu erwähnen, dass das Erstellen von Vorgabenkatalogen eine langwierige und ansprechende Tätigkeit ist. Diese Kritik ist also nur bei schlechten Vorgabenkatalogen berechtigt.

*Ungeteiltheit

Unter „**Individualität**"* ist in diesem Zusammenhang die Tatsache zu verstehen, dass jeder Mensch einzig ist und sich von anderen Menschen in vielerlei Hinsicht unterscheidet. Es bedeutet nicht, dass eine bestimmte Pflegeintervention von unterschiedlichen Pflegefachkräften unterschiedlich durchgeführt wird.

6.10.1 Pflegestandards

Standards sind **verbindliche Vorgaben** hinsichtlich der Konsequenzen, mit welchen auf festgestellte pflegerelevante Probleme reagiert werden soll. Weiters sind Pflegestandards Ausdruck dessen, was unter Qualität verstanden und welches Qualitätsniveau erreicht beziehungsweise angestrebt wird. Pflegestandards stellen das festgelegte **Niveau pflegerischer Leistungsqualität** dar. Sie haben ihren Ursprung in der Rationalisierung und Qualitätssicherung und basieren optimalerweise auf Forschungsergebnissen. Pflegestandards sind ebenfalls Ausdruck des aktuellen Wissens und bedürfen deshalb einer laufenden Überprüfung und Anpassung. Anderenfalls verkommen sie zu einer Sammlung unreflektierter und fachlich überholter Pflegerituale.

Merke: Ein Pflegestandard bestimmt, welches Pflegeziel, in welcher Ausprägung (Qualität) und mit welchen Mitteln erreicht werden soll und kann durch Auswahlmöglichkeiten durchaus individualisierbar bleiben.

6.10.2 Standardpflegepläne

Als solche werden **standardisierte Pflegeplanungen** bezeichnet, die zugehörige Pflegeziele und Maßnahmenkataloge enthalten. Aus einem Standardpflegeplan geht hervor, wann und in welchem Umfang eine Pflegefachkraft bei einem vorab bekannten pflegerelevanten Problem tätig wird und welche Ziele mit den vorgegebenen Pflegeinterventionen erreicht werden sollen. Standardpflegepläne ermöglichen somit eine rasche Hilfestellung bei der Strukturierung beziehungsweise Gestaltung einer individuellen Pflegeplanung. Zudem fördern Standardpflegepläne die Kontinuität der Pflegemaßnahmen, erleichtern die Einarbeitung neuer Mitarbeiter, fördern die fachliche Kommunikation innerhalb der Berufsgruppe sowie des therapeutischen Teams und erleichtern den Lernprozess der Auszubildenden. Ein weiterer Vorteil von Standardpflegeplänen liegt in der Erleichterung wissenschaftlicher Untersuchungen zur Wirkung von Pflegeinterventionen sowie deren Vergleich.

Standardpflegepläne stellen also einen Katalog von vorab bekannten pflegerelevanten Problemen inklusive Zielformulierung und standardisiertem Maßnahmenkatalog (Pflegestandard) dar, von welchem nur in begründeten Fällen – beispielsweise wenn es die individuelle Situation des Patienten erforderlich macht – abgewichen werden darf (vgl. Gieseke, 2006: 43ff).

Merke: Weder Pflegestandards noch Standardpflegepläne sind zwangsläufig mit der Abkehr einer individuellen Pflege gleichzusetzen, sondern ermöglichen vor allem die Einhaltung eines definierten Qualitätsniveaus in der pflegerischen Versorgung.

6.11 Durchführung der Pflege

5. Durchführung der Maßnahmen

In diesem Schritt geht es um die praktische Umsetzung der geplanten Pflegeinterventionen. Hierbei ist es nicht nur von Bedeutung, **dass** die geplanten Interventionen durchgeführt, sondern auch **wie** diese durchgeführt werden. Somit ergeben sich für die Pflegekräfte folgende drei Verbindlichkeiten:

1. Die geplanten Pflegeinterventionen gelten für alle Pflegekräfte als **verbindliche Handlungsanweisungen**.
2. Es muss sichergestellt sein, dass unabhängig davon, wer mit der Pflege betraut ist, die Pflegeinterventionen **wie geplant durchgeführt** werden.
3. Erfordert die individuelle Situation des Patienten eine Abweichung von den geplanten Pflegeinterventionen, muss diese **schriftlich begründet** sowie das Ausmaß der Abänderung dokumentiert werden.

Zu planen reicht für ein erfolgreiches pflegerisches Handeln nicht aus, vielmehr müssen die Pflegeinterventionen auch wie geplant durchgeführt werden. Nur dann wird es im Rahmen der Evaluierung möglich sein, die Gründe für Erfolg oder Misserfolg nachzuvollziehen um dementsprechend entgegenwirken zu können. Pflegeinterventionen erfordern einerseits eine korrekte Durchführung im Sinne von Planung und Technik, andererseits eine kontinuierliche Überprüfung des aktuellen medizinischen und pflegerischen Fachwissens. Die Basis für die die praktische Umsetzung der geplanten Pflegeinterventionen bilden die folgenden sechs Aspekte:

1. **Konsequenz:** Für erfolgreiche Pflegeinterventionen müssen diese konsequent so durchgeführt werden, wie sie geplant wurden. Ausschließlich in begründeten Fällen darf von der Planung abgewichen werden. Jegliche Abweichung von der Planung muss schriftlich begründet und dokumentiert werden. Nur dann wird es möglich sein, die Pflegeinterventionen auf Wirkung und Angemessenheit hin zu überprüfen.

2. **Beobachtung:** Trotz konsequenter Durchführung der geplanten Pflegeinterventionen müssen diese kontinuierlich auf deren Wirksamkeit und Angemessenheit beobachtet werden. Es gilt hierbei, die Reaktionen des Patienten hinsichtlich Verbesserung oder Verschlechterung der pflegerelevanten Problematik zu überprüfen und zu dokumentieren.

3. **Erweiterung der Informationssammlung:** Diese ist nicht mit dem Informationsgespräch beendet, sondern wird während der weiteren Betreuung fortgesetzt. Es gilt, ehestmöglich Veränderungen im Zustandsbild des Patienten festzustellen, neu auftretende pflegerelevante Probleme zu erkennen sowie neue Informationen zu identifizieren und festzuhalten.

4. **Anpassen des Pflegeplans:** Werden negative Situationsveränderungen, mangelnde Wirksamkeit oder Unangemessenheit der Pflegeinterventionen festgestellt, muss die Pflegeplanung aktualisiert und modifiziert werden. Wird über einen längeren Zeitraum oder bei Überschreiten der gestellten Zeitgrenze keine Veränderung in Richtung Zielerreichung festgestellt, weist dies auf eine ineffektive Pflegeintervention hin und erfordert dringend eine Anpassung dieser. Wird hingegen das definierte Pflegeziel erreicht, so wird die entsprechende Pflegeintervention gestoppt. Nun wird das Hauptaugenmerk auf den Erhalt des erreichten Zustandsbildes gelegt und Erhaltungsziele formuliert und geplant.

5. **Dokumentationspflicht:** Wie bereits mehrmals angesprochen, besteht für die Pflegefachkräfte die Pflicht der Dokumentation. Nur diese gewährleistet, dass zu jeder Zeit nachvollzogen werden kann, wer, was, womit getan hat und warum gegebenenfalls von der Planung abgewichen wurde. Gleichzeitig stellt die Pflegedokumentation einerseits einen Leistungsnachweis für die Pflegefachkräfte dar

und andererseits besteht durch den § 14 (2) Z 8 GuKG eine gesetzliche Verpflichtung zur Dokumentation. Im Falle von Rechtsstreitigkeiten lautet die Devise: Nur was dokumentiert wurde, wurde auch gemacht!

6. **Durchführungsverantwortung:** Die Durchführung diagnostischer und therapeutischer Maßnahmen nach ärztlicher Anordnung steht mit dem Begriffe der „Durchführungsverantwortung“ in engem Zusammenhang. Angehörige des gehobenen Dienstes für Gesundheits- und Krankenpflege sind verpflichtet, diese vom Arzt delegierten Maßnahmen entsprechend dem aktuellen Fachwissen korrekt durchzuführen, und tragen somit die volle Verantwortung für die Durchführung der Handlungen. Dies bedeutet, dass bei Auftreten von Fragestellungen, die den Wissens- oder Ausbildungsstand des gehobenen Dienstes für Gesundheits- und Krankenpflege überschreiten, über den vorliegenden Sachverhalt umgehend der anordnende Arzt in Kenntnis zu setzen ist. Im § 15 GuKG (Mitverantwortlicher Tätigkeitsbereich) lautet die juristische Formulierung:

> *(1) Der mitverantwortliche Tätigkeitsbereich umfaßt die Durchführung diagnostischer und therapeutischer Maßnahmen nach ärztlicher Anordnung.*
>
> *(2) Der anordnende Arzt trägt die Verantwortung für die Anordnung (Anordnungsverantwortung), der Angehörige des gehobenen Dienstes für Gesundheits- und Krankenpflege trägt die Verantwortung für die Durchführung der angeordneten Tätigkeit (Durchführungsverantwortung).*

Merke: Selbst wenn eine Pflegeperson auf Anordnung eines Arztes gemäß § 15 GuKG tätig wird, so trägt sie selbst die volle Verantwortung für die Durchführung dieser Tätigkeit.

6.12 Beurteilung (Evaluierung) der Pflege

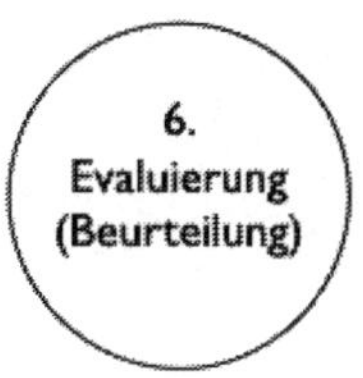

Der Begriff „**Evaluierung**“ stammt ursprünglich aus dem Lateinischen (Wortstamm lat.: „valuere“= bewerten) und bedeutet allgemein die **Beschreibung, Analyse und Bewertung von Prozessen** und Organisationseinheiten und kann sich sowohl auf den Kontext (Voraussetzungen, Rahmenbedingungen), die Struktur, den Prozess als auch auf das Ergebnis (Produkt) beziehen.

Die Evaluation wird zwar als letzter Schritt im Pflegeprozess dargestellt, was allerdings nicht bedeutet, dass nur am Ende jedes Pflegegeschehens evaluiert wird (werden sollte). Vielmehr sollen in einer **kontinuierlichen Evaluierung** die Pflegeinterventionen anhand festgelegter Kriterien gemeinsam mit dem Patienten beurteilt werden. Das Ziel einer kontinuierlichen Evaluierung ist also die laufende Optimierung der geplanten Pflegeinterventionen zum Zwecke der **Effektivitäts-, Flexibilitäts-** und **Qualitätssteigerung**.

Man unterscheidet zwei **Arten von Evaluation** die im Rahmen des Evaluierungsprozesses unterschiedliche Fragestellungen erfordern:

1. **Prozessevaluation:** Im Mittelpunkt der Prozessevaluation steht die Pflegeintervention selbst. Es gilt also, das pflegerische Handeln als solches zu beurteilen beziehungsweise zu bewerten. Fragestellungen im Rahmen der Prozessevaluation sind:

   (a) Welche Kriterien soll die Pflegeintervention bei diesem Patienten erfüllen?

   (b) Wie reagiert der Patient auf die durchgeführte Pflegeintervention?

   (c) Wie erlebt der Patient seine Pflege?

   (d) Welche Faktoren beeinflussen die Durchführung der geplanten Pflegeinterventionen?

   (e) Sind diese Faktoren ausreichend in der Planung berücksichtigt?

   (f) Führen die geplanten beziehungsweise durchgeführten Pflegeinterventionen zu den gewünschten Resultaten?

   (g) Ist die durch die Pflegeintervention verursachte Belastung seitens des Patienten akzeptabel oder überfordernd?

   (h) Stimmen die formulierten pflegerelevanten Probleme (Pflegediagnosen) mit den tatsächlichen Problemen des Patienten überein?

   (i) Müssen formulierte Pflegeziele oder deren Zeitgrenzen modifiziert und angepasst werden?

   (j) Welche Gründe gibt es für eine Nichterreichung des formulierten Pflegeziels?

2. **Produktevaluation:** Hierbei steht die Beurteilung des erreichten Resultats (engl. „outcome“) beziehungsweise eines erreichten Zustands zu einem vorher festgelegten Zeitpunkt (beispielsweise Nahziel) im Mittelpunkt. Die Produktevaluation findet demnach nach der Beendigung der Pflege statt und beinhaltet folgende Fragestellungen:

(a) In welcher Ausprägung stimmen die Resultate mit den formulierten Pflegezielen überein?

(b) Sind die erreichten Resultate konstant oder von beeinflussenden Faktoren abhängig?

(c) Stimmen die formulierten pflegerelevanten Probleme (Pflegediagnosen) mit den tatsächlichen Problemen des Patienten während des Zeitraums der Pflege überein?

(d) Müssen pflegerelevante Probleme (Pflegediagnosen) modifiziert, aktualisiert, ergänzt, hinzugefügt oder gestrichen werden?

(e) Welche Ursachen gibt es für die Nichterreichung der formulierten Pflegeziele?

(f) Wer oder welcher Umstand ist für das Erreichen oder Nichterreichen der Nah- und/oder Fernziele verantwortlich?

Die gewonnen Erkenntnisse sowie die Begründungen für Veränderungen des Pflegeplans werden dokumentiert. Ebenso werden bei bevorstehender Entlassung des Patienten in die häusliche Pflege neben einem **Entlassungsgespräch** und dessen Auswertung ein **Entlassungsbericht** erstellt und den nachfolgenden Betreuungspersonen beziehungsweise Kolleginnen und Kollegen im extramuralen beziehungsweise ambulanten Bereich weitergeleitet (vgl. Gieseke, 2006: 47f).

Merke: Die Prozessevaluation findet permanent während des Patientenaufenthalts, die Produktevaluation hingegen in regelmäßigen Abständen sowie im Rahmen des Entlassungsgesprächs statt.

6.13 Voraussetzungen für einen effektiven Pflegeprozess

Der Pflegeprozess ist im Wesentlichen nichts anderes als ein Instrument, welches zum Einsatz kommen kann, aber nicht zwangsläufig muss. Aus diesem Grund sind in der pflegerischen Praxis Voraussetzungen notwendig, die nicht nur den Einsatz an sich, sondern vor allem den erfolgreichen Einsatz des Pflegeprozesses ermöglichen sollen. So sollten das **Pflegeverständnis** und die vorherrschenden **Normen** und **Werte** der beteiligten Pflegefachkräfte möglichst einheitlich sein, damit unterschiedliche Sichtweisen eine Zusammenarbeit nicht unnötig erschweren oder gar gänzlich verhindern. Dies könnte mir einem gemeinsam erstellten beziehungsweise formulierten **Pflegeleitbild** erreicht werden. Dieses würde auch jeder neu eingestellten Pflegefachkraft die Möglichkeit geben, die

*Public Relation: Öffentlichkeitsarbeit

eigenen Einstellungen mit dem Leitbild der Institution beziehungsweise Station zu vergleichen, um eine Entscheidung pro oder contra Arbeitsbeginn in dieser Institution zu erleichtern. Pflegeleitbilder, die von der Führungsebene vorgeschrieben werden, ohne die Mitarbeiter an der Formulierung beteiligt zu haben, sind bestenfalls als PR-Maßnahme* zu betrachten, fördern jedoch in keiner Weise den Einsatz des Pflegeprozesses.

Eine weiterer wichtiger Aspekt ist die Notwendigkeit eines **patientenzentriertes Pflegeorganisationssystems** wie beispielsweise die **Bezugspflege** oder **Primary Nursing**. Diese sind dadurch gekennzeichnet, dass einzelne Pflegefachkräfte eine umfassende Verantwortung für alle zu erbringenden Pflegeinterventionen in einem umschriebenen Abteilungsbereich beziehungsweise einer umschriebene Anzahl an Patienten trägt. Nur im Rahmen eines solchen Organisationssystems ist ein umfassender Überblick hinsichtlich der Situation des Patienten und dessen Berücksichtigung in der Pflegeplanung möglich. Pflegesysteme hingegen, wie beispielsweise die Funktionspflege, deren Hauptkennzeichen darin bestehen, Pflegeinterventionen in mehrere Arbeitsabläufe zu zerteilen und diese auf mehrere Pflegekräfte zu verteilen (siehe Taylorismus Punkt 2.4), machen eine vollständige Situationsübersicht für die Pflegekräfte unmöglich. Typisch für solche Organisationsformen ist, dass meist eine Pflegefachkraft (vielerorts die Stationsführung) existiert, bei welcher alle Einzelinformationen zusammenlaufen und die deshalb anstelle der Pflegenden, die tatsächlich mit der Pflege betraut war, für das therapeutische Team als Ansprechperson fungiert. Die Aufteilung des Pflegeteams alleine reicht für eine patientenzentrierte Organisation nicht aus. Sieht man sich die Arbeitseinteilung beziehungsweise -abläufe genauer an, stellt man fest, dass trotz Gruppenteilung die einzelnen Gruppen funktional arbeiten.

Ein weiterer entscheidender Aspekt ist die Möglichkeit, den Pflegeprozess in einem **Pflegedokumentationssystem** praktikabel abzubilden und auszuformulieren. In den letzten Jahren wurden vermehrt EDV-gestützte Dokumentationssysteme entwickelt, welche die Schritte des Pflegeprozesses in eine elektronische Patientenakte integrieren und auch die Einbindung von Pflegestandards und Standardpflegepläne ermöglichen. Der Nachteil solcher Systeme liegt jedoch in der eingeschränkten Formulierungsmöglichkeit, die sich im Wesentlichen auf vordefinierte Formulierungen beschränken. Eine freie Formulierung ist kaum möglich und birgt daher die Gefahr, den Patienten in vordefinierte Strukturen zu pressen.

Der allerwichtigste Aspekt für einen erfolgreichen Einsatz des Pflegeprozesses ist jedoch die **Motivation des Pflegeteams** selbst. Ohne diese Motivation wird jeglicher Versuch der Einführung des Pflegeprozesses scheitern. Erreicht werden kann diese Motivation beispielsweise durch gezielte Aus- und Fortbildung, Anerkennung und konstruktives Feedback durch die vorgesetzten Stellen. Dienstanweisungen zur Umsetzung des Pflegeprozesses sind nicht nur deplaziert, da diese durch das GuKG als Bundesgesetz eingefordert wird, sondern erzeugen zusätzlich nur eine Abwehrhaltung der betroffenen Pflegepersonen und sind somit kontraproduktiv.

Merke: Der notwendige Lernprozess bei der Umsetzung des Pflegeprozesses erfordert einschlägige Lehrveranstaltungen und Fortbildungsmöglichkeiten sowie kontinuierliche Begleitung durch fachkompetente Personen.

7

Klassifikationssysteme

Lernziele

Nach dem Studium diese Kapitels sollten Sie ...

- die Begriffe induktive und deduktive Kategorienbildung erklären können.
- die Begriffe monohierarchisch und polyhierarchisch erklären können.
- die vier Generationen von Klassifikationsschemata erläutern können.
- Beispiele für Ziele, Grenzen und Bedeutung von Klassifikationssystemen geben können.
- den Nutzen von Pflegediagnosen erläutern können.
- die Unterscheidung zwischen medizinischer Diagnose und Pflegediagnose erklären können.
- die Arten und Elemente der NANDA-Pflegediagnosen nennen können.
- die drei Dimensionen der ICNP nennen und erklären können.
- den Aufbau der ICNP skizzieren können.
- die Vorgehensweise bei der Erstellung einer ICNP-Pflegediagnose, Pflegeintervention sowie Pflegeergebnis skizzieren können.

Beschäftigte sich das vorangegangene Kapitel mit dem Pflegeprozess und seinen einzelnen Schritten, so stehen nun jene Aspekte im Vordergrund, die eine möglichst einheitliche Formulierung von pflegerelevanten Problemen in Form der Pflegediagnosen und Pflegeinterventionen ermöglichen sollen. Ebenso soll ein kleiner Einblick in die Grundlagen der Pflegeklassifikationen ermöglicht werden.

7.1 Über das Ordnen und Klassifizieren

Die amerikanische Pflegetheoretikerin **Norma Lang** begründete die Notwendigkeit einer Benennung der Pflege sinngemäß:

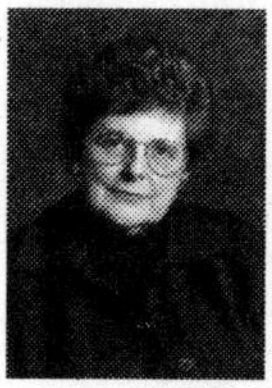
Norma Lang

> *„Wenn wir die Pflege nicht benennen können, können wir sie auch nicht kontrollieren, nicht finanzieren, nicht lehren, nicht erforschen und auch nicht in die Politik einbringen.“*

Lang bringt damit zum Ausdruck, dass solange Pflegende nicht in der Lage sind zu benennen, welche Interventionen bei welchen pflegerelevanten Problemen zum Einsatz kommen und somit nicht dargelegt werden kann, was Pflegende zu leisten im Stande sind, solange wird es nicht möglich sein, pflegerelevante Fragestellungen zu erforschen, zu lehren und gewichtige Argumente den politischen Entscheidungsträgern vorzulegen.

Ordnen und in weiterer Folge klassifizieren ist eine Tätigkeit, die jeder von uns nach einem eigenen Ordnungssystem anwendet. Denken Sie in diesem Zusammenhang beispielsweise an die Ordnung Ihrer Sammlung von Tonträgern. Nehmen wir an, Ihre Sammlung besteht aus einer nicht unbeachtlichen Anzahl von Musik-CDs die es zu ordnen gilt. Nun gilt es Ordnungsprinzipien oder Klassifikationskriterien zu definieren, anhand derer den CDs im betreffenden Regal ein bestimmter Platz zugeordnet werden soll. Ziel der Klassifikationskriterien ist hierbei, dass eine bestimmte CD ausschließlich an einem bestimmten Ort aufbewahrt werden kann und eine Zuordnung an einen anderen Platz im Regal ausgeschlossen ist. Für dieses Vorhaben benötigen Sie also Kriterien, die es erlauben, eine bestimmte CD diesem Kriterium zuzuordnen und von einem anderen Kriterium abzugrenzen.

CD: Compact Disc

Ein nicht ganz einfaches Unterfangen, denn zu Beginn steht nun das Definieren der Klassifikationskriterien, die wie folgt aussehen könnten:

1. Ordnung nach der physischen **Größe der CD**: zugegeben ein völlig aussichtsloses Kriterium, denn die Größe der CDs ist genormt und somit gleich. Die Größe wäre demnach als Klassifikationskriterium ungeeignet.

DVD: Digital Video Disc und später Digital Versatile Disc

2. **Unterscheidung zwischen CD und DVD**: Ebenfalls ein nicht gerade berauschendes Unterscheidungskriterium. Allerdings weist es ein eindeutiges Ein- oder Ausschlusskriterium auf: Eine CD ist – trotz der gleichen physikalischen Größe – eindeutig hinsichtlich ihrer Speicherkapazität von etwa 800 MB von einer DVD und deren 4,7 GB zu unterscheiden.

3. **Ordnung nach Musikrichtung**: Nun könnte man – nachdem zwischen CD und DVD unterschieden wurde – die Tonträger nach beispielsweise Jazz, Klassik, Rock ordnen. Auch hier ist eine eindeutige Unterscheidung möglich. Beethoven kann in dieser Unterteilung also nur unter „Klassik" eingeordnet werden. Hingegen würde Nickelback wohl kaum jemand in der Kategorie Klassik suchen.

4. **Alphabetische Ordnung nach Künstler- oder Bandnamen**: Am Beispiel der Kategorie „Rock" also A wie AC/DC bis Z wie ZZ-Top.

5. Weiters könnten nun die Alben innerhalb der Kategorie „Künstler- oder Bandname in alphabetischer Reihe" nach **Erscheinungsjahr** geordnet werden.

Nun haben wir beispielsweise bereits vier Kriterien definiert, die es erlauben, den zu ordnenden Gegenstand, unmissverständlich einem der Kriterien zuzuordnen. Bereits dieses kleine Beispiel ermöglicht eine gezielte Zuordnung des Tonträgers beispielsweise in Form einer CD, von der Band Tokio Hotel, Erscheinungsjahr 2005 einem bestimmten Platz im Regal und dies nicht nur von demjenigen der diese Klassifizierung vorgenommen hat, sondern ebenso von jedem weiteren Musikbegeisterten. In einem Organigramm würde sich unsere Klassifikation wie in Abbildung 7.1 darstellen.

Natürlich hätte man die Kategorien beziehungsweise Klassifikationskriterien auch anders wählen können, beispielsweise nur nach Erscheinungsjahr des Tonträgers. Ungeachtet präziserer Kategorien stünden jetzt allerdings CDs oder DVDs von Tokio Hotel unmittelbar neben CDs oder DVDs des russischen Komponisten Tschaikowski. Die Zuordnung eines bestimmten Tonträgers zu einem bestimmten Platz im Regal wäre für Drittpersonen nun nicht mehr ganz so übersichtlich. Wie also leicht nachzuvollziehen ist, steckt hinter unserer Ordnung eine gewisse Logik und wir benutzen in allen Fällen ein definiertes Ordnungsprinzip beziehungsweise Einteilungskriterium, um unsere Tonträger nach Merkmalen zu klassifizieren.

Nicht nur Dinge beziehungsweise Gegenstände können klassifiziert werden, sondern auch Menschen. Was hier nun etwas sonderbar klingt, geschieht im Alltag der Krankenanstalten jeden Tag bei der stationären

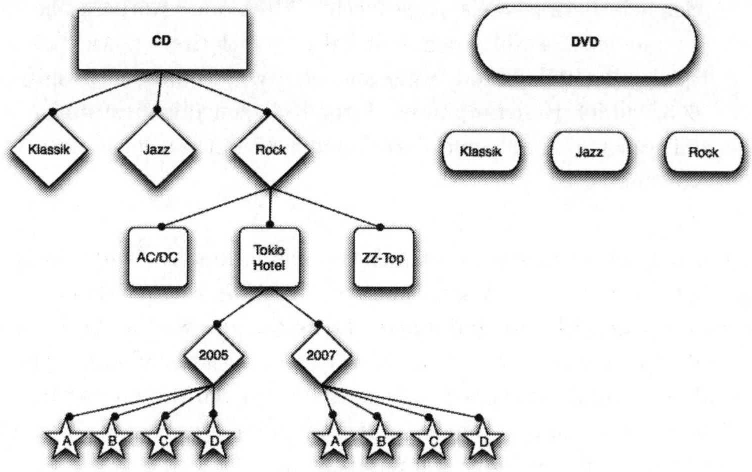

Abbildung 7.1: Klassifikation am Beispiel CD/DVD

Aufnahme von Menschen mit bestimmten Symptomen und Krankheitsbildern zu bestimmten Abteilungen im betreffenden Krankenhaus. So finden sich beispielsweise keine Männer mit Fraktur der Tibia auf der gynäkologischen Abteilung oder gravide Frauen aufgrund einer bevorstehenden Geburt auf der Traumatologie.

Übung 1: Wählen Sie eine Ihnen durch absolvierte Praktika bekannte Abteilung des Krankenhauses aus. Versuchen Sie nun, jene Klassifikationskriterien zu definieren, die dazu führen, dass die Aufnahmestation oder Ambulanz in der Lage ist, Menschen gezielt und unmissverständlich auf die von Ihnen gewählte Station transferieren zu können. Achten Sie darauf, dass sich Ihre Kriterien eindeutig von anderen Kriterien abgrenzen und kein Graubereich zwischen den Kriterien entsteht.

Übung 2: Erstellen Sie ein Organigramm jener Klassifikationskriterien, die Sie persönlich zu Hause bei der Aufbewahrung Ihrer Fachliteratur verwenden. Achten Sie darauf, dass jegliche Fachliteratur ausschließlich einer Kategorie zugeordnet werden kann. Gelingt dies nicht, so muss das Klassifikationssystem diesen Umstand berücksichtigen. Ziel ist es, jede Literatur einem bestimmten Kriterium zuzuordnen.

Übung 3: Definieren Sie Klassifikationskriterien, um Ihre Klassenkameraden zu ordnen. Verwenden Sie hierbei ausschließlich objektivierbare beziehungsweise messbare Krite-

> rien wie beispielsweise Geschlecht, Alter oder Körpergröße. Vermeiden Sie auf jeden Fall subjektive Kriterien wie beispielsweise Beliebtheit, Engagement usw., da diese nicht mit dem subjektiven Empfinden Ihrer Kollegen übereinstimmen müssen und somit eine Zuordnung von anderen nicht nachvollziehbar ist.

Wie ersichtlich, ordnen wir nach äußerlichen Merkmalen, wobei die Grundlage der Ordnung das Wissen über die Realität ist. Wir befinden uns hierbei auf der **Ebene gedachter Begriffe**, die wir in Worte fassen. Das Objekt, so wie wir es begreifen, wird verbalisiert und erhält eine Beschreibung. Auf diese Weise können wir – sofern wir das Objekt begriffen und definiert haben und keine Missverständnisse zwischen den Benutzern möglich sind – miteinander kommunizieren.

Merke: Klassifizieren ist das Erstellen einer Ordnung nach definierten, voneinander deutlich abgrenzbaren Merkmalen. Erst wenn diese Merkmale in unmissverständliche Begriffe formuliert werden, ist eine sinnvolle Kommunikation unter Pflegenden möglich.

7.2 Bildung von Klassifikationskategorien

Unter „Klassifikation“ ist also die systematische Einteilung in Klassen zu verstehen. Klassifizieren bedeutet, das zu gruppieren, was ähnlich ist, sowie das zu trennen beziehungsweise abzugrenzen was unähnlich ist. Diese Abgrenzung und die damit verbundene Hierarchisierung von Begrifflichkeiten kann auf induktivem oder deduktivem Weg erreicht werden und soll nun anschließend kurz erläutert werden. Die beiden Begriffe kennen Sie bereits aus dem Unterrichtsfach Grundlagen der Pflegewissenschaft und Pflegeforschung. Es kann demnach davon ausgegangen werden, dass Sie die Unterschiede hinsichtlich der Erkenntniswege beherrschen und an dieser Stelle nur kurz Bezug darauf genommen werden muss.

Stellen wir uns also beispielsweise vor, Sie sind im Rahmen des oben genannten Unterrichtsfaches in ein kleines „Forschungsprojekt“ involviert und versuchen in Zusammenarbeit mit den diplomierten Kollegen herauszufinden, welche Informationen Diabetiker benötigen, um ihre Lebensweise dahingehend zu ändern, Spätfolgen und Komplikationen zu vermeiden. Welches sind die größten Probleme der Betroffenen, welches sind die wichtigsten Strategien, um mit diesen Problemen fertig zu werden? Welche der Strategien sind unter welchen Umständen wirksam? Welche nicht und warum nicht? Zu diesem Zwecke führen Sie qualitative Interviews mit den

Betroffenen durch und beobachten deren Bewältigungsverhalten, um Zusammenhänge und Gemeinsamkeiten zu entdecken. Allmählich werden grobe Strukturen deutlich, die erste allgemeine Aussagen über notwendigen Informationen des Diabetikers zur Minimierung des Risikos von Spätkomplikationen ermöglichen. Das Team hat also eine kleine „Theorie“ entwickelt, die sich auf empirische Daten stützt.

7.2.1 Induktive Kategorienbildung

Bei dieser Vorgehensweise werden Beobachtungen und Aussagen bestimmten Kategorien zugeordnet, die aus der Benennung zusammenhängender Themen entstanden sind, d.h. nicht vorgegeben waren. Die Kategorien entstehen auf Grundlage erster Interviewaussagen und Beobachtungen sowie einer nachfolgenden Themenbildung anhand ständiger Vergleiche von Interviewaussagen und Beobachtungen, d.h. die **Kategorien werden aus der Empirie abgeleitet**. Auf diese (sehr vereinfacht dargestellte) Vorgehensweise können gesamte Klassifikationssysteme erstellt werden. So führte man beispielsweise für das internationale Klassifikationssystem „International Classification of Nursing Practice“(ICNP) 1993 eine weltweite Literaturrecherche durch, analysierte die bereits bekannten Klassifikationssysteme und erfasste daraus ausgewählte Begriffe in einer Datenbank, um diese weiter auszubauen. Auf der Grundlage dieses Datenmaterials wurde die Architektur der ICNP erstellt (vgl. van der Bruggen, zit. nach Dassen 2000: 21ff).

7.2.2 Deduktive Kategorienbildung

Diese Art der Kategorienbildung stellt die umgekehrte Vorgehensweise dar. Hierbei geht man von **bereits strukturierten Kategorien** aus, die beispielsweise durch eine vorangegangene empirische (induktive) Forschungsarbeit definiert wurden. In diesem Fall werden die neuen Erkenntnisse in den bestehenden Kategorien untergebracht. Ein Beispiel für eine deduktive Vorgehensweise bei der Erstellung von Klassifikationssystemen ist beispielsweise die Pflegeergebnisklassifikation „Nursing Outcome Classification“ (NOC), bei welcher es sich um eine Klassifikation zur Beschreibung patientenbezogener Ergebnisse handelt. Diese Vorgehensweise kommt beim Replizieren von Forschungsprojekten zum Einsatz, um einer bestehenden Theorie empirische Evidenz* zu geben. Zudem ermöglicht eine Replikation** den Versuch, mit Hilfe einer formulierten Theorie ein größeres Anwendungsgebiet zu erschließen (vgl. ebd.).

* *„evidence“*, Beweis, Nachweis, beweisgestützte Einsicht ohne zwingender forschungsmethod. Vermittlung

**lat. *„replicare“*, entgegnen, verdoppeln, zurückfallen, hier: die Vervielfältigung von Daten

7.3 Hierarchische Beziehung und Generationen

In Abhängigkeit der gebildeten Kategorien zueinander entstehen (abgesehen von der Matrix-Klassifikation, die hier nicht behandelt wird) unterschiedliche Hierarchien innerhalb des Klassifikationssystems, welche sich folgendermaßen darstellen lassen:

1. **monohierarchische bzw. monoaxiale Klassifikation**: Jeder Begriff beziehungsweise jede Kategorie erhält nur einen einzigen Oberbegriff der die darunter liegenden Begriffe zusammenfasst und von anderen Begriffen abgrenzt. Beispiele für monohierarchische beziehungsweise monoaxiale Klassifikationen sind:
   (a) Taxonomy I der North American Nursing Diagnosis Association (NANDA I)
   (b) Nursing Outcome Classification (NOC)
   (c) Nursing Intervention Classification (NIC)
   (d) International Classification of Diseases (ICD)
   (e) unser Beispiel von Seite 163, Abbildung 7.1: Klassifikation am Beispiel CD/DVD

2. **polyhierarchische bzw. multiaxiale Klassifikation**: Hierbei können Kategorien beziehungsweise Begriffe mehrere Oberbegriffe aufweisen, d.h. es besteht die Möglichkeit, dass ein und derselbe Begriff mehreren Klassifikationsachsen zugeordnet wird. An unserem Beispiel von Seite 163, Abbildung 7.1 verdeutlicht hieße das, dass Tokio Hotel nicht nur unter dem Begriff „Rock" für die Bezeichnung der Musikrichtung, sondern ebenso unter dem Begriff „Boy-Group" einzuordnen wäre. Im Unterschied zur monohierarchischen beziehungsweise monoaxialen Klassifikation entsteht bei der polyhierarchischen beziehungsweise multiaxialen Klassifikation eine deutliche Vernetzung der verschiedenen Kategorien. Beispiele für polyhierarchieche beziehungsweise multiaxiale Klassifikationssysteme sind:
   (a) Taxonomy II der North American Nursing Diagnosis Association (NANDA II)
   (b) International Classification of Nursing Practice (ICNP)
   (c) unser Beispiel von Seite 163, Abbildung 7.1 mit einer zusätzlichen Kategorie „Boy-Group" unterhalb des Oberbegriffes „Rock".

Die angeführten Hierarchien oder Vernetzungen zwischen den Kategorien entstanden im Laufe der Weiterentwicklung der Klassifikationssysteme und dem ständigem Ergänzen von Kategorien. Die einfachste Form einer Hierarchisierung ist eine alphabetische Aufzählung, die sukzessive durch zugefügte Kategorien ergänzt und erweitert wird. In diesem Zusammenhang spricht man auch von **Generationen der Klassifikationssysteme**.

7.3.1 Klassifikationssysteme erster Generation

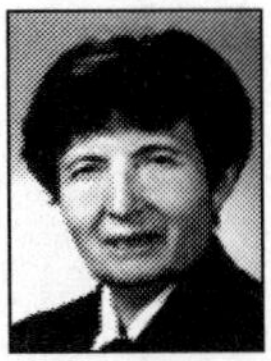

Faye Glenn Abdellah

Die erste Generation von Klassifikationssystemen ist dadurch gekennzeichnet, dass die Kategorien beziehungsweise Begriffe während und nach einer ersten Sammlung in alphabetischer Reihenfolge aufgelistet sind. Hierbei existieren noch keine Gruppierungen oder Beziehungen der Kategorien zueinander. Faye Glenn Abdellah's „list of problems" ist hierfür ein geeignetes Beispiel.

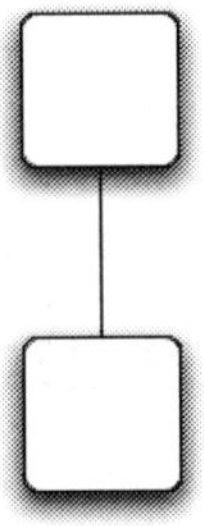

Abbildung 7.2: Klassifikationsschema erster Generation

7.3.2 Klassifikationssysteme zweiter Generation

Die zweite Generation ist dadurch gekennzeichnet, dass dieses System bereits aus einem monohierarchisch beziehungsweise monoaxial geordneten System von Kategorien besteht. Beispiele hierfür sind beispielsweise NANDA I, OMAHA oder ICNP (Alpha-Version) sowie unser Beispiel von Seite 163, Abbildung 7.1;

7.3.3 Klassifikationssysteme dritter Generation

In der dritten Generation (Abbildung 7.4) findet sich bereits ein polyhierarchisch beziehungsweise multiaxial geordnetes System von Kategorien wie beispielsweise NANDA II, ICNP I etc. sowie unser Beispiel von

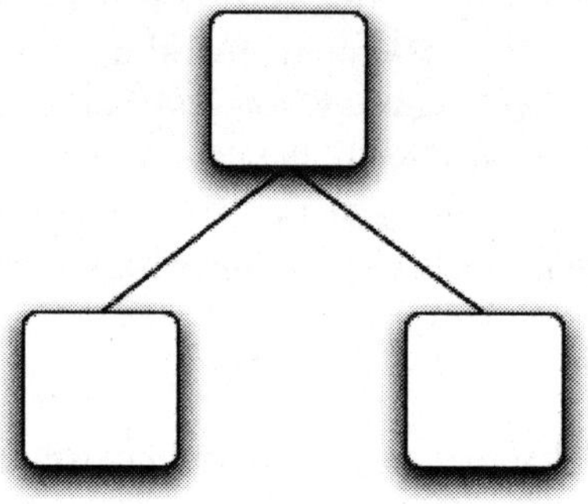

Abbildung 7.3: Klassifikationsschema zweiter Generation

Seite 163, Abbildung 7.1 mit einer zusätzlichen Kategorie „BoyGroup“ unterhalb des Oberbegriffs „Rock“. In dieser Generation von Klassifikationssystemen ist bereits erstmalig die Zuordnung eines bestimmten Begriffes beziehungsweise Kategorie zu mehreren Oberbegriffen möglich.

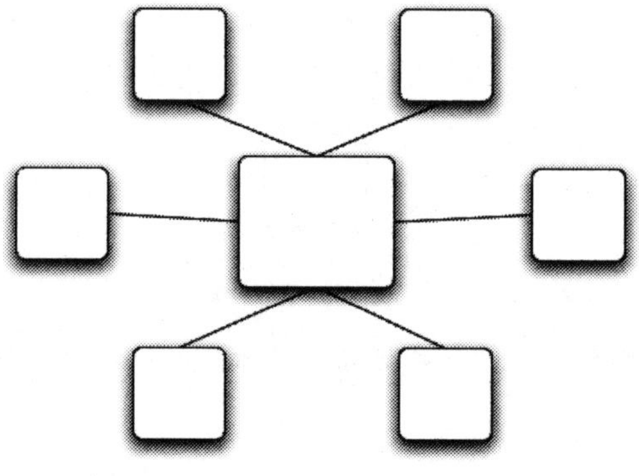

Abbildung 7.4: Klassifikationsschema dritter Generation

7.3.4 Klassifikationssysteme vierter Generation

Die vierte Generation besteht ebenfalls aus einem polyhierarchisch beziehungsweise multiaxial geordneten System von Kategorien. Allerdings mit der Erweiterung, dass in der vierten Generation Leitlinien aufgestellt werden, welche die möglichen Kombinationen von Kategorien regeln und unrealistische Kombinationen ausschließen sollen.

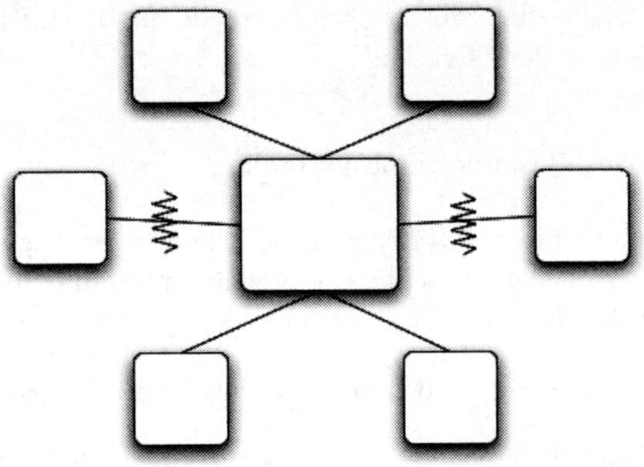

Abbildung 7.5: Klassifikationsschema vierter Generation

7.4 Ziele, Grenzen und Bedeutungen von Klassifikationssystemen

Nachdem wir uns nun mit der Bildung von Klassifikationssystemen, deren induktiver oder deduktiver Entstehung und deren hierarchischen Beziehungen sowie Generationen der Entstehung auseinandergesetzt haben, drängt sich natürlich die Frage auf, wozu man Klassifikationssysteme überhaupt benötigt beziehungsweise was denn die Ziele solcher sind.

Ziele von Klassifikationssystemen

- Klassifikationssysteme **fassen Inhalte zu Klassen beziehungsweise Kategorien zusammen**, welche an sich isoliert für sich stehen und dadurch keinen Zusammenhang erkennen lassen.
- Weiters ermöglichen sie eine **Beschreibung bestimmter Begriffe** durch die Zuordnung eindeutiger Symbole.
- Klassifikationssysteme zeigen deutlich das **Verwandtschaftsverhältnis einzelner Kategorien** auf und tragen so zu deren Klärung bei.
- Sie ermöglichen beziehungsweise erleichtern ein **Wiedererkennen und Einordnen** von Klasseninhalten.
- Klassifikationssysteme stellen ein dynamisches System dar, welches kontinuierlich Möglichkeiten zur **Aktualisierung und Erweiterung** bietet.
- Schlussendlich ermöglichen Klassifikationssysteme eine **elektronische Datenverarbeitung**.

Doch wo Vorteile sind, gibt es auch Nachteile und auch Klassifikationssystem stoßen an ihre Grenzen:

Grenzen von Klassifikationssystemen

- Da es sich bei den Kategorien beziehungsweise Klassen um Definitionen handelt, entsteht eine **verhältnismäßig unbewegliche Systematik**.
- Es ist **schwierig, Kategorien vorab** (deduktiv) **zu definieren**.
- Eine laufende beziehungsweise **begleitende Anpassung** des Klassifikationssystem ist sehr **aufwändig**.
- Eine **Zuordnung** eines bestimmten Inhalts zu einer Kategorie kann **nicht immer konkret** durchgeführt werden.
- Durch Definition und/oder Übersetzungen besteht die **Gefahr eines Informationsverlustes**.
- Derzeit **fehlen** noch **Assessmentinstrumente**, die zu einer konkreten Einteilung führen.

Um die Entstehung und Unterscheidung von Klassifikationssystemen zu erkennen, sind die vorangegangenen Grundlagen notwendig. Jetzt schließen wir die Auseinandersetzung mit deren Grundlagen ab und wenden uns kurz deren Bedeutung zu:

Bedeutung von Klassifikationssystemen

- Klassifikationssysteme ermöglichen einen **Vergleich von Pflegedaten** aus verschiedenen Settings
- tragen zur **Beschreibung von Individuen**, Familien und Gemeinden sowie deren gegenseitige Beeinflussung bei
- **zeigen den Pflegebedarf** sowie Trends in der Gesundheits- und Krankenpflege auf
- unterstützen die **Kontinuität der Pflegeleistungen**
- eröffnen die Formulierung von Fragestellungen in der **Pflegeforschung**
- stellen **Pflegedaten** für die Forschung, Lehre, Praxis und Gesundheitspolitik zur Verfügung

7.5 Exkurs zur Entstehung der NANDA-Pflegediagnosen

Etwa **Mitte des 20. Jahrhunderts** wurden wissenschaftliche Ansätze zur Problemlösung auch auf die Pflege angewendet, was zur Entstehung des unter Kapitel 6 beschriebenen Pflegeprozessüberlegungen führte. Dies bedeutete, dass zu den ärztlichen Verordnungen – die bis dato das Maß aller Dinge waren – nun auch pflegerische Interventionen hinzukamen, die angesichts der veränderten demographischen Daten primär im Bereich der chronisch Kranken und Menschen mit besonderen Bedürfnissen in größerem klinischen Rahmen eingesetzt wurden. In einem Bereich also, in dem die ärztlichen Aktivitäten verhältnismäßig gering waren. **Bonney** und **Rothberg** (vgl. Bonney et al., 1983) nutzen in den **frühen 60-er Jahren** die Pflegediagnose, als Mittel zum Assessment von Patienten, um deren Pflegebedarf vorhersagen zu können. Sie verfolgten das Ziel, die jeweiligen Pflegediagnosen als Indizien für den Personalbedarf in Langzeitpflegeeinrichtungen und als Anhaltspunkt für Pflegeinterventionen zu nutzen. So schrieb Rothberg dazu in einer Einzelarbeit (Rothberg 1982, zit. nach Bartholomeyczik, 2001):

> *„Wir wollten zeigen, dass die Pflege ein kognitiver Prozess und nicht einfach nur Handanlegen ist. Das sie logisch und konsistent abläuft und man die Ergebnisse voraussagen kann. [...] Der entscheidende Punkt der gesamten Bewegung für die Verwendung von Pflegediagnosen ist, dass die Pflege neben den Aspekten Intuition und Empathie einen kognitiven Prozess umfasst und gute Pflege das Ergebnis einer wohl durchdachten Analyse ist."*

Die ersten theoretischen Modelle des Pflegeprozesses tauchten in den **späten 60-er Jahren** in einschlägiger Literatur auf. Die Pflegekräfte begannen zu definieren, welche Behandlungen und Ziele im Zuständigkeitsbereich* der Pflege lagen. Zeitgleich konnte ein Wandel von Pflegeproblemen beobachtet werden, die sich nun weg von therapeutischen Problemen und Zielen aus der Sicht der Pflegenden, hin zu Problemformulierungen beziehungsweise Pflegediagnosen entwickelten, die sich am Patienten und seinen Bedürfnissen orientierten. Den größten Einfluss in diesem Wandlungsprozess hatte die **1973** von **Kristine Gebbie** und **Mary Ann Lavin**, beide Dozentinnen an der Saint Louise University, einberufene nationale „**First Conference on Classification of Nursing Diagnoses**", für deren Einberufung es vornehmlich zwei wesentliche Gründe gab:

*Heute würde man wohl vom eigenverantwortlichen Tätigkeitsbereich sprechen

1. Da es zu diesem Zeitpunkt in der Praxis noch keine einheitliche Bezeichnungen für pflegerelevante Probleme gab und sich die Pfle-

gekräfte am medizinischen Vokabular orientierte wollten. Die Administratoren wussten, welche **Daten von pflegerischer Seite** in die elektronische Datenverarbeitung einfließen würde, und welche die bisher verwendeten schriftlichen Krankenakten ersetzen sollten.

2. Weiters wollten die um **Kostenreduktion** bemühten Kliniken wissen, warum Patienten in Klinikambulanzen doppelt, d.h. von Ärzten und Pflegekräften betreut wurden. Aus deren Sicht taten beide Berufsgruppen das gleiche beziehungsweise überschnitten sich deren Tätigkeiten in einem Ausmaß, welches für die Kliniken den Eindruck erweckte, Kosten reduzieren zu können.

Zusammenfassend kann festgehalten werden, dass das Ziel dieser ersten Konferenz die Erfassung und Klassifikation jener Sachverhalte war, welche die Pflegekräfte von deren Standpunkt aus wahrnahmen, als Aspekt ihrer Zuständigkeit betrachteten, deshalb diagnostizierten und behandelten.

Klassifikation oder Kategorisierung beinhaltet die Erfassung und Benennung von Faktoren sowie ihre systematische Einordnung anhand von gegenseitigen Beziehungen. Pflegediagnosekategorien oder -klassen sind deshalb wichtig, weil durch die Zuordnung von erhobenen Daten zu einer Diagnosekategorie diese Daten erst „erklärbar“ werden und zusätzlich die gesamten praktischen Erfahrungen über die entsprechende Kategorie abgerufen werden können. Zwar benutzten einige Autorinnen in deren Werken bereits den Begriff „Pflegediagnose“ und hatten die Bedeutung einer klinischen Beurteilung erkannt, doch stellt die Konferenz einerseits den ersten Versuch dar, eine eigene Sprache für die diagnostische Beurteilung zu entwickeln, andererseits machten Pflegekräfte deutlich, dass sie sehrwohl diagnostische und therapeutische Urteile fällten und einer Sprache bedurften, um diese Beurteilungen zu formulieren und mit anderen Pflegekräften zu kommunizieren.

Mit dem Fortschreiten der Klassifizierungsarbeit wurde der Bedarf an einer „eigenen Sprache“ einerseits von Medizinern angezweifelt, welche die Meinung vertraten, dass der Begriff „Diagnose“* ausschließlich der Medizin vorbehalten sei, andererseits sahen auch Angehörige der eigenen Berufsgruppe in der Verwendung von Pflegediagnosen und somit einer eigenen Fachsprache keinen Nutzen für die Pflege. Traditionellerweise wurde der Begriff Diagnose dem medizinischen Bereich zugeordnet, doch steht „Diagnose“ lediglich für einen Beurteilungsvorgang, der beispielsweise ebenso in der Fahrzeug-, Computertechnik angewendet wird. Seit der ersten Konferenz 1973 wurden die Ergebnisse von neun weiteren Konferenzen veröffentlicht. In diesem Rahmen wurden diagnostische Beschreibungen aktueller und potentieller Gesundheitsprobleme beschlossen, welche die **North American Nursing Diagnosis Assoziation**

*Interessant erscheint, dass in jedem Land, in dem die Pflegediagnosen eingeführt wurden, Vorbehalte gegen die Bezeichnung auftraten.

(NANDA) als **Taxonomy I** zur praktischen Erprobung zugelassen hat. Als **1975** die Pflegediagnosen unter der Typologie **funktionaler Verhaltensmuster** (einer alphabetischer Auflistung) gruppiert wurden, erhöhte sich das Wissen um den diagnostischen Prozess und Assessmentkategorien wurden eng an Pflegediagnosetitel geknüpft. Nachdem auf nationaler Ebene immer mehr Pflegediagnosen anerkannt wurden, sah die NANDA 1986 eine alphabetische Auflistung nicht mehr als sinnvoll an und ordnete die Diagnosen in einer Struktur **menschlicher Reaktionsmuster** ein, die – ursprünglich „Verhaltensmuster des ganzheitlichen Menschen" (unitary man) genannt – im Zeitraum von 1978 bis 1982 von Pflegetheoretikern in Zusammenarbeit mit dem NANDA- Komitee entwickelt worden waren.

Parallel zur Entwicklung in den USA wurden die Pflegediagnosen in andere Sprachen übersetzt, was die Hoffnung schürte, die Diagnosen könnten von der World Health Organization (WHO) in die 10. Version der „**International Classification of Deseases**" (ICD-10) aufgenommen werden. Nach einer Modifizierung der Taxonomy I und einer Anpassung der Kodierungen legte die American Nursing Assoziation (ANA) **1989** der WHO die Pflegediagnosekategorien unter der Bezeichnung „Umstände, die pflegerische Aktivitäten erfordern" vor. Der Grund für die ungewöhnliche Bezeichnung lag darin, dass diese Formulierung international weniger kontrovers diskutiert wurde. Bevor jedoch die WHO Schritte zur Aufnahme der NANDA-Taxonomie einleiten konnte, musste diese international gebilligt werden beziehungsweise Konsens darüber bestehen. Dies sollte über den „**International Council of Nursing**" (ICN), einem internationalen Pflegeberufsverband, erreicht werden.

Konferenzen zu Pflegediagnosen fanden in Europa **1993 in Kopenhagen** sowie **1995 in Brüssel** statt. Bedeutend für Europa war die Konferenz 1995 in Brüssel, im Rahmen derer die „**Association of Common European Nursing Diagnoses**" (ACENDIO) gegründet wurde. Diese sollte überprüfen, ob es einen modifizierten europäischen Wege geben sollte. Eine Diskussion, die in Österreich wenn überhaupt, dann sehr marginal geführt wurde. Viele Fragen, die man sich in den 80-er Jahren stellte, sind bis heute nicht beantwortet, unter anderem jene, ob NANDA tatsächlich für Österreich geeignet sei. Der erste ACENDIO-Kongress wurde **1997 in Amsterdam** abgehalten, darauf folgte **1999 Venedig** sowie **2001 Berlin** (vgl. Bartholomeyczik, 2001: 4ff).

Im Jahr **2000** stellte die NANDA eine Überarbeitung der Taxonomy I zur Diskussion, welche im Gegensatz zur bisherigen Vorgehensweise ein multiaxiales beziehungsweise polyhierarchisches Klassifikationssystem aufweist und unter der Bezeichnung **Taxonomy II** in der NANDA Nursing Diagnoses: Definitions and Classification 2001–2002 diskutiert wird. Die NANDA-Taxonomy II beinhaltet drei Ebenen. Die erste Ebene umfasst 13 Bereiche, die zweite Ebene 46 Klassen und die dritte Ebene die derzeit akkordierten 172 Pflegediagnosen. Mit diesem Schritt ist eine Annäherung der NANDA an die "**International Classification of Nursing Practice**" (ICNP) (welche in Österreich mancherorts diskutiert wurde, sich gegenüber der NANDA kaum durchsetzen konnte) unverkennbar. Die nächste NANDA-Konferenz ist für **2008** in Miami, Florida angesetzt. Weitere Informationen zur NANDA, deren Programm und Publikationen sowie Newsletter findet man unter http://www.nanda.org/index.html.

7.6 Was ist eine „Pflegediagnose"?

Wie unter 7.5 beschrieben, bedeutet der aus dem Griechischen stammende Begriff „Diagnose" sinngemäß etwa „Durchforschung im Sinne von Unterscheidung oder Entscheidung" und ist nicht einer bestimmten Berufsgruppe vorbehalten. Im weiteren Sinn handelt es sich bei der Diagnose um die Zuordnung von Phänomenen zu einer Kategorie und stellt in Berufen der Gesundheit wie der Medizin, der Gesundheits- und Krankenpflege, der Physiotherapie oder der Psychologie die genaue Zuordnung von Befunden – diagnostischen Zeichen oder Symptomen – zu einem Krankheitsbegriff oder einer Symptomatik dar.

Mit **Pflegediagnosen** werden durch die fachliche Kompetenz der Pflegekräfte pflegerelevante Aspekte beschrieben, die sowohl physische, psychische und soziale Bezüge aufweisen können. Pflegerische Diagnostik und somit die Erstellung von Pflegediagnosen ist kein Ersatz für, sondern ein Bestandteil des Pflegeprozesses. Zu der konkreten Frage, was denn nun Pflegediagnosen sind, existieren unterschiedliche Aussagen beziehungsweise Erläuterungen:

Eine der ersten Aussagen stammt von **McManus (1951)**, der folgende Ansicht vertritt:

> *„Pflegediagnose ist die Identifizierung des Pflegeproblems und das Erkennen seiner zusammenhängenden Aspekte."*

Shoemaker definierte **1984** weit umfassender:

> *„Eine Pflegediagnose stellt eine klinische Beurteilung über ein Individuum, eine Familie oder eine Gemeinde dar, die aus einem bewußten, systematischen Prozess der Informationssammlung und Datenanalyse abgeleitet wurde. Sie bietet*

die Basis für die Verordnung einer Behandlung, für die eine Pflegeperson verantwortlich ist. Sie wird genau und präzise zum Ausdruck gebracht und schließt die Ätiologie eines Zustandes mit ein, falls diese bekannt ist.“

Marjory Gordon definierte **1987** im Rahmen der ersten Pflegediagnosenkonferenz – unterstützt von der „American Nursing Assoziation“ (ANA) – in Calgary, Kanada:

> *„Eine Pflegediagnose ist eine Aussage, die ein aktuelles oder potentielles gesundheitliches Problem beschreibt, das zu behandeln Krankenpflegepersonen berechtigt und befähigt sind.“*

1988 definierte **Carpenito** – aufbauend auf der Definition von Gordon – Pflegediagnosen als:

> *„[...] eine Aussage, die die menschliche Reaktion (Gesundheitszustand, oder aktuelle/potentielle veränderte Interaktionsmuster) eines Individuums oder einer Gruppe beschreibt, die zu identifizieren die Krankenpflegeperson legitimiert ist und für die die Krankenpflegeperson die eindeutige, pflegerische Intervention zur Aufrechterhaltung des Gesundheitszustandes oder zur Verhütung, Ausschaltung oder Vorbeugung von Veränderungen verordnen kann.“*

In der Definition von **Alfaro 1990** kommen erstmals die gestellten Ziele und Pflegeergebnisse deutlich zum Ausdruck:

> *„Eine Pflegediagnose stellt eine klinische Beurteilung der Reaktionen eines Individuums, einer Familie oder einer Gemeinde auf aktuelle oder potentielle Gesundheitsprobleme/Lebensprozesse dar. Pflegediagnosen bilden die Grundlage für die Auswahl von pflegerischen Interventionen, um die aufgestellten Ziele und erwünschten Pflegeergebnisse zu erreichen, für welche die Pflegeperson verantwortlich ist.“*

Vergleicht man die angeführten Definitionen wird ersichtlich, dass diese in mancher Hinsicht konkurrieren und in den Ausführungen sehr unterschiedlich ausfallen. Dieser Umstand machte es erforderlich, im Rahmen der neunten **NANDA-Pflegediagnosenkonferenz 1990** eine allgemein gültige Definition zu verabschieden, welche bis heute Gültigkeit hat:

„Eine Pflegediagnose ist die klinische Beurteilung der Reaktionen von Einzelpersonen, Familien oder sozialen Gemeinschaften auf aktuelle oder potentielle Probleme der Gesundheit oder im Lebensprozeß. Pflegediagnosen liefern die Grundlage zur Wahl von Pflegehandlungen und zu Erreichen erwarteter Pflegeziele, für welche die Pflegeperson Verantwortung übernimmt.“

Die Definition verdeutlich, dass es sich bei Pflegediagnosen um eine von Pflegekräften durchgeführte Beurteilung von bestehenden Reaktionen, oder Reaktionen, die aufgrund vorhandener Risikofaktoren sehr wahrscheinlich sind, handelt. Die Pflegediagnosen können sich hierbei auf eine Einzelperson, den Familienverbund, in welche diese Einzelperson eingebunden ist und welcher durch die Reaktion der Einzelperson involviert ist oder auf soziale Netzwerke beziehungsweise soziale Gemeinschaften beziehen. Ebenso ist ersichtlich, dass Pflegediagnosen beziehungsweise die Beurteilung nicht auf eine bestimmte Zeitspanne reduziert sein müssen, sondern über einen sehr weiten und sogar gesamten Lebensprozess reichen können.

7.7 Wozu eigentlich Pflegediagnosen?

Mittlerweile haben Sie viel über die Entstehung von Klassifikationen und über die verschiedenen Definitionen des Begriffs „Pflegediagnose“ gelesen. Beschäftigen wir uns jetzt auf ganz pragmatische Weise mit der Frage, wozu diese Pflegediagnosen von Nutzen sein sollen beziehungsweise welche Möglichkeiten diese eröffnen.

Pflegediagnosen dienen – nicht zuletzt als gemeinsame Fachsprache – als Grundlage sämtlicher Professionalisierungsbestrebungen im Gesundheits- und Krankenpflegebereich. Der Vergleich von Forschungsergebnissen, ein einheitlicher Wissensstand sowie eine einheitliche Ausbildung wäre ohne diese gemeinsame Sprache kaum denkbar. Nur eine solche stellt sicher, dass alle Pflegenden bei der Verwendung von Begriffen vom „Gleichen“ reden, sei es während der Aus-, Fort- und Weiterbildung, in der Pflegepraxis, bei der Qualitätskontrolle und ebenso in der Pflegeforschung.

Pflegediagnosen untermauern insofern die Eigenständigkeit des Berufsbildes der Gesundheits- und Krankenpflege, als diese Patientensituationen beschreiben, die ein eigenverantwortliches Handeln der Pflegepersonen erforderlich machen. Ebenso ermöglichen sie die Transparenz und den Vergleich von Pflegeleistungen und sind durch nachfolgende Aspekte Voraussetzung für ein einheitliches Berufsbild:

7.7.1 Transparentes Angebot an Pflegeleistungen, Auswahl an Pflegemaßnahmen und Sicherung der Pflegekontinuität

Pflegediagnosen ermöglichen eine klare **Identifikation und Abgrenzung** des Wissensgebietes der Gesundheits- und Krankenpflege gegenüber anderen Gesundheitsberufen und Berufen beziehungsweise Dienstleister im Gesundheitswesen. Zudem besteht durch die Anwendung von Pflegediagnosen die Möglichkeit, die zu erbringenden oder erbrachten Leistungen klar und schlüssig zu dokumentieren. Wenn Sie sich jetzt fragen, ob dies nicht auch ohne Pflegediagnosen, sondern mittels freier Formulierung pflegerelevanter Probleme möglich wäre, haben Sie absolut recht. Allerdings würden in diesem Falle für ein und dasselbe pflegerelevante Problem unzählige unterschiedliche Formulierungen entstehen, was einer eindeutigen Identifikation und Abgrenzung nicht förderlich wäre. Aufgrund der unterschiedlichen Formulierungen, würden auch die Pflegemaßnahmen unterschiedlich formuliert und durchgeführt werden. Somit wäre demnach die Auswahl an Pflegemaßnahmen zu einem bestimmten pflegerelevanten Problem nicht einheitlich, was sich negativ auf eine Kontinuität der Pflegemaßnahmen auswirken würde.

Pflegediagnosen gewährleisten hingegen, dass es zu einer **Vereinheitlichung der Formulierungen** kommt. Dadurch eröffnet sich die Möglichkeit, standardisierte Pflegemaßnahmen an bestehende Pflegediagnosen zu koppeln. Nur so ist es möglich, die Auswahl der Pflegemaßnahmen festzulegen und die Anwendung bestimmter Maßnahmen im Falle bestimmter Pflegediagnosen sicherzustellen. Das bedeutet, dass Patienten mit der gleichen Pflegediagnose auch die gleichen Maßnahmen erhalten. Die Auswahl der Pflegemaßnahmen wird in diesem Fall nicht mehr aufgrund von Tradition, Ritualen und Intuition, sondern auf der Grundlage standardisierter, überprüfter und nachvollziehbarer **Maßnahmenkataloge** erstellt. Es muss allerdings in aller Deutlichkeit festgehalten werden, dass die Pflegediagnose allein kein Garant ist, sondern lediglich die Möglichkeit eröffnet, welche von der Kompetenz der Pflegefachkräfte abhängig ist.

7.7.2 Ganzheitliche Pflege, Ressourcenansatz und professionelle Kommunikation

Wie unter Punkt 1.2.2 beschrieben, erweitert der **Ansatz der Ganzheitlichkeit** das krankheitsbezogene, naturwissenschaftlich-mechanische Modell insofern, als der Mensch als untrennbare Einheit von Körper, Seele und Geist innerhalb eines sozialen Gefüges betrachtet wird und in seiner Gesamtheit in die Pflege einbezogen wird. Die daraus entstehenden Konsequenzen sind eine Abkehr von der ausschließlichen Behandlung beziehungsweise Pflege von auftretenden Anzeichen medizinischer Störungen und eine Zuwendung und bewusste Einbeziehung von physiologischen, psychologischen, soziokulturellen und spirituellen Aspekten des Menschseins. Pflegediagnosen ermöglichen insofern eine Betreuung des Menschen auf Grund seiner Reaktionen auf aktuelle oder potentielle Probleme oder Lebensprozesse, als das Reaktionsmuster des betroffenen Menschen Abweichungen von der physiologischen, psychologischen, soziokulturellen oder spirituellen Normalität aufweist. Nun eröffnen Pflegediagnosen zwar die Möglichkeit, diese Aspekte in die Pflege miteinzubeziehen, doch liegt es ausschließlich an der Pflegefachkraft selbst, diese Aspekte zu berücksichtigen.

Gleiches gilt für die **Integration des Ressourcenansatzes**, d.h. die vorhandenen Ressourcen des Patienten sowie seines sozialen Umfeldes zu erkennen, zu aktivieren, auszubauen und in die Pflege zu integrieren. So dienen Pflegediagnosen der Strukturierung pflegerischen Wissens sowie der Festlegung von fachlichen Zuständigkeiten. Pflegediagnosen ermöglichen in diesem Zusammenhang die Beschreibung der Notwendigkeiten sowie den Umfang der Pflegeinterventionen durch die Pflegefachkraft selbst und nicht durch Laien oder Angehörige anderer im Gesundheitswesen tätiger Berufsgruppen. Durch diese einheitliche Beschreibungen können Pflegefachkräfte nun gezielt Leistungen anbieten, die unter Berücksichtigung der Ressourcen an die Erfordernisse des Patienten angepasst sind. Gleichzeitig werden ritualisierte beziehungsweise unreflektierte Pflegemaßnahmen reduziert und Aussagen wie beispielsweise *„Das haben wir schon immer so gemacht“* ad absurdum geführt.

Es ist unbestritten, dass für eine **professionelle Kommunikation** innerhalb der Berufsgruppe eine „einheitliche Fachsprache“ unabdingbar ist. Gelingt es weiters, an diese einheitliche Sprache im Sinne von Pflegediagnosen auch einheitliche Pflegemaßnahmen zu koppeln, steht der Berufsgruppe der Gesundheits- und Krankenpflege ein Instrument zur Verfügung, welches einen aussagekräftigen Vergleich von fachlichem Wissen, Kompetenz, Angebot und Leistungen ermöglicht, welcher schlussendlich der Qualitätssicherung und somit der Sicherheit des Patienten dient. Nun wäre die Berufsgruppe in der Lage, pflegespezifische Daten zu benennen, zu erforschen, zu lehren sowie in die Politik einzubringen.

7.8 Pflegediagnose/medizinische Diagnose

Wie bereits angeführt, ist die Bezeichnung „Diagnose“ nicht einer bestimmten Berufsgruppe vorbehalten. Trotzdem wird er meist der Berufsgruppe der Medizin zugesprochen, was notwendig erscheinen lässt, die Unterschiede zwischen Pflegediagnose und medizinischer Diagnose aufzuzeigen.

Pflegediagnosen ...

- beschreiben menschliche Reaktionen auf aktuelle oder potentielle Gesundheitsprobleme oder Lebensprozesse, wobei sich diese Beschreibung auf Einzelindividuen, einen Familienverband oder soziale Netzwerke als Funktionseinheiten beziehen können.
- können sich stündlich, täglich – in Abhängigkeit des Reaktionsmusters des Patienten – ändern und beziehen sich auf physische, psychische oder soziale Aspekte von Gesundheitsproblemen oder Lebensprozessen.
- fallen in die rechtliche Verantwortung der Gesundheits- und Krankenpflege, wie dies beispielsweise in Österreich im § 14 GuKG verankert ist.

Medizinische Diagnosen ...

- sind Bezeichnungen für Krankheiten und/oder Organstörungen, welche meist auch dann bestehen bleiben, wenn die Krankheit oder Störung geheilt ist (siehe beispielsweise Nebendiagnosen)
- beziehen sich auf pathophysiologische Veränderungen im Körper eines Individuums und fallen in die rechtliche Zuständigkeit des approbierten Mediziners.

Merke: Pflegediagnosen können sich in Abhängigkeit des Reaktionsmusters sehr rasch und kurzfristig ändern und berücksichtigen neben dem Patienten ebenso Familie wie soziales Netzwerk.

7.9 Arten und Elemente der NANDA-Pflegediagnosen

Wie unter Punkt 6.8.2 beschrieben, existieren unterschiedliche Arten von pflegerelevanten Problemen. Mit den Pflegediagnosen – welche im Pflegeprozess ausschließlich den Schritt der Formulierung der pflegerelevanten Probleme ersetzen – existiert die nachfolgende Unterscheidung, welche sich naturgemäß den unter 6.8.2 beschriebenen Arten pflegerelevanter Probleme zuordnen lassen (vgl. Stefan et al.; 1999: 28ff):

1. **Aktuelle Diagnosen**, beziehungsweise auch als Akutdiagnosen bezeichnet, beschreiben die gegenwärtige beziehungsweise die aktuelle Reaktion des Patienten auf bestehende Gesundheitsprobleme oder Lebensprozesse. Aktuelle Pflegediagnosen bestehen aus **drei Elementen** und folgen dem **PES-Schema**:

   (a) **P** steht hierbei für die definierte Pflegediagnose beziehungsweise den Pflegediagnosetitel

   (b) **E** steht für die Ätiologie (engl. etiology), d.h. für die Ursache

   (c) **S** steht für die auftretenden Symptome

   Um das Problem beziehungsweise die Pflegediagnose mit der Ätiologie zu verknüpfen, empfiehlt es sich, die Formulierungen „in Verbindung mit“ (iVm), „im Zusammenhang mit“ (iZm) oder „gekennzeichnet durch“ zu verwenden um durch die Symptome die Pflegediagnose zu bestätigen. Aktuelle Pflegediagnosen stellen das Äquivalent zum aktuellen pflegerelevanten Problem dar.

2. **Hoch-Risiko-Diagnosen** beschreiben pathologische Reaktionen, die sich bei bestehenden physiologischen, psychologischen, umweltbedingten, genetischen und/oder chemischen Risikofaktoren entwickeln können. Risikodiagnosen bestehen aus **zwei Elementen** und folgen zur Beschreibung dem PR-Format:

   (a) **P** steht hierbei für die definierte Pflegediagnose beziehungsweise den Pflegediagnosetitel

   (b) **R** steht hierbei für die bestehenden Risikofaktoren

   Um die potentiell entstehende Konsequenz mit den Risikofaktoren zu verknüpfen empfiehlt es sich, die Formulierung „in Verbindung mit“ (iVm) zu verwenden. Risikodiagnosen sind das Äquivalent zu den potentiellen pflegerelevanten Problemen.

3. **Gesundheitsdiagnosen**, oder auch Wellnessdiagnosen genannt, beschreiben die Fähigkeiten und Ressourcen des Patienten, die zu einem gesteigerten Wohlbefinden eingesetzt oder verbessert werden können. Gesundheitsdiagnosen bestehen aus nur **einem Element** und erfordern eine genaue **Beschreibung** des einzusetzenden oder zu verbessernden Verhaltens oder der einzusetzenden oder vermehrt auszuschöpfenden Ressourcen.

   (a) **P** steht hierbei für die definierte Pflegediagnose beziehungsweise den Pflegediagnosetitel

   (b) **Beschreibung** des einzusetzenden oder zu verbessernden Verhaltens oder der einzusetzenden beziehungsweise vermehrt auszuschöpfenden Ressourcen

4. **Syndromdiagnosen** bestehen aus einem **Bündel von mehreren Akut- und/oder Risikodiagnosen**, die sich in einer bestimmten Situation vereinigen oder gegenseitig beeinflussen und bestehen aus keinem der oben genannten Elemente, sondern aus der Darstellung der einzelnen Diagnosen. Insofern beinhalten Syndromdiagnosen also eine Auflistung mehrerer Diagnosetitel, die natürlich dem entsprechenden Formulierungen, d.h. PES oder PR etc. folgen.

5. **Freie Formulierungen** stellen den Versuch dar, die Pflegediagnose individuell an den Patienten anzupassen. Ihnen liegt der Umstand zugrunde, dass sich die pflegerelevanten Probleme des Patienten nicht in das vorgegebene standardisierte System einordnen lassen beziehungsweise keine der bestehenden Pflegediagnosen die pflegerelevanten Probleme des Patienten in ausreichendem Maße beschreiben. Durch die freie Formulierung sind diese den Formulierungen des pflegerelevanten Problems im Pflegeprozess gleichzusetzen. Trotzdem sollten die freien Formulierungen je nach Art des Problems, die notwendigen Elemente enthalten.

Nicht als Pflegediagnose gelten beziehungsweise nicht in die Formulierungen aufgenommen werden sollten:

- Probleme seitens der Pflegekräfte im Umgang mit medizinischen Geräten oder Gegenständen.
- Zwischenmenschliche Probleme zwischen der Pflegefachkraft und dem Patienten.
- Pflegeziele, die erreicht werden sollen. Diese finden sich ausschließlich unter Schritt drei des Pflegeprozesses wieder.
- Pflegemaßnahmen beziehungsweise Pflegeinterventionen. Diese finden sich ausschließlich unter Schritt vier des Pflegeprozesses wieder.
- Medizinische Diagnosen oder Behandlungen. Diese finden sich ausschließlich in der medizinischen Dokumentation wieder.

Merke: Pflegediagnosen eröffnen die Möglichkeit, das bestehende Angebot an Pflegeleistungen hinsichtlich der Auswahl an Pflegeinterventionen unter Einbeziehung der Patientenressourcen sowie unter ganzheitlichen Gesichtspunkten transparent zu gestalten. Ebenso fördern standardisierte Pflegediagnosen eine professionelle Kommunikation innerhalb der Berufsgruppe. Trotzdem kann und muss die Pflegediagnose lediglich als Werkzeug betrachtet werden, deren effektiver Einsatz von der Fachkompetenz der Pflegefachkräfte abhängt.

7.10 ICNP – die internationale Klassifikation für die Pflegepraxis

Durch die dominante Stellung der NANDA Pflegediagnosen läuft die „**International Classification for Nursing Practice**" (ICNP) Gefahr, in den Hintergrund zu geraten. Obwohl das österreichische Gesundheits- und Krankenpflegegesetz kein bestimmtes Klassifikationssystem beziehungsweise keine bestimmten Pflegediagnosen vorschreibt, konzentrieren sich die Bemühungen auf die Etablierung der NANDA-Diagnosen und berücksichtigen kaum die Entwicklungen und Diskussionen um die ICNP. Ein sehr bedauerlicher Umstand, bietet die ICNP doch ein leicht nachvollziehbares Klassifikationssystem, welches eine sehr patientenzentrierte Formulierung ermöglicht und so auch für Österreich beziehungsweise den deutschsprachigen Raum relevant sein könnte.

Initiator zur Erstellung eines internationalen Klassifikationssystems für die Pflegepraxis war der „**International Council of Nursing (ICN)**" (Österreich ist durch den ÖGKV im ICN vertreten), welcher als internationaler Pflegeverband und seinen nationalen Mitgliedsverbänden der Überzeugung ist, dass die Pflegefachkräfte ihre eigene Zukunft strategisch beeinflussen müssen, um auch zukünftig einen positiven Einfluss auf die globale Gesundheit zu haben. Der ICN hat seine langfristige Unterstützung der ICNP durch sein „ICNP-Programm" (vgl. http://www.icnp.ch/icnp.html) deutlich aufgezeigt. Der ICN ist eine Föderation nationaler Pflegeorganisationen, die Pflegende in **mehr als 120 Ländern** repräsentieren. Gegründet wurde der ICN **1899** und er ist die erste **internationale Organisation** für Mitarbeiter in Gesundheitsberufen (vgl. http://www.icn.ch). Der ICN ruft Pflegende und Pflegeforscher explizit zur Auseinandersetzung mit der ICNP, deren Übersetzung, Überprüfung, Entwicklung, Implementierung und Evaluierung auf. Dies bietet interessierten Pflegefachkräften die Möglichkeit, sich beispielsweise der deutschsprachigen ICNP-Nutzergruppe anzuschließen und an der Entwicklung der ICNP mitzuwirken.

7.11 Exkurs zur Entstehung sowie Ziele der ICNP

Die „**International Classification of Nursing Practice**" ist ein **1989** vom ICN ins Leben gerufenes Projekt mit dem Anspruch, ein Klassifikationssystem zu entwickeln, um pflegebezogene Informationen weltweit zur Verfügung zu stellen. Andere im Gesundheitswesen tätige Berufsgruppen, allen voran die Mediziner, können bereits auf eine lange Tradition bei der Erstellung von Klassifikationssystemen zurückblicken. Das bekannteste Klassifikationssystem ist wohl das „**International Classification of Deseases**“ (ICD), welches die **World Health Organisation** (WHO) gemeinsam mit anderen Klassifikationssystemen herangezogen hat, um gesundheitsbezogene Daten zu sammeln und auszuwerten und um dadurch politische Entscheidungsprozesse zu beeinflussen. Ziel der WHO ist, eine möglichst umfassende Datentransparenz und die Verwirklichung einer elektronischen Patientenakte. Allerdings stehen der WHO nur unvollständige pflegebezogene Daten zur Verfügung und ebenso wenig hat die WHO bis dato ein Pflegeklassifikationssystem aufgenommen, da alle pflegerischen Klassifikationssysteme zu begrenzt, d.h. auf bestimmte Anwendungsbereich (beispielsweise Nursing Intervention Classification (NIC), Home Health Care Classification (HHCC)) fokussiert waren. Wie bereits unter Punkt 7.5 beschrieben, bemühte sich auch die NANDA in den späten 80-er Jahren um Aufnahme ihres Klassifikationssystems (Taxonomy I) durch die WHO, welches von dieser jedoch nicht akzeptiert wurde.

Dieser Umstand war für den ICN sehr unbefriedigend, weshalb von diesem beschlossen wurde, die Entwicklung eines eigenen Klassifikationssystems zu initiieren und voranzutreiben. Zu diesem Zwecke wurden bereits vorhandene Klassifikationssysteme aus verschiedenen Mitgliedsländern des ICN einbezogen, um ein möglichst **weitreichendes internationales System** zu erstellen. Insofern verfügte der ICN als internationaler Verband über ein enormes Datenmaterial, auf welches zurückgegriffen werden konnte. Die „**International Classification of Nursing Practice**“ bezieht sich in ihrer Klassifikation auf die **drei Dimensionen**:

Induktive Vorgehensweise

1. **Pflegephänomene** als Beschreibungen eines pflegebezogenen Zustandes, einer Pflegediagnose beziehungsweise pflegerelevanten Problems

2. **Pflegeintervention** als Maßnahme, welche von den Pflegenden angewendet wird, um ein definiertes Ziel beziehungsweise einen angestrebten Zustand zu erreichen

3. **Pflegeergebnisse** als erreichtes Ziel beziehungsweise Zustand nach erfolgter Intervention

Klar ersichtlich ist, dass innerhalb der ICNP neben den Pflegediagnosen, ebenso die Maßnahmen sowie die zu erreichenden Ergebnisse eingearbeitet werden sollen und diese somit von Beginn an in Beziehung zueinander stehen. Als Nutzen beziehungsweise Ziele eines solch komplexen Klassifikationssystems nennt der ICN vor allem folgende:

Ziele der ICNP

- Die Schaffung einer gemeinsamen **Fachsprache zur Beschreibung der Pflegepraxis** und zur Verbesserung der Kommunikation von Pflegenden untereinander und zu anderen Berufsgruppen im Gesundheitswesen.
- Die **Beschreibung der Versorgung** von Menschen in unterschiedlichen Einrichtungen des Gesundheitswesens.
- Die Möglichkeit eines **Vergleichs pflegerelevanten Datenmaterials** zwischen einzelnen Patientengruppen und Einrichtungen im Gesundheitswesen.
- Die **Darstellung von Trends** (soziologische, statistische) in der pflegerischen Versorgung und die Ressourcenplanung für die Patienten gemäß ihrer Bedürfnisse.
- Die **Förderung der Pflegeforschung** durch Zugang zu und Entwicklung von Pflegeinformationssystemen.
- Die Bereitstellung von **Daten der Pflegepraxis** zur Argumentation für/und Beeinflussung von gesundheitspolitischen Entscheidungen.

Mittlerweile sind eine Vielzahl an Einzelprojekten zur ICNP entstanden. Ein bedeutendes Teilprojekt stellt die Entwicklung der Struktur und der Bauprinzipien der Klassifikation sowie die Identifizierung und Zuordnung der pflegebezogenen Begriffe dar. In diesem wurden die Begriffe aus allen verfügbaren pflegebezogenen Klassifikationssytemenen der Welt zusammengetragen, geprüft, verglichen, nach deren Relevanz selektiert und miteinander in Beziehung gesetzt.

Diese Projekte wurden unter der Bezeichnung „TeleNurse", „TeleNursing" und „TeleNurseID-ENTITY" vom Dänischen Institut für Gesundheits- und Pflegeforschung (DISS) durchgeführt und finanziell von der Europäischen Union (EU) gestützt. Eine erste Rohfassung der Klassifikation erschien **1995** als **„Alpha-Version"**, welche nach einer eigehenden Weiterentwicklung **1999** als **„Beta-Version"** veröffentlicht wurde. Diese beinhaltet nun auch die Möglichkeit, Pflegeergebnisse zu erfassen, indem die Zustandsbeschreibungen mit den Zustandsbeschreibungen zu einem späteren Zeitpunkt verglichen werden. Bei genauen Analysen wurde jedoch festgestellt, dass es innerhalb des Klassifikationssystem zu Redundanzen kommt, worauf die Beta-Version nochmals überarbeitet wurde und nunmehr als Beta-II-Version vorliegt. **2005** wurde diese als **ICNP Version 1.0** in englischer Sprache veröffentlich (http://www.

icn.ch/icnp.htm [22.3.2008]). Gegenwärtig arbeitet die unter Punkt 7.13 beschriebene „Deutschsprachige ICNP-Nutzergruppe“ an einer für den deutschsprachigen Raum gültigen Übersetzung.

7.12 Aufbau und Strukturierung der ICNP

Die „Internationale Classification of Nursing Practice“ besteht aus einem sehr umfangreichen System von Begriffen, welche miteinander in Beziehung stehen, anhand von Definitionen näher beschrieben sind und die Beziehungen zueinander sowie die Abgrenzungen zu den Nachbarbegriffen enthalten. Im Gegensatz zur NANDA Taxonomy I verwendet die ICNP kein PES-System zur Darstellung der Phänomene, sondern ordnet diese nach einer Kernstruktur der in Abbildung 7.6 ersichtlichen **acht Achsen**.

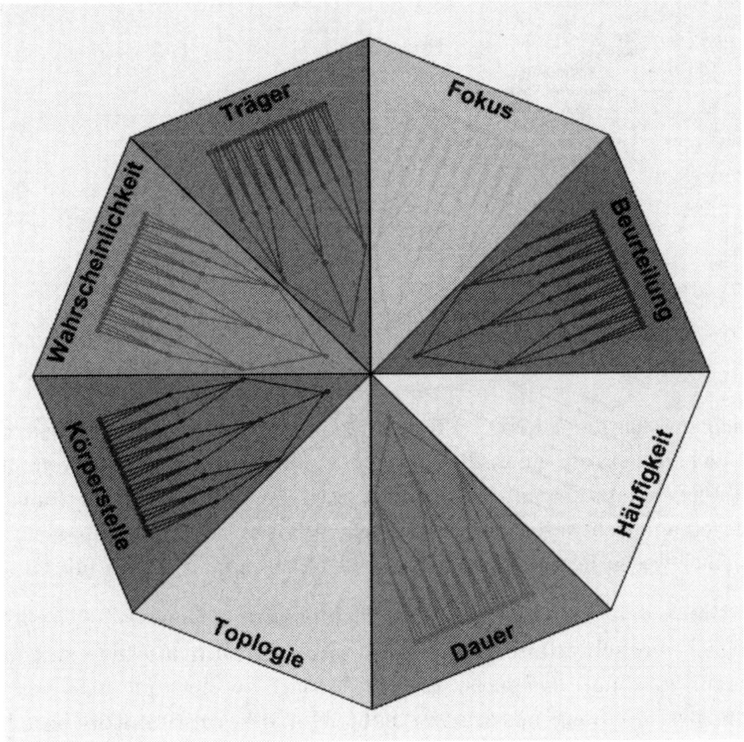

Abbildung 7.6: ICNP: Die acht Achsen der Pflegephänomene
Quelle: Deutschsprachige ICNP-Nutzergruppe

Jede dieser acht Achsen beinhaltet ein stark ausdifferenziertes monoaxial geordnetes System von Begriffen und Bezeichnungen, d.h. jeder untergeordnete Begriff kann von seinem übergeordneten Begriff abgeleitet werden. Je tiefer in diese Hierarchie eingetaucht wird, umso konkreter werden die bezeichneten Begrifflichkeiten.

In Abbildung 7.7 wird das monoaxial geordnete System innerhalb der Achse „Fokus“ der Pflegephänomene exemplarisch dargestellt.

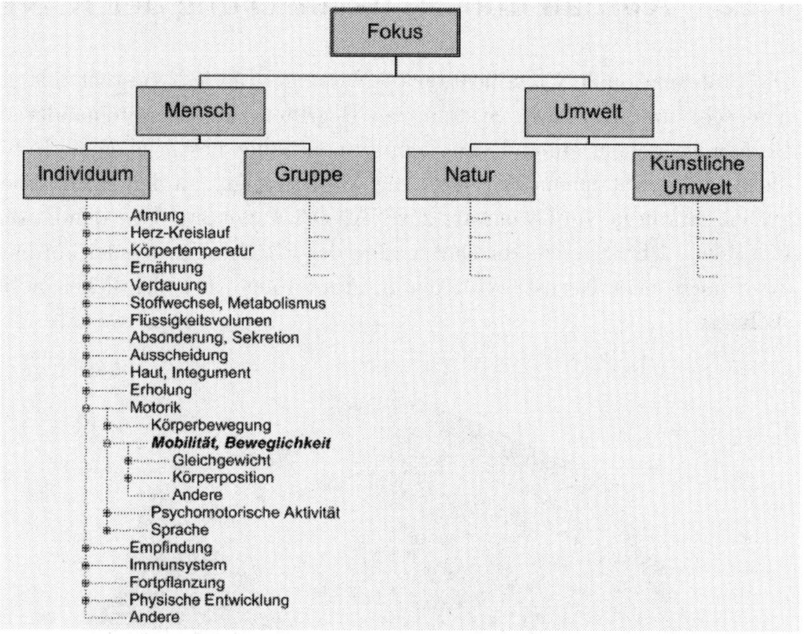

Abbildung 7.7: ICNP: Achse „Fokus“ der Pflegephänomene
Quelle: Deutschsprachige ICNP-Nutzergruppe

Zeichnen sich die NANDA Pflegediagnosen vor allem dadurch aus, dass sie viele Spielarten eines Oberbegriffes unter einer von mittlerweile über 170 Pflegediagnosen subsummieren, lassen die aus der ICNP gewonnenen Pflegediagnosen wesentlich individueller an den Patienten anpassen, was zu einer wesentlich genaueren Zustandsbeschreibung dessen führt.

Im Unterschied zu bisherigen Klassifikationssystemen ist es bei der ICNP möglich, **verschiedene Begriffe zu einer Gesamtaussage** zu kombinieren. So könnte beispielsweise die Aussage zu einer pflegerischen Zustandsbeschreibung aus **bis zu acht Einzelkomponenten** bestehen, welche **aus den acht Achsen** der Pflegephänomene stammen.

7.12.1 Durch Begriffskombination zur Pflegediagnose

Ausgangspunkt einer solchen Beschreibung stellt immer das betreffende Thema aus der Fokusachse dar. Über die Achse Beurteilung erfolgt nun eine Einschätzung des Zustands anhand einer 5-stufigen Skala. Die Abbildung 7.8 demonstriert exemplarisch den Prozess der Begriffskombination, deren gewonnene Aussage hier lautet: *Die Beweglichkeit des rechten Arms des Patienten ist zeitweise und chronisch zu einem mittleren Grad eingeschränkt.*

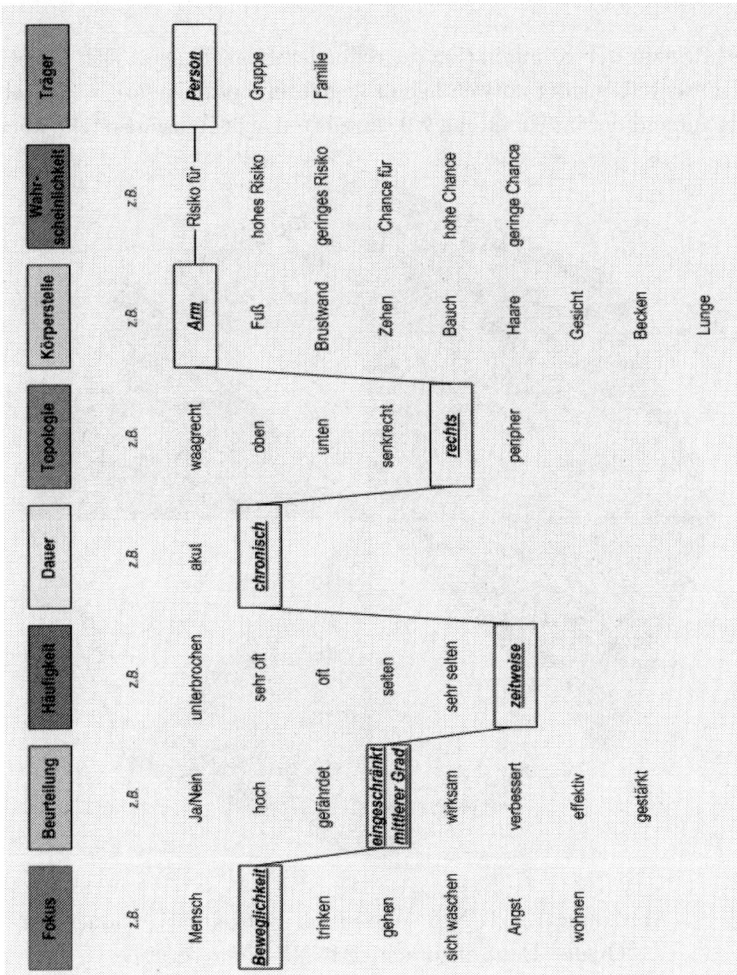

Abbildung 7.8: ICNP: Begriffskombination der Pflegephänomene
Quelle: Deutschsprachige ICNP-Nutzergruppe

Die gewonnenen Zustandsbeschreibungen können dem entsprechen, was als **Pflegediagnose** bezeichnet wird, jedoch ebenso Ausdruck von **Ressourcen und Fähigkeiten** des Patienten sein oder aber auch einzelne **Details** erläutern. Wenngleich die pflegediagnostischen Aussagen teilweise den gleichen Wortlaut wie die Pflegediagnosentitel (PD) der NANDA-Diagnosen beinhalten, so sind sie diesen nicht gleichzusetzen. Eine präzise und individuelle Zustandsbeschreibung wie in diesem angeführten Beispiel ist mittels standardisierten NANDA-Diagnosen derzeit nicht möglich.

7.12.2 Durch Begriffskombination zur Pflegeintervention

Das Prinzip der Kombination zutreffender Begriffe setzt sich ebenso in der Beschreibung der notwendigen Pflegeinterventionen fort, welche ebenfalls anhand der in Abbildung 7.9 skizzierten acht Achsen erstellt werden.

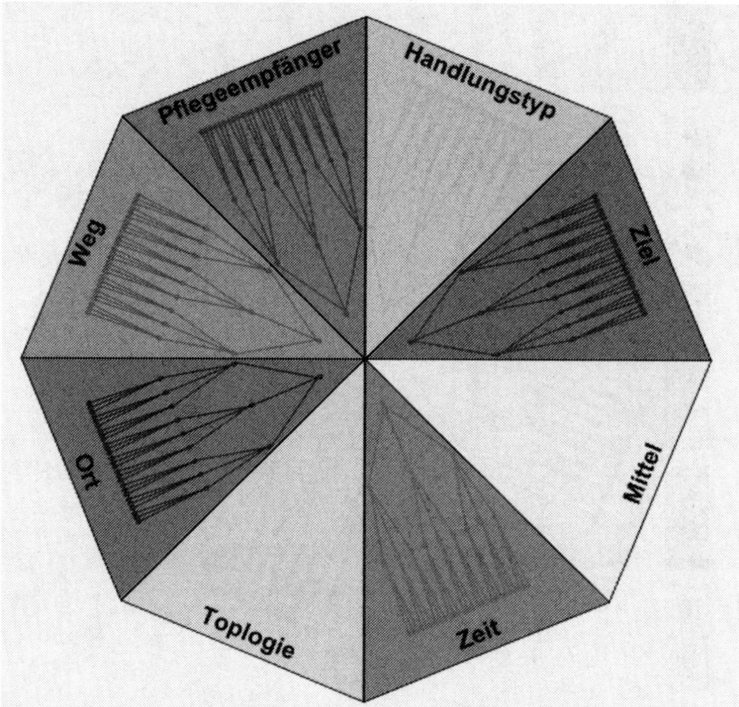

Abbildung 7.9: ICNP: Achsen der Pflegeinterventionen
Quelle: Deutschsprachige ICNP-Nutzergruppe

Ausgangspunkt für die Beschreibung von Pflegeinterventionen sind die Fragen: **Wer oder was** ist das Objekt der Intervention? Und in welcher **Art und Weise** wird die Handlung vorgenommen? Zu einer weiteren Konkretisierung können die **verwendeten Mittel** (Pflegeutensilien), die **Zeit**, die **Lokalisation**, die **Topologie**, der **Zugangsweg** sowie der **Nutznießer** der Handlung beschrieben werden.

Durch diese Methode der Kombination von Begriffen, können tausende, individuell an den Patienten angepasste Interventionen beschrieben werden. Die Kernaussage des in Abbildung 7.10 angeführten Beispiels lautet:

Der Patient wird mit einer Kältepackung nach der OP außen rechts am Fuß behandelt.

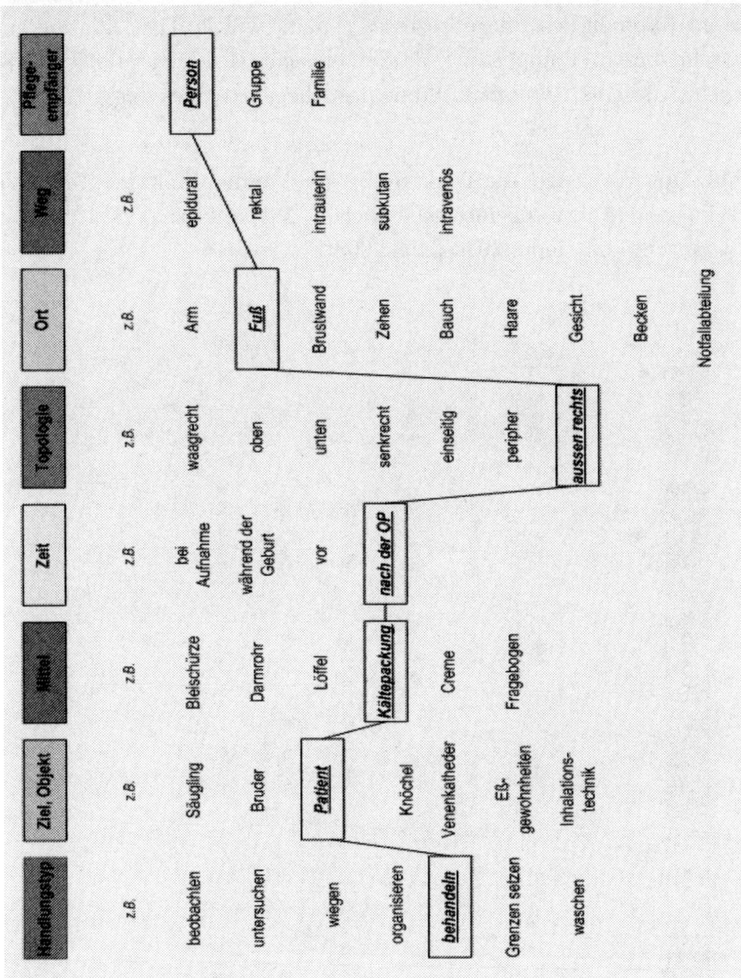

Abbildung 7.10: ICNP: Begriffskombination der Pflegeintervention
Quelle: Deutschsprachige ICNP-Nutzergruppe

7.12.3 Durch Begriffskombination zum Pflegeergebnis

Als dritte Dimension bietet die ICNP die Möglichkeit, die Pflegeergebnisse zu beschreiben, indem die Achsen und Inhalte der Pflegephänomene benutzt werden. Dieser Vorgehensweise liegt die Annahme zugrunde, dass ein Pflegeergebnis durch den Vergleich von Zustandsbeschreibungen zu unterschiedlichen Zeitpunkten ausgedrückt werden kann.

D.h. es erfolgt eine Zustandsbeschreibung am Tag der stationären **Aufnahme** im Rahmen der Erstellung der Pflegediagnose sowie eine weitere Zustandsbeschreibung nach Ablauf der gesetzten **Zeitgrenze**, welche im Rahmen des Pflegeprozesses geplant wurde. Die Differenz in der Zustandsbeschreibung steht für das erreichte Pflegeergebnis und stellt sogleich die **Evaluation** im Sinne des Pflegeprozesses dar.

Abbildung 7.11 zeigt die Darstellung der Veränderung des Zustands eines Patienten an zwei unterschiedlichen Zeitpunkten (vgl. König, http://www.icnp.info/index.htm [20.3.2008]).

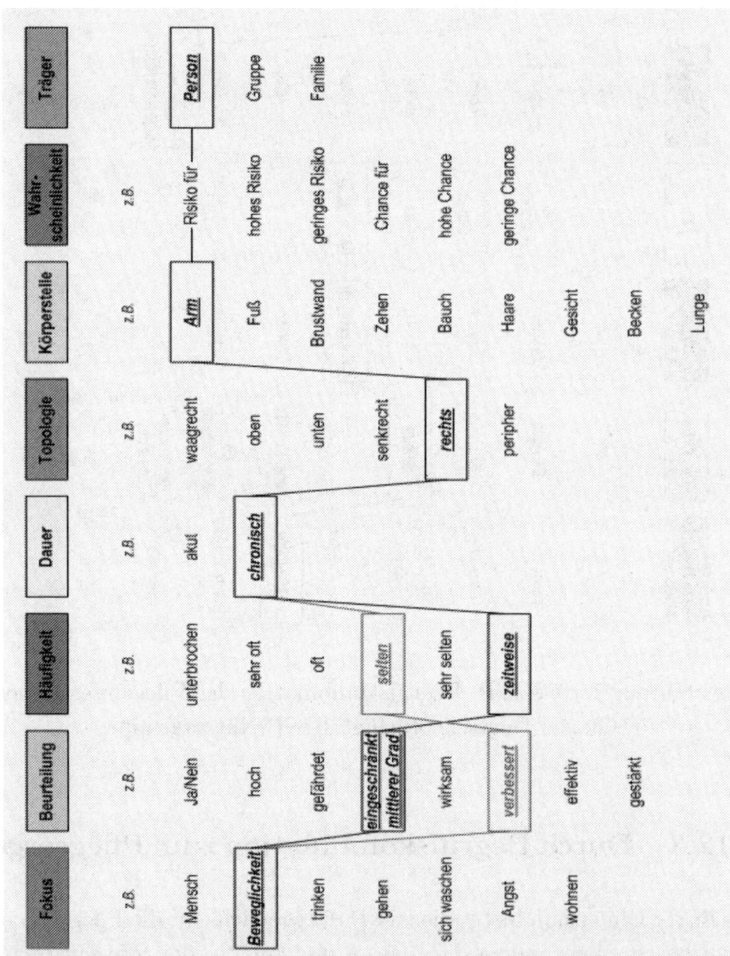

Abbildung 7.11: ICNP: Darstellung der Pflegeergebnisse
Quelle: Deutschsprachige ICNP-Nutzergruppe

Merke: Die ICNP beinhaltet stets die drei Phänomene „Pflegediagnose", „Pflegeintervention" und „Pflegeergebnis" und kann dem Bedürfnis nach Standardisierung einerseits sowie dem Bedürfnis nach viel individuellen Gestaltungsspielraum andererseits nachkommen.
Diesen Vorteil hat auch die NANDA erkannt, welche in ihrer Taxonomy II zukünftig ebenfalls Achsen für die Erstellung von Beschreibungen verwenden wird.

7.13 Die „Deutschsprachige ICNP-Nutzergruppe"

1996 musste der ICN feststellen, dass aus keinem deutschsprachigen Mitgliedsland Aktivitäten im Rahmen der ICNP-Entwicklungen eingebracht wurden. Soll ein internationales Klassifikationssystem jedoch in allen Mitgliedsländern eingesetzt werden, so ist eine aktive Mitarbeit der betreffenden Länder unbedingt erforderlich. Deshalb wurde am **25. April 1997** im Rahmen des ersten deutschsprachigen Workshops zur ICNP in Dresden die „**Deutsche ICNP-Nutzergruppe**" mit Sitz am Institut für medizinische Informatik und Biometrie der TU Dresden gegründet. Nachdem sich der „Deutsche Berufsverband für Pflegeberufe" (DBfK [http://www.dbfk.de]), der „Österreichischer Gesundheits- und Krankenpflegeverband" (ÖGKV [http://www.oegkv.at]) und der „Schweizer Berufsverband der Pflegefachfrauen und Pflegefachmänner" (SBK [http://www.sbk-asi.ch]) als ICN-Partner bereit erklärt haben, die Arbeit der Nutzergruppe zukünftig zu koordinieren, ist ihr Sitz **2001** an die Bundesgeschäftsstelle des DWK verlegt worden. Die Aufgabenstellung der Nutzergruppe, als neutrale, interdisziplinäre und unabhängig Plattform, Vertreter der Pflegepraxis, der Pflegewissenschaft, des Pflegemanagements, der Pflegepädagogik sowie der Pflegeinformatik zusammenzuführen, blieb dabei unverändert. Im **März 1998** erfolgte auf der ICNP-Tagung in Freiburg mit Teilnehmern aus Österreich und der Schweiz die Erweiterung des Namens zu „**Deutschsprachige ICNP-Nutzergruppe**" um sicherzustellen, dass alle Aktivitäten der deutschsprachigen Ländern koordiniert und gebündelt werden wie beispielsweise:

- die Übersetzung der englischsprachigen Alpha- und der aktuellen Beta-Version der ICNP
- das Sammeln von Übersetzungsvarianten und das Harmonisieren dieser Übersetzungen
- die Entwicklung eines Synonym-Wörterbuches

- Publikation und Verbreitung der ICNP
- Erprobung und Testung der ICNP in der Pflegepraxis und Verallgemeinerung der einschlägigen Erfahrungen
- Organisation von Workshops und Präsentationen zur ICNP
- Publikationen zur ICNP in Printmedien
- Sammeln von Vorschlägen und Empfehlungen aus dem deutschsprachigen Raum für die Weiterentwicklung der ICNP
- Aufbau und Aufrechterhaltung von Kontakten zu den offiziellen Entscheidungs- und Kompetenzträgern auf dem Gebiet der Pflegeklassifikation
- Aufbau und Aufrechterhaltung des Kontaktes zum ICN und dessen Repräsentanten

In den Jahren **1998 bis 2000** nahm mit der TU Dresden erstmals eine deutschsprachige Einrichtung am „**Integration and Demonstration of European Nursing Terminology in Information Technology Project**“ (TeleNurse [http://atlas.ici.ro/ehto/telenurse]) teil. Am **10. April 2001** konnte die Konsens-Übersetzung der ICNP offiziell an die nationalen Repräsentaten des ICN in Deutschland, Österreich sowie der deutschsprachigen Schweiz übergeben werden und so die Mitsprache der Pflegenden aus dem deutschsprachigen Raum bei der Weiterentwicklung der ICNP gewährleistet werden. Seit **2004** sind DBfK, SBK und ÖGKV im so genannten „**ICN Accredited Researche and Development Centre**: German-speaking ICNP User Group“ vereinigt.

Gegenwärtig arbeitet die deutschsprachige ICNP-Nutzergruppe an der Übersetzung und Weiterentwicklung der **Version ICNP 1.0** (http://www.icnp.info/frameTrad.htm [20.3.2008]).

7.14 Ausblick

Trotz aller Aktivitäten zugunsten einer Weiterentwicklung der Klassifikationssysteme befinden wir uns hinsichtlich der Frage nach einer konkreten und reibungslosen Anwendung in der Praxis immer noch in der Entwicklungsphase. Keines der angeführten Klassifikationssysteme ist derart ausgereift, um das abzubilden, was Gesundheits- und Krankenpflege in ihrer Gesamtkomplexität ist. Dadurch entstehen in der praktischen Anwendung immer noch Diskussionspunkte, die sehr kontroversiell diskutiert werden und von welchen zu hoffen ist, dass diese von den Fachhochschulen und Universitäten aus wissenschaftlicher Sicht bearbeitet werden.

In der Pflegepraxis wird man nach der Tauglichkeit der Klassifikationssysteme zur Unterstützung der täglichen Dokumentation fragen und so wird die Entwicklung geeigneter Software wohl Bestandteil der Weiterentwicklung sein. Hierbei gilt es zu beachten, dass sich die technischen Möglichkeiten an den Erfordernissen der Pflegepraxis orientiert und nicht die Pflegepraxis an den technischen Möglichkeiten der Software. Derzeit sind NANDA als auch ICNP für einen effizienten Einsatz noch sehr unhandlich, da die Begriffsbeschreibungen sehr umfangreich und somit für den täglichen Einsatz wenig geeignet sind.

Trotz dieser nüchternen Betrachtung können Pflegeklassifikationssysteme dazu beitragen, die Bestrebungen in Hinblick auf eine weitere Professionalisierung voranzutreiben sowie die Kompetenzen und Leistungen der Gesundheits- und Krankenpflege gegenüber politischen Entscheidungsträgern zu demonstrieren. Sie eröffnen die Möglichkeit einer professionellen Kommunikation innerhalb der Berufsgruppe sowie einer Sicherung der Pflegekontinuität für den Patienten.

8

Pflegeprinzipien und Handlungsschemata

Lernziele

Nach dem Studium diese Kapitels sollten Sie ...

- den Begriff „Schema“ unter dem Aspekt eines grundlegenden Musters darstellen können.
- die Begriffe „Schema“ und „Situationsmodell“ voneinander differenzieren können.
- die sechs Funktionen allgemeiner Schemata erklären können.
- das Schema beschreiben können, auf welchem die W-Formel sowie die 5R-Regel basieren.
- den Begriff „Prinzip“ unter dem Aspekt einer übergeordneten Gesetzmäßigkeit darstellen können.
- die zwei Kategorien bei der theoretischen Unterteilung von Prinzipien erläutern können.
- den Begriff „Prinzip“ unter dem Aspekt des kategorischen Imperativs darstellen können.

Das Kapitel „Pflegeprinzipien und Handlungsschemata“ führt zu einer Verschränkung der vorangegangenen Inhalte mit Beispielen aus der Pflegepraxis und ermöglicht somit jene Pflegekonzepte in den Mittelpunkt der Lehrveranstaltung zu stellen, die als zusätzliches Lehrangebot (beispielsweise Basale Stimulation, Therapeutic Touch etc.) an der betreffenden Ausbildungseinrichtung angeboten werden.

Aus diesem Grund konzentriert sich das nachfolgende Kapitel auf die theoretische Darstellung der Kernbegriffe, welche als übergeordnete Merkmale in den jeweiligen Pflegekonzepten Anwendung finden.

8.1 Theoretische Grundlagen des Begriffs „Schema“

Die Redewendung: „Etwas funktioniert nach Schema F“ ist wohl jedem von uns bekannt. Doch was ist eigentlich ein Schema, welche Vor- und Nachteile haben Schemata und was hat es mit dem Schema F auf sich?

Der aus dem Griechischen abgeleitete Begriff „Schema“ bedeutet allgemein gesprochen etwa „eine auf das Wesentliche beschränkte **Formvorgabe** oder ein **Muster**“. In Abhängigkeit von bestimmten wissenschaftlichen Disziplinen kommt dem Begriff allerdings auch unterschiedliche Bedeutung zu beziehungsweise wird der Begriff „Schema“ unterschiedlich verwendet:

- So steht der Begriff „Schema“ in der Informatik etwa für ein formales Modell der Struktur von Daten.
- In der Ethologie (= vergleichende Verhaltensforschung, generell die Verhaltensbiologie) versteht man unter Schema eine Gruppe von Merkmalen, die ein bestimmtes Verhalten auslösen.
- Je nach Denkrichtung der Psychologie versteht man unter Schema eine durch Vereinfachung gekennzeichnete Struktur von Gedächtnisinhalten oder die handlungsbezogenen Aspekte des Denkens und der Intelligenz.
- Die Mathematik hingegen versteht unter Schema das zentrale Konzept der algebraischen Geometrie.

Diese Liste ist unvollständig und könnte natürlich noch durch weitere wissenschaftliche Fächer ergänzt werden. Trotzdem ist ersichtlich, dass der gemeinsame Nenner der unterschiedlichen Interpretationen die Präsenz eines für diese bestimmte Disziplin grundlegenden Musters beziehungsweise Formvorgabe ist, welches für die jeweilige Disziplin eine **zentrale Rolle** einnimmt. Nun wird auch die Redewendung „Etwas funktioniert nach Schema F“ erklärbar. Darunter versteht man umgangssprachlich Vorgänge, die bürokratisch-routinemäßig, stereotyp oder mechanisch ablaufen. Nach Schema F läuft also dann etwas ab, wenn diese Sache vollkommen routinemäßig, ohne der Notwendigkeit in der betreffenden Situation überlegen zu müssen, durchgeführt wird. Voraussetzung für diese Vorgehensweise ist das für diese Situation notwendige Wissen über dessen grundlegende Muster. Was hier noch sehr nüchtern klingt, hilft beispielsweise in der Ersten Hilfe, Leben zu retten (vgl. http://de.wikipedia.org/wiki/Schema).

Unter einem Schema versteht man also das Wissen eines Menschen über ein bestimmtes Objekt, Ereignis, manuelle Handlung, Problemlösung oder einer erforderlichen Entscheidung. Schemata können von außen durch Anwesenheit bestimmter auslösender Reize oder von innen, mittels Assoziation durch ein bereits aktives Schema aktiviert werden. Die **Existenz** sowie die **Qualität** der Schemata unterscheiden sich von Mensch zu Mensch. So haben beispielsweise manche Menschen Schemata, über welche andere Menschen nicht verfügen. Ebenso kann sich die Qualität ein und desselben Schemas bei unterschiedlichen Menschen unterscheiden. So verfügen manchen Menschen über ein wesentlich detaillierteres Schema als andere Menschen.

> **Beispiel:** Es ist davon auszugehen, dass jeder von uns über ein „Auto-Schema“ verfügt. Hinsichtlich dessen Qualität können jedoch massive Unterschiede auftreten. So könnte das betreffende Schema bei einem Autoliebhaber wesentlich detaillierter sein als bei jemanden, der Autos nur als Gebrauchsgegenstände betrachtet. Somit kann festgehalten werden, dass dieses Schema zwar bei allen existent ist, sich jedoch in der Qualität unterscheidet.

Schemata zu einem bestimmten Thema enthalten nicht das gesamte, d.h. episodische beziehungsweise biographische Wissen eines Menschen zu diesem Thema, sondern vor allem das allgemeine Wissen, welches auf die meisten konkreten Beispiele und ähnliche Schemata zutrifft. Weiters können Schemata durch **Einbettung** hierarchisch geordnet sein. So enthält beispielsweise ein „Haus-Schema“ einige Komponenten, die ebenfalls Schemata sind, etwa ein „Dach-Schema“ oder ein „Zimmer-Schema“, dieses wieder ein Fenster-Schema usw. Schemata sind deshalb wichtig, weil sie einen wichtigen Einfluss auf die **Aufnahme**, **Verarbeitung** und **Wiedergabe** von Informationen sowie auf das **Verhalten** haben. Welche Informationen wir überhaupt und in welcher Ausprägung beachten, wie wir diese interpretieren, welche Schlüsse wir von diesen ableiten, welche Informationen wir uns überhaupt merken und wie wir uns in bestimmten Situationen verhalten – hängt schlussendlich vom jeweils aktivierten Schema ab.

Da der Begriff des Schemas sehr allgemein und unpräzise ist, soll die folgende Übung dazu beitragen, den Nutzen eines Schemas zu erkennen. Lesen Sie dazu den nachfolgenden Text nur einmal vollständig und versuchen Sie, sich so viel wie möglich davon zu merken.

> **Übungstext:** *Der Vorgang ist eigentlich ganz einfach. Zuerst unterteilen Sie die Dinge in mehrere Gruppen. Natürlich kann auch ein Stapel genügen – das kommt darauf an, wie viel zu tun ist. Wenn Sie wegen fehlender Möglichkeiten woanders hingehen müssen, so ist das der nächste Schritt, ansonsten kann es losgehen. Es ist wichtig, nicht zu übertreiben. Das heißt, es ist besser zu wenige Dinge zu tun, als zu viele. Das mag zunächst nicht besonders wichtig erscheinen, aber es können sonst leicht Komplikationen entstehen. Ein Fehler kann viel Geld kosten. Am Anfang erscheint der ganze Vorgang kompliziert. Aber bald ist er einfach ein Teil des Lebens. Es ist schwer vorauszusehen, ob diese Aufgabe in der nächsten Zukunft überflüssig sein wird. Wenn der Vorgang abgeschlossen ist, muss man das Material wieder in verschiedene Gruppen anordnen. Dann kann man sie auf ihre Plätze legen. Später werden sie wieder verwendet und der gesamte Kreislauf muss wiederholt werden. Das ist eben ein Teil des Lebens.*

> **Übung:** Decken Sie nun den Text ab und versuchen Sie, so viel wie möglich von diesem Text wiederzugeben. Worum geht es in diesem Text? Was wird in diesem Text beschrieben? Kennen Sie Vorgänge, die nach diesem Schema durchgeführt werden?

Wahrscheinlich gehen Sie sehr analytisch an den Text heran, versuchen diesen in Kernbereich zu zerlegen und suchen in der Abfolge dieser Kernbereiche Ihnen bekannte Vorgänge. Möglicherweise finden Sie auch Vorgänge, die nach dem beschriebenen Schritten ablaufen und möglicherweise haben diese auch mit Ihrer Ausbildung zu tun. Ist dies der Fall, so haben Sie ein Schema beziehungsweise Wissen über ein grundlegendes Muster aktiviert, welches sich auf diesen Text umlegen lässt.

Aber möglicherweise hatten Sie Probleme, den Text wiederzugeben. Es fiel Ihnen schwer, Kernbereich zu finden, um den Text für Sie logisch zu strukturieren. Das bedeutet nun nicht, dass irgendetwas nicht mit Ihnen in Ordnung ist, Sie brauchen sich diesbezüglich also keinerlei Sorgen machen. Es bringt nur zum Ausdruck, dass Sie kein Ihnen bekanntes Schema beziehungsweise grundlegendes Muster aktivieren konnten. Ein Grund dafür könnte beispielsweise sein, dass Sie noch nie mit dieser oder einer ähnlichen Situation konfrontiert wurden und deshalb noch kein Schema erstellt haben beziehungsweise erstellen konnten. Es geht Ihnen hierbei wie den Versuchspersonen von Bransford und Johnson (1973), die sich ebenfalls kaum etwas von dem Text gemerkt hatten. Zumindest solange nicht, solange kein dementsprechendes Schema aktiviert war und der Text dadurch nachvollziehbar wurde. Versuchen wir nun also, ein bekanntes (oder hoffentlich nicht gänzlich unbekanntes) Schema beziehungsweise grundlegendes Muster zu aktivieren – jenes des „Wäschewaschens".

> **Übung:** Gehen Sie den Vorgang des Wäschewaschens gedanklich durch und lesen Sie im Anschluss den Übungstext nochmals. Wurde der Text nun verständlicher? Können Sie in Gedanken den Vorgang visuell vor Augen sehen?

Wenn Sie die Fragen in dieser Übung bejahen können, haben Sie ein grundlegendes Muster beziehungsweise Schema aktiviert, welches Ihnen geholfen hat, den Text beziehungsweise Vorgang zu verstehen. Das Großartige daran ist, dass dieses Schema nun nicht ausschließlich auf diesen einen bestimmten Vorgang anwendbar ist, sondern auch auf alle ähnlichen Vorgänge, mit welchen Sie zukünftig konfrontiert werden. Exemplarisch könnten Sie nun versuchen, Ihr Schema auf das Ordnen und Reinigen von OP-Instrumentarien oder auf die Versorgung der Pflegematerialen anwenden. Die vorangegangenen Erläuterungen und Übungen zeigen deutlich, dass Schemata als grundlegende Muster oder Formvorgabe bestimmte Funktionen erfüllen, sofern die Schemata aktiviert sind.

Schemata sind ausgesprochen änderungsresistent, das gilt zumindest für die im weiteren Verlauf beschriebenen allgemeinen Schemata und Skripts, welche unser allgemeines Wissen enthalten. Es müssen schon sehr viele neue und einem Schema widersprechende Informationen vorliegen, bis ein modifiziert oder durch ein zu diesem Thema neues Schema ersetzt wird. Jene Bedingungen, die zur Änderung eines bestehenden Schemas vorliegen müssen, sind noch nicht völlig geklärt. Es scheint jedoch so zu sein, dass man unter dem Druck neuer Informationen eher Teil- und Subschemata ändert als das übergeordnete allgemeine Schema (vgl. Herkner, 2001: 168ff).

8.2 Funktionen allgemeiner Schemata und Situationsmodelle

Im vorangegangenen Kapitel haben wir anhand des Übungsbeispiels festgestellt, dass Schemata durchaus sinnvoll sind. Nun sehen wir uns die einzelnen Funktionen der Schemata genauer an:

Funktionen allgemeiner Schemata

1. Schemata bestimmten, ob und wie gut wir etwas (beispielsweise die fiktive Situation in der Übung) **verstehen**. „Verstehen" bezieht sich hierbei nicht ausschließlich auf Sprachverstehen, sondern ebenso auf Wahrnehmungsprozesse. Jemand, der kein systematisches Wissen über den Vorgang des Wäschewaschens hat, kann den Übungstext nicht sinngerecht interpretieren.

2. Schemata beeinflussen insofern unsere **Gedächtnisleistung**, als sie bestimmen, was und wie viel wir uns merken. So konnte in Untersuchungen nachgewiesen werden, dass wir uns schemarelevante Informationen, d.h. schemakonsistente (mit dem derzeit aktivierten Schema übereinstimmend, beispielsweise Zimmer mit Fenster) als auch schemainkonsistente (dem aktivierten Schema widersprechende, beispielsweise Zimmer ohne Fenster) besser merken als schemairrelevante.

3. Schemata bewirken, dass wir „**automatische Schlussfolgerungen**" ziehen und über die gegebene Information hinausgehen. Nachdem Sie erfahren haben, dass der Übungstext vom Waschen handelt, haben Sie vermutlich angenommen, dass die verschiedenen Stapel oder Gruppen nach Farbe der Kleidungsstücke oder nach Wassertemperatur, mit welcher diese gewaschen werden müssen, angelegt wurden. Sowohl Farbe als auch Temperatur wurden jedoch an keiner Stelle des Textes erwähnt. Man kann also auch sagen, Schemata wecken **Erwartungen**, auf deren Grundlage Schlüsse gezogen werden, welche zudem im Gedächtnis behalten werden und Aufmerksamkeit erzeugen. Im Zusammenhang mit den automatischen Schlussfolgerungen spricht man auch vom „**konstruktiven Gedächtnis**", wobei zwei Gedächtnisfehler unterschieden werden können:

   (a) Es wird **zu wenig** von dem tatsächlich angebotenen Informationsmaterial wiedergegeben, d.h. Teile der angebotenen Informationen werden vergessen.

(b) Es wird schemabedingt **zu viel** Material wiedergegeben, d.h. Informationsmaterial wurde erfunden. In diesem Zusammenhang verwenden Autoren wie beispielsweise Rumelhart (1980) die Formulierung, dass Schemata „Variablen“ oder „Leerstellen“ enthalten, die durch passende konkrete Informationen gefüllt werden müssen.

4. Dieses unter Listenpunkt 3b beschriebene Füllen geschieht entweder durch automatische Schlussfolgerungen oder dadurch, dass unsere Aufmerksamkeit auf **bestimmte Aspekte** gelenkt wird, welche uns veranlassen, nicht offensichtlich angebotene Informationen zu ergänzen. Zum Beispiel könnte jemand, der ein flaches längliches Objekt mit vier Rädern als Sportwagen (für diese Spezifizierung benötigt man schon ein sehr genaues Auto-Schema) erkannt hat, nun versuchen, von der Länge der Motorhaube die Motorgröße beziehungsweise Anzahl der Zylinder abzuleiten usw.

5. Schemata steuern unser **Verhalten**. Das gilt vor allem für **Handlungsschemata** wie beispielsweise die von Schank und Abelson (1977) beschriebenen **Skripts**. Skripts sind – wie beispielsweise das Restaurant-Skript – zeitlich und hierarchisch gegliedert. Es besteht aus einigen zeitlich aufeinander folgenden Komponenten: Eintreten, Platz nehmen, Bestellen, Essen, Zahlen, Restaurant verlassen. Diese Komponenten bestehen ihrerseits wieder aus Teil- und Subschemata. So besteht das Teilschema „Bestellen“ etwa aus den Subschemata: Speisekarte verlangen, Lesen, Entscheidung treffen, Bestellen. Wie die allgemeinen Schemata auch, ermöglichen uns Skripts, Vorgänge zu verstehen und Schlussfolgerungen zu treffen. Darüber hinaus beeinflussen sie unser Verhalten.

6. Die vorangegangenen Funktionen zeigen vorwiegend die positiven Seiten allgemeiner Schemata. Die Änderungsresistenz allgemeiner Schemata wird jedoch nicht selten zur Ursache eines negativen Aspektes: Schemata können **Urteilsverzerrungen** bewirken. Hierbei werden schemainkonsistente Informationen mitunter so „zurechtgebogen“, dass sie zu dem aktivierte Schema passen. Vor allem im sozialen Bereich kann dies häufig beobachtet werden. Wenn sich beispielsweise ein Mensch, den man die Kategorie „agressiver Typ“ zugeordnet hat, höflich und zuvorkommend benimmt, so wird dieses Verhalten durch Attributation schemakonsistent interpretiert: Dieser Mensch hat dann nicht auf Grund seiner Persönlichkeitseigenschaften oder Einstellungen höflich und zuvorkommend gehandelt, sondern nur deshalb, weil er sich durch sein Verhalten einen (strategischen) Vorteil verspricht. Auf diese Weise können Schemata zur Grundlage von **Vorurteilen** und **Stereotypen** werden.

Situationsmodelle versus allgemeine Schemata

Im Zusammenhang mit den oben beschriebenen allgemeinen Schemata spricht man auch von Situationsmodellen, welche sich zumindest hinsichtlich zweier Punkte von den bisher besprochenen Schemata unterscheiden (vgl. Herkner, 2001: 168ff):

1. Situationsmodelle sind keine „fertige“ Schemata, sondern werden während der betreffenden Situation fortlaufend durch Details angereichert und modifiziert. So erhält beispielsweise der Leser eines Romans durch Fortschreiten im Text ständig neue Informationen, was dazu führt, dass er sein Situationsmodell (etwa jenes zu einer der vorkommenden Romanfigur) laufend modifizieren wird.

2. Man nimmt an, dass diese mentalen Modelle keine Propositionsstruktur, sondern „analoge“ Schemata sind. Obwohl manche Untersuchungsergebnisse für diese Annahme sprechen, müssen mentale Modelle nicht ausschließlich vorstellungshaft sein, d.h. man könnte das Textbeispiel zum Wäschewaschen auch ohne anschauliche Vorstellung, also vermutlich mit Hilfe eines propositionalen Schemas verstehen.

Zusammenfassend können wir also feststellen, dass Schemata der begriffliche Rahmen von Wissen über Gegenstände, Menschen und Situationen sind. Schemata sind Wissenspakete über die komplexen Verallgemeinerungen unserer Erfahrung mit Strukturen in unserer Umwelt. Schemata repräsentieren unsere „durchschnittlichen Erfahrungen“, die wir in der Interaktion mit unserer Umgebung gemacht haben. Daher sind Schemata zwar verhältnismäßig veränderungsresistent, jedoch nicht von Dauer, sondern verändern sich mit dem Wechsel der Ereignisse in unserem Leben (vgl. Zimbardo, 1999 :259).

8.3 Handlungsschemata: Beispiele aus der Praxis

Wie im vorangegangenen Kapitel beschrieben, kann der Begriff „Schema“ darauf operationalisiert* werden, dass es sich hierbei um ein auf das Wesentliche reduzierte Muster, eine Formvorgabe oder einen Handlungsablauf handelt. Übertragen auf die Praxis beziehungsweise auf bestimmte Pflegeinterventionen bedeutet das, dass einzelne Aspekte der Schemata, im Sinne grundlegender Muster, auch in der Praxis zur Anwendung kommen. Gehen diese Schemata in „Fleisch und Blut“ über, d.h. sind diese grundlegenden Muster sich stets wiederholende Vorgänge im Alltag einer

*präzisieren

Pflegefachkraft und basiert die Fertigkeit dieses grundlegenden Musters auch auf andere, ähnliche Handlungen beziehungsweise Pflegeinterventionen zu übertragen, auf Erfahrung, so spricht man von **Routine**.

Nachfolgend sollen einige Beispiele aus der Praxis unter dem Aspekt des Handlungsschemas dargestellt werden. Ziel hierbei ist nicht, die Handlung an sich zu erläutern, da dies wohl Inhalt der einschlägigen Lehrveranstaltung ist, sondern lediglich das dieser Handlung zugrunde liegende Schema zu verdeutlichen.

8.3.1 Die W-Regel als Handlungsschema

Jeder von uns verfügt – sofern er bereits mit einer bestimmten Situation konfrontiert wurde – über ein diese Situation betreffendes Schema und somit Wissen über das grundlegende Muster, welches uns ermöglicht Sachverhalte zu verstehen. Nehmen wir jetzt also an, Sie werden mit der Organisation der Abschlussfeier betraut. Sie kennen das Veranstaltungsdatum sowie den Veranstaltungsort. Alle weiteren Variablen wie beispielsweise Dekoration, Musik, Platzangebot, Ehrengäste usw. können Sie frei wählen. (Bereits in dieser kleinen Aufzählung finden sich grundlegende Muster beziehungsweise jenes Schema, welches beispielsweise Dekoration und Musik als Bestandteil einer Abschlussfeier deklariert.) Nun liegt es an Ihnen und Ihren Kolleginnen und Kollegen, diese Abschlussfeier zu realisieren. Wie werden Sie nun vorgehen?

Vermutlich werden Sie gemeinsam mit den Kolleginnen und Kollegen den Rahmen der Abschlussfeier festlegen und dabei die Frage klären, ob es sich um eine sehr festliche Abschlussfeier, eine eher lockere Party oder vielleicht beides handeln sollte. Nachdem Sie bezüglich dieser Frage eine Einigung erzielt haben, werden Sie wohl beginnen, Ihre Kolleginnen und Kollegen ihren Interessen und Ressourcen zufolge zu koordinieren. In diesem Zusammenhang werden Sie sich auf der Grundlage des aktivierten „Organisations-Schemas“ folgende Fragen stellen:

- **W**as ist für die Abschlussfeier zu tun beziehungsweise was ist zu organisieren? (Dekorationsmaterial für den Veranstaltungssaal, Einladungen erstellen und drucken, Musik auswählen und buchen usw.)
- **W**er soll diese Tätigkeiten übernehmen beziehungsweise wer hat diesbezüglich Ressourcen, d.h. Erfahrung mit Dekoration, überdurchschnittliche Computerkenntnisse für die Erstellung der Einladungen, Zugang zu Musikgruppen usw.?
- **W**ie sind die Aufgaben zu erledigen? Sollen potentielle Sponsoren lediglich angeschrieben werden oder ist es besser, diese persönlich aufzusuchen?

- **W**ann soll diese Aufgabe abgeschlossen sein? Ist eine nachfolgende Aufgabe vielleicht von der Erledigung dieser abhängig oder ist es aus anderen Gründen erforderlich, eine gesetzte Zeitgrenze nicht zu überschreiten?

Es ist dem aktivierten Schema beziehungsweise dem Wissen über ein grundlegendes Muster in der Organisation von beispielsweise Feiern zu verdanken, dass Sie die Fragen, **wer** macht **was**, **wie** und bis **wann** als grundlegende Struktur heranziehen. Dieses Schema ermöglicht Ihnen nun die Anwendung dessen auf unterschiedliche, ähnliche Situationen, wie beispielsweise die unter Punkt 6.10 beschriebene Planung der Pflegeinterventionen im Rahmen des Pflegeprozesses oder die Arbeitseinteilung auf der Station etc. Die Benennung als W-Regel und die Formulierung der einzelnen Punkte durch W-Worte unterstützt Sie beim Einprägen und Behalten der grundlegenden Regel.

Merke: Die W-Regel im Rahmen des Pflegeprozesses lautet: Wer macht was, wie und wann.

8.3.2 Die 5R-Regel als Handlungsschema

Auch bei der täglichen Vorbereitung von Medikamenten und die damit verbundene Vorsichtsmaßnahmen kommen Schemata zur Anwendung. Hierbei ist darauf zu achten, dass ein bestimmter Patient, ein verordnetes Medikament, in der verordneten Menge (Dosis), zum vorgeschriebenen Zeitpunkt mittels korrekter Applikationsform erhält. Wenn Sie diese Handlung ordnungsgemäß durchführen, weiterleiten oder beispielsweise die Information im Rahmen der Dienstübergabe an die Kolleginnen und Kollegen übergeben wollen, so wird diese Handlung oder Informationsweitergabe auf der Grundlage der auf das Wesentliche reduzierten Fragemuster basieren:

- **W**elcher Patient bekommt das Medikament?
- **W**elches Medikament soll der Patient bekommen?
- **W**elche Dosis soll der Patient erhalten?
- **W**ie soll dieses Medikament appliziert werden?
- **W**ann soll dieses Medikament appliziert werden?

Ganz bewusst habe ich bei der Auflistung Formulierungen verwendet, die nicht mit R-Worten beginnen. Die Benennung als 5R-Regel ist lediglich eine Gedächtnisstütze. Wichtiger hierbei ist, dass das grundlegende Schema erkennbar wird, welches natürlich auch bei einer anders lautenden Benennung seine Gültigkeit behält und am Beispiel der Medikamentenvorbereitung lautet:

- **R**ichtiger Patient
- **R**ichtiges Medikament
- **R**ichtige Dosierung und Konzentration
- **R**ichtige Applikationsform
- **R**ichtiger Zeitpunkt

Unabhängig davon, wie die Regel benannt wird (man könnte sie ja ebenso K-Regel benennen: Korrekter Patient, korrektes Medikament, korrekte Dosierung usw.). Das Handlungsschema, nach welchem Sie agieren, ändert sich nicht, das grundlegende, auf das Wesentliche beschränkte Muster behält seine Gültigkeit.

Merke: Schemata stellen ein auf das Wesentliche beschränkte Muster, Formvorgaben oder Handlungsabläufe dar, welche die Möglichkeit eröffnen, Pflegeinterventionen systematisch anzuwenden. Schemata können demnach ebenso als Leitlinie für das systematische Einüben von Pflegehandlungen genutzt werden.

8.4 Theoretische Grundlagen des Begriffs „Prinzip“

Der Begriff „Prinzip“ stammt vom lateinischen „principium“ und bedeutet etwa soviel wie Anfang oder Ursprung. Unter einem Prinzip (Plural: Prinzipen) versteht man ein Gesetz, welches anderen Gesetzen übergeordnet ist. Der Begriff Gesetz wird umgangssprachlich durch die Begriffe Gesetzmäßigkeit, Naturgesetz, Regel, Richtlinie, Verhaltensrichtlinie oder Grundsatz ersetzt beziehungsweise als Synonym verwendet.

In der klassischen Auslegung des Begriffs Prinzip steht dieses zwingend an oberster Stelle. Im alltäglichen Sprachgebrauch wird dies allerdings nicht ganz so streng gehandhabt. Ebenso existiert ein Begriff, welcher unter Prinzip nicht eine übergeordnete beziehungsweise grundlegende Gesetzmäßigkeit, sondern eine Verkettung von Gesetzen (Regeln) versteht. Die konkrete Bedeutung des Begriffs „Prinzip“ ist also als kontextabhängig zu betrachten. Prinzipien können in **zwei Kategorien** unterteilt werden:

1. **Axiomatische Prinzipien:** Diese deklarieren Beobachtungen als Gesetz oder basieren auf dem Postulat eines Gesetzes. Unter dem Begriff „Axiom" ist ein deduktiv abgeleiteter Grundsatz zu verstehen, der in drei Grundbedeutungen zur Anwendung kommt:

   (a) als unmittelbar nachvollziehbarer Grundsatz beziehungsweise ein unmittelbar einleuchtendes Prinzip, welches weder eines Beweises bedarf, noch einem solchen zugänglich ist. — klassischer (materialer) Axiombegriff

   (b) als ein vielfach bestätigtes, allgemeines Naturgesetz, welches aus der Theorie abgeleitet und in der Empirie verifiziert wurde. — naturwissenschaftl. (physikalischer) Axiombegriff

   (c) als ein zu Grunde gelegter, nicht abgeleiteter Ausgangssatz. — moderner (formaler) Axiombegriff

   Im Falle axiomatischer Prinzipien werden also bestimmte Gesetze anderen Gesetzen vorangestellt oder beispielsweise Verhaltensregeln anderen Verhaltensregeln übergeordnet. Man könnte also grob operationalisiert festhalten, dass die Prinzipien einer Hierarchie unterliegen, d.h. Prinzip A ist dem Prinzip B übergeordnet, Prinzip B ist dem Prinzip C übergeordnet usw.

2. **Systematische Prinzipien:** Dieses liegt dann vor, wenn sich eine bestimmte Wirkung auf die Konstellation spezifischer Faktoren zurückführen lässt, die in dieser Konstellation immer diesen gleichen Effekt hervorrufen. In diesem Sinne wird ein Prinzip durch den kleinsten gemeinsamen Algorithmus bestimmt, der zur Erzeugung dieses Effektes erforderlich ist. Infolge der daraus resultierenden Einfachheit lässt sich ein Prinzip von einem System auf andere übertragen und findet sich nicht selten in unterschiedlichsten artübergreifenden Lebensbereichen. In der Praxis wird immer dann von einem Prinzip gesprochen, wenn man hinter einem bestimmten Effekt entweder eine übergeordnete Gesetzmäßigkeit oder eine bestimmbare Regel vermutet. Weil diese Gesetzmäßigkeit für gewöhnlich nicht ohne weiteres definierbar ist, wird das Prinzip zumeist nach der Wirkung benannt und nicht nach der eigentlichen Gesetzmäßigkeit selbst.

Ungeachtet der theoretischen Einteilung unterschiedlicher Grundbedeutungen des Begriffs Prinzip um einen festen Grundsatz, eine feste Regel, an der sich alles Handeln orientiert beziehungsweise orientieren sollte. Auch die Gesundheits- und Krankenpflege folgt übergeordneten Prinzipien, wie jene, die nachfolgend beispielsweise angeführt werden.

8.5 Prinzipien: Beispiele aus der Praxis

Im vorangegangenen Kapitel haben wir festgehalten, dass es sich bei Prinzipien im Wesentlichen um feste Gesetze beziehungsweise Regeln handelt, welche anderen Gesetzen und Regeln übergeordnet sind. Wird der Begriff des Prinzips in diesem Sinne auf die Gesundheits- und Krankenpflege angewendet, so ist es nicht möglich, sich dieser übergeordneten Regel zu entziehen. Die beiden folgenden Beispiele sollen zeigen, dass die beschriebenen Prinzipien zwar in der Gesundheits- und Krankenpflege zur Anwendung kommen, von ihrem Ursprung jedoch aus anderen Bezugswissenschaften stammen.

8.5.1 Prinzipien in der Philosophie und Ethik

In der Philosophie ist ein Prinzip das, worauf etwas beruht, wodurch es gehalten wird, der letzte Grund, der Urgrund, Ursprung, Ausgangspunkt alles Existierenden und schließlich worauf alles Denken, Begründen und Argumentieren beruht. Im Rahmen der Berufskunde und Berufsethik haben Sie von philosophischen Theorien gehört und auch die Namen Platon, Kant und Descartes dürften Ihnen geläufig sein. Diese philosophischen Theorien kommen auch in der Gesundheits- und Krankenpflege zur Anwendung und es soll an dieser Stelle ein Prinzip hervorgehoben werden, mit welchem Sie sicherlich schon mehrmals während Ihrer Ausbildung konfrontiert wurden: dem „**kategorischen Imperativ**“ von Immanuel Kant.

Dieser ist die ethische Grundnorm in der Philosophie Immanuel Kants und gebietet allen vernunftbegabten Wesen, Handlungen zu vollbringen, die nicht nur Mittel zum Zweck, sondern an sich gut sind. Da der kategorische Imperativ von keiner weiteren Bedingung (übergeordneten Gesetzmäßigkeit) abhängig ist, ergibt sich somit die Bedingung der Allgemeingültigkeit. Dies wird unter anderem in der folgenden Formel des kategorischen Imperativs deutlich:

> *„Handle nur nach derjenigen Maxime, durch die du zugleich wollen kannst, dass sie ein allgemeines Gesetz werde.“*

Im Sinne Kants ist unter dem Begriff „Maxime“ ein subjektives Gesetz nach dem man wirklich handelt, ein subjektives Prinzip des Wollens beziehungsweise eine oberste persönliche Lebensregel und persönlicher Grundsatz des Willens und Handelns zu verstehen. Kant formuliert seinen kategorischen Imperativ mehrmals um, erklärt und verknüpft diesen und so existieren in seinen Werken *„Grundlegung zur Metaphysik* *der Sitten"* und *„Kritik der praktischen Vernunft"* insgesamt fünft leicht umformulierte Formeln, die alle das gleiche Grundprinzip darstellen.

Auch im heutigen Sprachgebrauch finden sich Merksätze, die sich auf den kategorischen Imperativ beziehen. So kennt wohl jeder von uns die Aussage: *Was du nicht willst, das man dir tu' – das füg' auch keinem And'ren zu.* Auch der Dichter Johann Wolfgang von Goethe (1749–1832), als einer der bekanntesten Vertreter der Weimarer Klassik, bezieht sich auf Kant, wenn er schreibt: *„Edel sei der Mensch, hilfreich und gut."*

8.5.2 Prinzipien in der Rechtswissenschaft

Auch in der Rechtswissenschaft findet sich ein übergeordnetes Prinzip, welches auch in der Gesundheits- und Krankenpflege Anwendung findet: Das sogenannte „**Gleichheitsprinzip**" beziehungsweise der „Gleichheitsgrundsatz". Dieses im Artikel 7 der österreichischen Bundesverfassung, BGBl.Nr. 1/1920 wiederverlautbart durch BGBl.Nr. 367/1925 festgelegte Prinzip besagt:

> *„(1) Alle Bundesbürger sind vor dem Gesetz gleich. Vorrechte der Geburt, des Geschlechtes, des Standes, der Klasse und des Bekenntnisses sind ausgeschlossen."*

Dies bedeutet, dass alle Staatsbürger vor dem Gesetz die gleichen Rechte und Pflichten haben, ungeachtet welchem Geschlecht sie angehören, aus welcher sozialen Schicht sie stammen und welcher Religion sie angehören. Für die Gesundheits- und Krankenpflege bedeutet dies, dass bei der Berufsausübung keinerlei Unterschied zwischen den Patienten gemacht werden darf und alle – ungeachtet des Geschlechts, des Standes, der Klasse oder des religiösen Bekenntnisses – das Recht auf bestmögliche Versorgung haben.

Zusammenfassend kann also festgehalten werden, dass Prinzipien übergeordnete Gesetze beziehungsweise Verhaltensregeln sind, deren konkrete Bedeutungen kontextabhängig sind. Kommen diese übergeordneten Gesetzmäßigkeiten in der Gesundheits- und Krankenpflege insofern zur Anwendung, als diese als Grundlage und oberste Maxime jeglichen pflegerischen Handelns dienen, spricht man von **Pflegeprinzipien**.

Tabellenverzeichnis

Abbildungsverzeichnis

Literaturverzeichnis

[1] Amann, Anton (1996): Soziologie: Ein Leitfaden zu Theorien, Geschichte und Denkweisen. 4. verbesserte Auflage. Böhlau Verlag Wien, Köln, Weimar.

[2] Arets, Jos et al. (1999): Professionelle Pflege 1. Theoretische und praktische Grundlagen. Bern, Göttingern, Toronto, Seattle. Verlag Hans Huber.

[3] Benner, Patricia (1994): Stufen zur Pflegekompetenz. Bern, Göttingen, Toronto, Seattle. Verlag Hans Huber.

[4] Bransford, J.D./Johnson, M.K.: Considerations of some problems of comprehension. In: Chase, W.G. [Hrsg]: Visual information processing. Academic Press, New York, 1973.

[5] Brobst, Ruth et al. (2007): Der Pflegeprozess in der Praxis. Bern, Verlag Hans Huber, 2. vollständig überarbeitete und aktualisierte Auflage.

[6] Bruggen, Harry van der (1998): Verpleegkundige classificaties (deutsch von: Dassen, Theo (2000): Pflegeklassifikationen, Bern, Göttingen, Toronto, Seattle. Verlag Hans Huber), Uitgeverij Kavanah, NL-Dwingeloo.

[7] Budnik, Birgitt (1997): Pflegeplanung leicht gemacht. Lübeck, Stuttgart, Jena, Ulm, Gustav Fischer Verlag, 1. Auflage.

[8] Collier, Idolia Cox/McCash, Katheryn/Bartram, Joanne Mariam (1996): Writing Nursing Diagnosis: a critical thinking approache^{1st}. (deutsch von: Georg Jürgen [Hrsg.]: Arbeitsbuch Pflegediagnosen, Ullstein Medical Verlagsgesellschaft, Wiesbaden, 1998.), Mosby-Yearbook Inc., St. Louise, Missouri, 1996.

[9] Deutschsprachige ICNP-Nutzergruppe: http://www.icnp.info/index.htm [23.3.2008]

[10] Dierkes, Hans [Hrsg.]: Philosophische Anthropologie – Arbeitstexte für den Unterricht. Verlag Philipp Reclam jun. GmbH&Co. Stuttgart. 1999.

[11] Etzel, Birgit [Hrsg] (2003): Pflegediagnostik und Pflegeklassifikationssysteme – Entwicklung und Anwendung. Kohlhammer GmbH Stuttgart.

[12] Fawcett, Jacqueline: Analysis and Evaluation of Conceptual Models of Nursing. 3rd Edition. (deutsch von Erckenbrecht, Irmela: Pflegemodelle im Überblick.) Bern, Göttingen, Toronto, Seattle. Verlag Hans Huber, 1996.

[13] Festinger, Leon (1978): Theorie der Kognitiven Dissonanz. Huber-Verlag. Bern.

[14] Fiechter, Verena/Meier, Martha (1992): Pflegeplanung – Eine Anleitung für die Praxis. Recom, Reinhardt Communications. Basel. 8.Auflage.

[15] Funk, Rainer [Hrsg.]: Vier Vorlesungen zur Wissenschaft vom Menschen. In: Fromm, Erich: Die Pathologie der Normalität. ungekürzte Ausgabe. Verlag Ullstein. 2005.

[16] Geißner, Ursula: Von der Selbstverständlichkeit, Mensch zu sein. In: Kellnhauser, Edith, et al. [Hrsg.]: Pflege entdecken - erleben - verstehen - professionell handeln. Band 1. Stuttgart, New York, Georg Thieme Verlag. 2001. S. 4-24.

[17] Giddens, Anthony (1999): Soziologie. 2. überarbeitete Auflage. Wien, Graz. Verlag Nausner&Nausner.

[18] Giesecke, Martin: Pflegetheorien und Pflegemodelle In: Heuwinkler-Otter, Annette/Nümann-Dulke Anke/Matscheko, Norbert [Hrsg.]: Menschen pflegen. Band 1. Springer Medizin Verlag Heidelberg. 2006.

[19] Giesecke, Martin: Pflege - was ist das? In: Heuwinkler-Otter, Annette/Nümann-Dulke Anke/Matscheko, Norbert [Hrsg.]: Menschen pflegen. Band 1. Springer Medizin Verlag Heidelberg. 2006.

[20] Gordon, Marjory (1994): Nusing Diagnosis (deutsch von: Bartholomeycik, Sabine [Hrsg] (2001): Pflegediagnosen. Theoretische Grundlagen. Urban & Fischer Verlag, München, Jena.) Mosby-Year Book, Inc., St. Louise, USA.

[21] Großklaus-Seidl, Marion (2002): Ethik im Pflegealltag. 1. Auflage. Verlag Kohlhammer.

[22] Hattinga Verschure (1981): Het verschijnsel zorg. De Tijdstroom, Lochem.

[23] Herkner, Werner (2001): Lehrbuch Sozialpsychologie. 2. unveränderte Auflage. Bern, Göttingen, Toronto, Seattle. Verlag Hans Huber.

[24] Hexel, M./Sokal, I.: Schmerz aus medizinpsychologischer Sicht. In: Sonneck, Gernot/Frischenschlager, Oskar/Hexel, Martina et al. [Hrsg.]: Medizinische Psychologie. 6. überarb. Auflage. Facultas Universitätsverlag. Facultas Studienbücher Medizin 4. Wien. 1999.

[25] Kappelmüller, Irmgard (1993): Der Pflegeprozess. Eine geeignete Methode für die Pflegearbeit. Facultas Universitätsverlag Wien. 3. erweiterte Auflage.

[26] Keller, Josef et al. (1993): Kleines pädagogisches Wörterbuch. Verlag Herder Freiburg in Breisgau.

[27] Kemetmüller, Eleonore: Philosophische Grundlagen. In: Kemetmüller, Eleonore [Hrsg.]: Berufsethik und Berufskunde für Pflegeberufe. Wien, München, Berlin. Verlag Wilhelm Maudrich. 2001. S. 13-14.

[28] Kirkevold, Margit (1997): Pflegetheorien. München, Wien, Baltimore. Verlag Urban & Schwarzenberg.

[29] Klie, Thomas: Pflege alter Menschen in Europa. In: Österreichisches Hilfswerk [Hrsg.]: Hilfe und Pflege daheim - Die mobilen Gesundheits- und Sozialdienste des Hilfswerks. Schriftenreihe der Hilfswerk Akademie. Band 5. 2001. Seite 37 - 46.

[30] Kollak, Ingrid: Selbstsorge. In: Kollak, Ingrid/Hesook Suzie Kim [Hrsg.]: Pflegetheoretische Grundbegriffe. Bern, Göttingen, Toronto, Seattle. Verlag Hans Huber. 1999.

[31] Körtner, Ulrich H.J. (2004): Grundkurs Pflegeethik. Facultas Universitätsverlag Wien. 1. Auflage.

[32] Kühne-Ponesch, Silvia (2004): Modelle und Theorien in der Pflege. Facultas.wuv Universitätsverlag UTB, 1. Auflage.

[33] Leoni-Scheiber, Claudia (2004): Der angewandte Pflegeprozess. Facultas Universitätsverlag. Wien.

[34] Leutzinger, Andreas et al. (1994): Mitarbeiterführung im Krankenhaus: Spital, Klinik und Heim. 2. vollständig überarbeitete Auflage. Verlag Hans Huber. Bern, Göttingen, Toronto.

[35] Lauber, Annette: Bilder vom Menschen. In: Lauber, Annette [Hrsg.]: Grundlagen beruflicher Pflege. Stuttgart, New York. Georg Thieme Verlag. 2001.

[36] McGregor, D. (1980): Der Mensch in Unternehmen. Düsseldorf, Wien. BW Q 145.

[37] Österreichisches Bundesinstitut für Gesundheitswesen – ÖBIG (2003): Offenes Curriculum für die Ausbildung der Allgemeinen Gesundheits- und Krankenpflege. Im Auftrag des Bundesministeriums für Gesundheit, Familie und Frauen (BMGF).

[38] Parson, Talcott (1951): Struktur und Funktion der modernen Medizin. Köln. Zeitschrift für Soziologie und Sozialpsychologie, 3, Seite 10-57.

[39] PflegeWiki – mehrsprachiges Wiki-Projekt für den Gesundheitsbereich Pflege http://www.pflegewiki.de

[40] Powers, Penny: Der Diskurs der Pflegediagnosen. (aus dem Amerikanischen: Noll, Monika/Hentschel, Rüdiger), Verlag Hans Huber, Bern, Göttingen, Toronto, Seattle. 1999.

[41] Psychrembel Wörterbuch Pflege. Berlin, New York. Verlag Walter de Gruyter. 2003. S. 33-34.

[42] Rechtsinformationssystem (RIS) des Bundeskanzleramtes: http://www.ris2.bka.gv.at/default.aspx

[43] Reimer, Willy/Füller, Felix (1998): Der Pflegeprozess. Theoretischer Hintergrund und Klassifikation. Universitätsverlag Ulm GmbH.

[44] Resetarics, Paul/Müller, Gerhard (2003): XY-ungelöst. Motive männlicher Gesundheits- und Krankenpflegepersonen von der direkten Pflegepraxis in die Funktion des Lehrers für Gesundheits- und Krankenpflege zu wechseln. Unveröffentlichte Abschlussarbeit. Akademie für Fortbildungen und Sonderausbildungen/Fakultät für Human- und Sozialwissenschaften der Universität Wien.

[45] Roper, Nancy: Pflegeprinzipien im Pflegeprozess. (aus dem Englischen: Villwock, Ute) Verlag Hans Huber. Bern, Göttingen, Toronto, Seattle. 1997.

[46] Rumelhart, D.E.: Schemata – The building blocks of cognition. In: Spiro, R./Bruce, B./Brewer. B. [Hrsg]: Theoretical issues in reading comprehension. Erlbaum. Hillsdale/ N.Y. 1980.

[47] Schaeffer, Doris/Moers, Martin/Steppe, Hilde/Meleis, Afaf [Hrsg]: Pflegetheorien – Beispiele aus den USA. (aus dem Amerikanischen: Enderwitz, Ulrich et al.) Verlag Hans Huber. Bern, Göttingen, Toronto, Seattle. 1997.

[48] Schank, R.C./Abelson, R.P.: Scripts, plans, goals and understanding – An inquiry into human knowledge structures. Erlbaum, Hillsdale/N.J. 1977.

[49] Schayck van, Andrea (2000): Ethisch handeln und entscheiden. Verlag Kohlhammer GmbH. Stuttgart, Berlin, Köln. 1. Auflage.

[50] Schrems, Berta (2003): Der Prozess des Diagnostizierens in der Pflege. UTB Facultas.wuv Universitätsverlag. Wien. 1. Auflage.

[51] Seidl, Elisabeth/Walter, Ilsemarie (2005): Chronisch kranke Menschen in ihrem Alltag. Reihe Pflegewissenschaft heute, Band 8. Verlag Wilhelm Maudrich. Wien, München, Bern. Seite 15-57.

[52] Staehle, W.H.: Menschenbilder in Organisationstheorien. In: WHO. Stuttgart. Verlag Poeschl. 2.Auflage. 1980.

[53] Stefan, Harald/Allmer Franz (1999): Praxis der Pflegediagnosen. Springer-Verlag. Wien, New York.

[54] Spers, Dieter (2002): Ethik in der Pflege. Stuttgart. Verlag Kohlhammer. 1.Auflage.

[55] Sprenger, Reinhard (1999): Das Prinzip der Selbstverantwortung. Campus Verlag. Frankfurt, New York. 10. Auflage.

[56] Troschke, Jürgen v. (1995): Gibt es einen Paradigmenwechsel in der Prävention? In: Prävention. H.1; Jg.18. Seite 3-6.

[57] Troschke, Jürgen v.: Gesundheits- und Krankheitsverhalten. In: Hurrelmann, Klaus/Laaser, Ulrich [Hrsg.]: Handbuch Gesundheitswissenschaften. Juventa Verlag. Weinheim und München. 3. Auflage. 2003.

[58] Wieteck, Pia/Velleur, Hans-Jürgen (1998): Pflegeprobleme formulieren – Pflegemaßnahmen planen – Leitfaden zur Dokumentation pflegerischer Interventionen. Verlag Ahrend, Baunatal. 2. Auflage.

[59] Wikipedia – die freie Enzyklopädie. http://de.wikipedia.org

[60] Wittschier, Michael (1997): Abenteuer Philosophie – Ein Schnellkurs für Einsteiger. Piper Verlag GmbH München.

[61] World Health Organization (WHO), European Regional Office Library. http://www.who.int/library/euro/en/index.html [30.6.2008]

[62] World Health Organization (WHO), Library and Information Networks for Knowledge Databases (WHOLIS), http://whqlibdoc.who.int/hq/1987/ [30.6.2008]